· 福建省社科项目“近代福建与东南亚中医药跨域流动研究”（编号 FJ2019B040）阶段性成果

· 教育部人文社科项目“馆藏民国时期中医稿抄本目录编制与研究”(编号 20YJA870002）阶段性成果

·闽台中医药文化丛书

吴瑞甫全集

蔡鸿新　王尊旺　张孙彪　主编

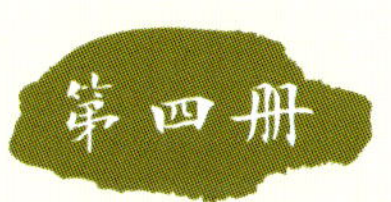

王小红　主编

厦门大学出版社
XIAMEN UNIVERSITY PRESS
国家一级出版社
全国百佳图书出版单位

目　录

儿科学讲义

妇科讲义

内科学讲义

卫生学讲义

儿科学讲义

吴瑞甫 撰述
李奕祺 校注

内容提要

本书存厦门国医专门学校，油印本，1册，不分卷，无目录。卷首有吴瑞甫绪言1篇。前三章讲初生儿之身体，初产婴儿之保护，幼儿之保护，详细分析婴幼儿各方面的养护。第四章讲婴幼儿之诊，第五章为病因治法大略，引用各家医论，间有评述。第六章分论儿科常见病证，先论疾病，后附各有效方药，以儿科常见病证为主。全书强调育儿大法关乎国家盛强，今日之医术，亦新旧互参之医术，将育儿之法与查病之法分论，对儿科医论精华及有效方药详加分述。注重婴幼儿养护细节，"俾妇人女子皆精通其术，于种族之蕃衍大资裨益"。

目　　录

儿科学讲义

绪　言

儿科学者，盖锡璜欲以育儿之刍言[①]贡于社会，非仅为治病起见也。我国人种生齿[②]之盛，冠于五洲，其大端由于礼教之善、风俗之隆、婚姻制度之美备。以有今日通市以来，轮船火车，朝发夕至，凡属区宇[③]，几无地不有华人踪迹。则生殖之繁，实与国家有特殊之关系，儿科学又乌可不讲哉？考东西儿科学，大抵调理在未病之先，而我国乳母无此学识者，中医家从未闻有提倡以开育儿之知识者，此医学之缺点也。《康诰》曰如保赤子，心诚求之。《大学》云未有学养子而后嫁者也。则育儿之法，大概自生产时始行学养，可断言也。以未经学习之人，届学养时，又无良师为之指授，故考我国人之生育，幼殇殆居多数。欧西各国，讲求育儿之法，至详且备，而人种之进步，大远逊于我国，其故何哉？则女权之澎涨[④]害之也。考《礼经》云："妻者，齐也。"又曰："男正位乎外，女正位乎内。"《左传》云夫妇相敬如宾。可知我国男女本属平权，故人种之进步遂胜于欧西万万。因国俗之粹美，而有此特殊之生殖力。再进而讲求育儿大法，令起居有常、饮食有节，则种族之繁衍，必能收主宰世界之效果。善乎！霍尔博士之言曰：主宰将来世界之人，为种类之最良兼之富者，以我国人之心思智慧、仁义道德，在世界上可谓种类之最良，兼之风土休嘉[⑤]，有自然繁盛之生殖力，将来握世界之牛耳，舍我国莫属。

今以世界之人数比较之。法国自革命后，人种无增加，英、德亦如之，何者？女权过重，则夫妇道苦，非财力雄富，难谐伉俪。欧人不知根本改革，其国家但忧种族之衰，设赏以奖多子，空言无补。此殆无可如何之势。其视我国婴儿生殖之数，足抵夭亡而有余者，相去奚啻霄壤[⑥]。故欲使我国种族中繁盛，又益繁盛，使夭亡绝少者，舍讲求儿科学末由。《幼科准绳》、《婴童百

---

① 刍言：浅陋的言谈。谦辞。

② 生齿：古时以婴儿长出乳齿后才登入户籍，故后用以指人口。

③ 区宇：疆土。

④ 澎涨：高涨。

⑤ 休嘉：指美好嘉祥。

⑥ 霄壤：形容差别很大。

问》、《幼幼集成》幼科三种等书，非儿科学乎？虽其间精粹语尽多，而保护婴儿之法犹嫌未备，兹且以育儿之法与察病之法分言之。育儿之法，为国家盛强所自始，吾人切宜家置一编，时常讲肄[①]，俾妇人女子皆精通其术，于种族之蕃衍大资裨益。其次莫若讲求察病之法，婴儿不能自言，所恃以诊察者，惟观色、闻声及三关指纹。各种切指纹旧诀，每多影响模糊，读陈飞霞《集成》一书，屡有辨析，可知大概。世界至今，医学进步，一日千里，倘墨守旧诀，不旁通而博考之，与赵括读父书[②]何异？故今日之医术，乃革新之医术，非抱残守缺之医术，亦新旧互参之医术。非舍国粹至精至微之医学而不用，徒为弃旧迎新之医术也。兹承诸君有互相观摩之念，用特缕述[③]如下。

---

① 讲肄：讲论学习。

② 赵括读父书：指春秋晋国赵括只会纸上谈兵。后喻某人只会空谈理论，不能解决实际问题。

③ 缕述：详细陈述，逐条仔细叙述。

第一章　初生儿之身体

初生儿之身体，在未四月以前，提抱时须横卧，不可令其起立。至四月后，手颇能握且渐能举首，通常自七个月至十二三个月，则为儿之能自起立时也。其或行迟，则为胎元不足，加以不能自坐，则须审其有无偏瘫与否。盖父母酒醉后受孕，或有梅毒时，则常令儿软骨或偏瘫，此不可不注意也。

哺饲之婴儿，发育宜甚速，然亦有一二星期不甚发育者，此时不必惊异，因此时适习练其所食之新育质也。切勿虑其不发育而多哺之，致令其胃不消化。

婴儿初诞之三个月，发育最速。六月至九月，则稍缓，女较之男又稍缓。平常无病婴儿，在夏天则发育略缓，惟届秋季则加速。

初生第一年，加高最速，此一年中平均加高八寸，第二年加高三寸半。迨后至十一岁，每年约加高二至三寸。女子在十一岁后，男子在十二岁后，其高较速于前。第女子之高度，在十二岁时，则较速于男子。

凡婴儿有骨软症者，其身每短于常，曾度二三岁之有婴儿骨软症者，其身几短于他儿约五六寸，此之谓先天性骨软症。其有因饮食营养不良，致身体不能健全发达者，此乃后天性起居饮食之不宜，不关于遗传性也。

初生儿之头

初生儿之头，在一年内加大甚速，二岁时则发育较缓。其后囟门每于十八月生合，前囟门则须二岁时方能生合，然亦有满足二岁、三岁仍未合者。婴儿之头偏者，由于吮乳及卧时位置不变之故。

初生儿之胸及二岁后之胸腹

初生儿之胸，横直径所差无几，惟渐长大时，则横径加增，其胸度阔者，儿多健康；胸度窄者，非健康也。再察其腹，初生至二岁时，胸腹多相等。过二岁后，其胸之发达则速于头腹也。

初生儿之目

初生儿最为畏光，故常闭目。其卧室以略暗为佳。

初生儿之耳

初生儿之耳，在二十四小时内，听觉不甚明了。至数月后，其耳最聪，略闻碰击声，虽卧时亦必惊动。因其耳根之感觉最灵故也。

初生儿之口舌

初生儿之舌口，略与饮食，感觉甚灵。但对于味觉亦不甚明了，故虽苦甜合用，黄连水合蜜之类，亦每喜食。

初生儿之足

婴儿之足，宜留意保卫，使其温暖。因足若冷，每起胃不消化及腹痛也。

初生儿之目见耳听

一岁内之小儿，以静养为佳，勿以奇物惹其观听，防扰其脑也。为父母者，倘欲以玩物令其笑乐，须周岁后方可为之。

初生儿目甚畏光，故其室若光，瞳即缩短。或置最光之物于其前，目即闭合。故数星期内之婴儿，不喜视光，婴室宜略暗。至第六月其室有光，彼即能随光而视，其头亦能随光转动，何以故？因小儿届六月，已喜见光，且能认物也。

婴儿出世后，二十四小时内，其耳不闻。间有数日仍不闻者，此因无空气入于耳中，且耳鼓之膜肿也。越数日，膜肿渐消，其听官即甚灵动。所以初数月之婴儿耳听最聪，一闻碰击之声即惊跳，即闻不甚大之声响亦醒。

故产妇保卫小儿，不欲婴室有所碰击或扰动者，防其惊也。

初生儿之口舌及唇

初生儿周身之摸觉，不甚显露，惟口舌及唇最为灵敏。因此时略与以水及乳，彼即能吮受。如与以哺乳瓶，屡见其不肯吮者，乃因瓶中之奶或冷或热，略异于常度也。且其尝觉亦最敏，善能知甘苦，甘则吮之，苦则面愁而不尝。

嗅

初生儿亦能嗅，但其嗅觉之发达，较五官为迟。惟目盲者，其嗅觉甚灵。

语

小儿语言，迟速不同，女则较早于男。寻常在一年杪[①]，能呼爹妈。二杪则能合数字、作句语。过此则进步甚速，先语人名，次语物名。倘至三岁不能语者，当系脑部有不完全之点。

牙　齿

出牙之迟速不同，其大略如下：

(一)六至九月出下中两切牙；

(二)八至十二月出上四中切牙；

(三)十二至十五月出下中两旁二切牙及上下前四大牙；

(四)十八至二十四月出上下四双阜；

(五)二十四至三十月出上下后四双阜牙。

一岁小儿，例有牙六。一岁半小儿，例有牙十二。二岁小儿，例有牙十六。二岁半小儿，例有牙二十。

出牙之常序，大概如上，与常序略差者，亦恒有之。若大异，则或禀性鲁钝，或脑部有欠缺也。当牙穿出牙座时，或无何病显露，惟或见膜肿，或红，或流涎烦躁，或全无此状，或微发热。至牙穿出牙肉后，则所有病状全消。在婴儿因食物胃不消化，而无以营养身体者，其牙几常迟出。

① 杪：末端。

第二章[①] 初产婴儿之保护

一、断脐裹脐法

将断脐，必须用洁净热温水浴过，将小儿自头至足及腋胯孔窍诸凹处拭透，除净污垢，不妨频添热水，拭净，裹以旧衣。然后将脐带令人牵着，以一手守定脐根，一手推送带中液水，约送九寸外，令人掐定，用软稀布，轻手收干水迹。再用细草纸卷筒捻熏，往来九寸内，以收水液，可使暖气透脐内，徐熏推送，抒亦如之。如此之五次，熏推得法，则脐带绵软，水液必净。去脐半寸扎定，复于七寸外亦扎定，方可用瓷锋割断，并用旧薄絮剪碗口大，中间通一小孔，以脐带透过，盘于絮上。又用枯矾末掺于带上，再加薄絮盖之，软油纸护之，绸帕束缚之，宜略紧，以免移动。似此包裹，庶尿湿不致外侵，方能无害。此乃调护于未病之先，故脐风无由而作也。包裹既竟，若唇带青色，四肢略冷，宜用热水瓶包入绒布，置于其旁，与儿体不可过近。睡于静室，床宜略暗，所以安其脑筋也。

二、看脐带脱落法

婴儿脐带脱落，虽有十日内外之不同，然不必拘。但包裹之处，始则三日一看，继则逐日解看，勿令儿尿浸湿，致成脐风。揭看时，手要轻，其脱落处总无一时齐下，必有微角粘连。其已脱者，势必干硬，碍肉则痛，痛则必啼。若以儿啼为脐风，则误矣。故当解看时，手宜轻揭，细看其已脱未脱之间，用新棉花丸作枣子大，填于脐上带下，使干硬之处不碍肉，儿自不痛不啼。脱后，务用新棉花拭净脐液，先以枯矾极细末少许纳脐底，再用旧褐子衣烧灰存性，填满脐内外，剪钱大贴风膏封之。仍将旧绵油纸覆盖遮住，绸帕束缚。似此用心调护，守过十二日，万无一失矣。

---

① 第二章：标题序号原无，补。下同。

三、拭目法

裹脐既毕，即宜置诸温暖之室。用洁净之棉花，蘸沸过之温水，揩拭其两眼，复用砰酸溶液滴入眼孔。若母患白带，则婴儿之眼中须滴以银淡氧三百分之二之溶液。其法用洁净玻璃管吸收此溶液，滴入之，以二三滴为度。所以防白带之微菌侵入儿眼，而致有失明之害。

四、挤乳法

小儿初生，两乳必有饼子，务须时常揉撮，捏去乳汁，以散为度。否则肿胀成毒，医即费手。不若于初生洗浴时，即将小儿两乳头各捏一把，便无此患。

五、解毒开口法

新产婴儿，饮食未开，肠中仅有胎粪，至胃纯是混一清虚之府。但以甘草切细少许，将洁净细绢包裹，用滚汤泡浸盏内，不宜太甜。又用软帛棉裹指蘸汁，遍拭口内，去其秽毒。随用胡桃去皮研细烂，以稀绢或薄纱包如小乳，纳入儿口，任其吮汁，非独和中，且能养脏，最妙法也。

若母气素寒，生儿孱弱，及产后收生迟缓、致受风寒者，儿必面色㿠白，唇色淡红，不必用甘草汤拭，只以淡姜汤拭之，最能去胃寒、通神明，并免吐泻之患。拭后，仍用胡桃吮汁法。

《金鉴》用黄连拭口，下胎毒。

《保赤集》以为大苦大寒，能损胃气，为不乳、腹痛、惊劳之渐，即陈宜中亦以朱砂、黄连为损伤脾胃、败坏心神之药，不知黄连能坚肠胃。

西医以为开胃药，若少用，能助胃消化，并无苦寒之弊。初生婴儿气体纯阳，最为合用。

六、浴儿法

俗例三朝洗儿，每用益母草及缠壁藤温水洗之，或于落地时即洗。鄙意谓儿生脆弱，最忌外感，不如择清明和煦[①]之日，于房内洗之，不必拘定三朝。

盖婴儿甫离母腹，受风日未惯，所以得病多在出胎与沐浴之候。因俗例致不能避忌，良用慨然。至浴汤，凡桑、榆、槐、柳、桃皆合，并取猪胆汁和入汤中，勿掺入生水，可免丹毒。

查北方人生儿，多不洗浴，但以旧棉拭体，故自幼至长，体皆结实。南方浴儿，已成惯例，但在数日或数月内，沐浴之水当温和适中。浴室宜暖，浴时宜短，身上湿润，宜速拭干，切忌重揩猛擦，致损皮肤。

西法每以海绵浸冷水，遍揩其体，谓冷浴法，但不宜久揩。拭后，宜速摩擦，以利血液循环，而增加皮肤之耐寒力。

七、哺乳法

产后所生之乳汁，色黄，比量较重，富于蛋白、盐类，而脂肪、糖质则略少。此乳能滋养婴儿，兼能轻泻，小儿饮之，胎粪及尿可推荡而出。此为天然润肠剂。第哺乳须有规，产妇不知，因儿啼哭辄与以乳，往往消化不良，便溺无度，一感疾病，必妨碍其发育。故哺乳之法，最宜急讲。

每次哺乳时刻，以十五分钟至二十分钟为限，哺时婴若睡眠，可使之醒，不可成含乳而睡之习惯。两乳宜更番退换。二日以内，每二小时哺一次，夜间节去二次；三四月内，每二小时半一次，夜间节亦去二次；四月以后，每三小时一次，夜间不哺；十月、十二月以后，宜稍进谷食及滋养物品以代乳。

凡乳儿，预先以温水洗净乳头，以免儿发生鹅口。与乳时，须先抒去宿乳少许，然后与儿吮之。乳不可过饱，饱则呕吐。若乳来过多，宜抒去再乳，防儿之发生呕吐及泻痢耳。

八、抱儿法

初生婴儿，形骸虽具，筋骨甚柔，气质未实，百日以内，切不可竖抱，竖抱则易于惹惊。且必头倾项软，有天柱倒侧之虞。半载前不可独坐，独坐易感风邪，虑脊背受寒，致成龟背伛偻，最宜留意。

---

① 和煦：温暖。

九、按时宁睡法

初生婴儿，三日中均宜熟睡。若难产，头部或受压力，沉迷昏睡。至两周时者，倘无战栗、抽搐、挺强之状，则二三日后渐能苏醒。数星期之康健婴儿，每日夜睡眠宜有二十至二十二小时。若觉饥饿或不舒适，则不能安睡矣。

自一月至六月之婴，每日夜宜睡十六至十八小时。一岁以后，日睡两觉，以得十四小时为宜。两岁以后，宜睡十三小时，即夜间十二时，日中一时。四龄儿童，每日宜睡十二小时。六岁至十二岁，宜有十时至十二时之睡眠。

婴孩睡时，不宜颤摇振荡，亦不宜令含乳于口。此种习惯，当初生时即行戒除，不可姑息宽容，不利于婴，徒劳其母。

若供以多乳，眠温柔床，置寂静室，未有不安眠者。养成睡眠，须有定时，饮食亦须依规则。若值饮食时而犹睡，可唤醒喂之，食已再睡。夜间喂食宜，逐渐减少。五月小孩，黄昏至晨，可勿喂乳，使其安睡。

小儿深夜啼哭之原因，大抵由饥饿及食滞二端。

若睡眠饮食均按时刻，既无过饥过饱，自然宁睡矣。

十、阳光健儿法

儿生满月后，若遇晴和微风天气，务令乳母抱儿数见天日，自能血气刚强，肌肉致密，可耐风露。倘长此厚衣暖被，藏于重帏密室，必致筋骨软脆，不任风寒，易致疾病。所以贫儿往往坚劲无疾，富儿柔脆多灾。

譬诸草木方生，以物覆盖紧密，不令见风日雨露，则萎黄柔弱矣。钟爱婴儿者，须令游散户外，吐故纳新，可多得清气、阳光之益。若恐出游感受风寒，只须衣服较暖，头戴小帽，便可保护儿体。

如在夏季，则一星期外之小孩便可出户外。余则择风和日暖之天，可以在外小游，惟时间宜较短耳。

十一、调护衣服法

小儿衣服，当随天气之寒热加减，宜不时留心，但令腹背常暖为要。三冬或严寒，不宜烘火，惟重绵壅暖，可免火毒、发热、疮疡、惊疳等症。足尤宜使之常暖，虽用汤婆子、热水瓶以温之，亦无不可。至衣服，则不可过寒，亦不可过热，必须时时体贴。当风解脱衣服，裸背袒胸，固所大忌，而衣裳过厚，汗流气泄，亦非卫生所宜。夜间被不宜太厚，恐令儿不眠。

总之，第一要背暖，盖背为各脏俞穴所系，若受冷则病及肺脏；其次要肚暖，盖肚为脾胃所系，肚冷则脾胃受病也。

惟头与心胸宜凉，盖头乃诸阳之会，脑为髓海，凉则坚凝，热则流泻。倘外有客热，则内动心火。轻者，口舌干燥，腮红面赤。重则啼叫掣掣，多躁烦渴。试观大人热伤头脑者，每身体不安，烦躁时作，甚至昏谵，可知大概。

十二、约束便溺法

小儿在极幼稚时，即能受人之教，若保姆稍加训诫，三月婴孩可使大解有定时。不仅省尿布，且能成习惯，裨益婴孩匪浅。

大抵每一二次哺乳之后，即宜使之溺。哺乳依定时，则便溺亦有定时，于消化排泄机关大有所益。若加训导，一岁之后，聪明婴儿自能于便溺之先，示其所欲。不加训导，则虽至二三岁，不能脱离尿布。强健儿童，三岁以后，夜不遗尿，只须夜无饮食，则便溺缺如矣。

十三、改良乳汁法

乳汁宜常查察，过多减少，皆须矫正，以适合于婴儿之饮食为准。兹特分别如下：

乳少者，宜用黄芪、当归、乌贼干煮七孔猪蹄，常服，并多加饮料，令乳汁增多，以供哺儿之用。

乳汁过多者，婴孩每不能容受，且易吐哯[①]。在乳母则宜减少其饮料。

欲增加乳中实质者，须缩短哺乳时刻之距离，减少运动及饮料，并增加实质食品。

欲减少乳中实质者，须延长哺乳时刻之距离，增加运动及饮料，少食肉类。

---

① 哯：不作呕而吐。

第三章　幼儿之保护

一、慎饮食

小儿半岁以外，周岁以内，只与吃乳。六个月后，略与稀粥，不可吃荤，并忌生冷之物。

凡一切黏腻、干硬、酸咸、辛辣、水果、湿面、烧炙、煨炒、煎煿，均系发热难化之物，皆宜禁。

育儿者，不知禁忌，畏其啼叫，无所不与，岂知爱之适以害之，酿成疾病，追悔莫及。谚云："若要小儿安，须要带三分饥与寒。"至言也。

二、慎居处

居处宜清洁，凡卫生者皆然，而小儿尤重。育儿者须随时整洁之，一切污衣秽物之有碍卫生者，皆当隔离。日光及空气尤宜流通。起居须限定时刻，以养其习惯。

三、整衣服

小儿衣服，以适寒暖为宜，不宜过厚。若重绵，不但皮肤衰弱，易罹风寒，且令儿蕴热，多生疾病。领袖带束勿过紧，恐障碍其呼吸、消化与血之循环也。其头部但蓄发，以御风寒，勿用头巾。衣宜短裾窄袖，勿用长大。丽服不宜，易染污秽，且令儿行动不自由，而有倾跌之患。

四、多沐浴

沐浴令儿体清洁，皮肤强固，不生疮疖，不畏风寒。浴时，择天气和煦为佳。

五、谨睡眠

小儿脑髓未充，最喜睡眠。二三岁者，每日须睡足十二三小时。卧处宜清静，皮褥宜软洁，每两日须晒一次。枕垫勿太高，勿以被蒙儿头部，致碍呼吸。

六、慎保抱

保抱幼儿，慎勿迫压其胸腹部，以防呼吸、消化各机能。襁负[①]易勿过久，恐束紧阻其血运也。身体未完全发育时，勿诱之使笑，强之使声，持之使步，以其无益而有害也。

七、作有益之游戏

游戏为小儿之天性，无可制止之理。幼稚园作种种之有益游戏，无非以养成其智勇公德也。在家如栽花木、饲家畜，或用鸟兽草木虫鱼之模范形为玩具，以启发儿之知识为佳。儿性最喜坏物，勿扑责[②]之。但画墁毁瓦[③]、侮火杀蝶等危险游戏，则宜禁耳。

八、种牛痘

天花痘盛行，最易传染，故儿一二岁时，即宜种牛痘。须种二三回，方能去毒。我国人家仅种一次，非宜。近因牛痘盛行，能治天花痘者日少，尤以早种、数种为佳。

---

① 襁负：用襁褓背负。

② 扑责：责打。

③ 书墁毁瓦：即毁瓦画墁。意思是打碎屋瓦，粉刷好的墙壁又重新涂抹。出自《孟子·滕文公下》。

第四章　婴幼儿之诊[1]

觇神气

神有余则笑不休，神不足则悲。气有余则喘咳上气，不足则息短少气，形气相得者生。小儿识悟聪敏过人者多夭，稍费人雕琢者寿。凡人寿在神，未有神不足而不夭者。

神宜藏不宜露，神宜和不宜滞，神宜清不宜枯，神宜发扬不宜轻佻，神宜安静不宜浮动。气聚则生，气散则死。胎禀虚怯，神气不足，目无精光，面白颅解，此皆难育，虽育不寿。

凡小儿专爱一人怀抱，见他人则避之，此神怯弱也。经曰："气至色不至者生。"又曰："色至气不至者死。"谓其有气无色，虽病不凶；有色无气，无病亦亡。

人之五官百骸，赅而存者，神居之耳。色者，神之旗也。神旺则色旺，神衰则色衰，神藏则色藏，神露则色露。察色之妙，全在察神。血以养气，气以养神。失睡之人，神有饥色。丧亡之子，神有呆色，气索则神失所养耳。

胃之支脉，上络于心，才有壅闭，即堵其神气出入之窍，故不识人，独语如见鬼状，则心主之神气虚，而病合于少阴也。少阴之神机枢转，时出时入，废则神气昏愦而不识人。

凡病者气急不续，则气已散，自汗如雨，气随汗散；大吐大利，气随吐利而散。遗尿、呕血、脱精，气亦随之而散。气者，阳也，气散则由阳而入阴，为将亡之候。

凡人将死，喉间痰响有声，以为痰涎闭窒而致气尽者，误。实则真气已离，痰随气浮而有声也。

小儿病神气清明，虽重可救。神气昏愦，病虽轻，必有仓卒之变。

人之五脏内蕴，精气上华于面，色固由气而著者。然隐然含于皮之内者

---

① 标题原无，据上下文补。

为气，显然彰于皮之外者为色。色外而气内，外有迹而内无迹也。

凡病至神明失守而声嘶者，为五脏已夺，主无治。

小儿五体，以头为尊，一面惟神可恃，精神明快者吉，精神昏愦者凶。

神气为一身之主，神清气爽，神完气足，主清吉。神夺气移，神疲气浊，主夭亡。寒则神清，热则神昏。实则神有余，虚则神不足。

口鼻气粗、疾出疾入者，外感邪有余也。口鼻气微，徐出徐入者，内伤气不足也。

审形色

经曰：左右者，阴阳之道路也。人生之气，阳从左升，阴从右降，故以左颊配肝，右颊配肺。

《周易》以南离北坎定水火之位，故以心配离火，属于天庭；肾配坎水，处于地角。

《内经》以鼻为面王，以其位居至中，内通呼吸，生死赖之。脾属土，土处中宫，故鼻属脾也。

青为肝色，赤为心色，黄为脾色，白为肺色，黑为肾色。如面青，主惊风之证，又主痛；面赤，主火热；面黄，主伤脾伤食；面白，主虚寒；面黑，主痛，多恶候。总之，五色明显为新病，证属轻；晦浊为久病，证属重。

脾病色黄，正色也。见红色，是火能生土，故为顺。若见青色，乃木来克土，为逆也。

肝病色青，正色也。见黑色，是水能生木，故为顺。若见白色，乃金来克木，为逆也。

肺病色白，正色也。见黄色，是土能生金，故为顺。若见赤色，乃火来克金，故为逆也。

心病色赤，正色也。见青色，是木能生火，故为顺。若见黑色，乃水来克火，为逆也。

肾病色黑，正色也。见白色，是金能生水，故为顺。若见黄色，乃土来克水，为逆也。

小儿面部气色，为十二经总见之处。气血充实，遇部色相生者，病易治。若久病气血虚弱，遇部色相克，则正气不充，为难治。

天庭青暗，主惊风。红主内热，黑则无治。

太阳青，主惊风。印堂青，主惊泻。

风池在眉下，气池在眼下，青主惊风，紫主吐逆。

左颊赤，主肝经有热；右颊赤，主肺热痰盛。

承浆青，主惊，黄主吐，黑主抽搐。

日角在左额，犹日之东升，一经青色遮掩，为木蔽阳光，有病为最危。

太阳在左右两额，为众阳之宗，属火旺。夏气色宜红，如黑色掩映，为水克火之象，无治。

泻痢者，面不宜赤。咳嗽者，色不宜青。

感风寒则面有火光，伤积滞则色带萎黄。

气弱者，囟门低陷。血衰者，头发枯焦。

凡病者，面青脉弦，面赤脉洪，面白脉浮，面黄脉缓，面黑脉沉。此色脉相合，为无病。一经相反，如面青则脉浮，为克色，主死。

脉沉为生色，主生之类。黄赤色为阳，故为病主风主热。青白黑色为阴，故为病主寒主痛。皖白者，浅淡白色也，主失血。否则心不生血，故其色不荣。微黑者，浅淡黑色，肾病水寒也。痿黄者，浅淡黄色，诸虚见病也。两颧有深红色者，主阴火上乘，虚损之疾也。

凡人天庭有黑色，两颧有赤色，皆大如拇指，或成块成条者，水火相射，主卒死。

抑或唇面青黑，以及五官忽起黑色，或有白色如傅粉之状，皆无治。

春木旺，色宜青。青欲如苍璧之泽，不欲如蓝。如当春而白，则为金克木。

夏火旺，色宜赤，赤欲如帛裹朱，不欲如赭。如当夏而黑，则为水克火。

秋金旺，色宜白，白欲如鹅羽，不欲如盐。如当秋而赤，则为火克金。

冬水旺，色宜黑，黑欲重漆，不欲如炭。如当冬而黄，则为土克水。

四时以黄为正色，但黄欲如罗裹雄黄，不欲如土。

病者以面黄目青、面黄目白、面黄目黑，皆主生。但青如草滋、白如枯骨、黑如煤者，死。

凡面赤目黄、面赤目青、面赤目白而病者，不治。

凡病面黑目青、面黑目白、面黑唇青、面黑两胁下满不能转反者，死。

凡以面青目白、面青目黄、面青唇黑，在病者为无治。

凡病以面白目黑及面无精彩者，主无治。

初病外感，不妨滞浊。久病即忌鲜妍，惟黄色见于面目，既不枯槁，又不浮泽，为欲愈之候。

凡病面青者死，面晦黑者死。

乍白乍黄，疳积连绵，又赤又红又青，风邪紧急。

面白虚浮，定痛胀而气喘。

眉毛频蹙，必腹痛而多啼。

风池、气池如黄土，则为伤脾。

左颊、右颊似青黛，即成客忤。

风门黑主疝，青主惊。

方广昏暗凶，光滑吉。

口频撮而脾虚，舌长伸而心热。

小儿前囟门禀母血，后囟门舍父精，前后囟门充实者，主寿；前后囟门空虚者，主夭。

凡儿口大鼻端，眉清目秀，五岳相朝，部位相等者，主福寿。

若口小鼻㖞、眉心皱促者，虽无病而终夭也。

凡青紫之筋散见于面者，多病风热。

面赤主热，然阴盛阳格，面赤而脉沉细者，是为戴阳，法当温之。

面多白点者，虫积。面黄不润，多蟹爪纹者，亦虫积。

面黄不一者，食积。

面黄而光润者，湿热及痰饮蓄血。面黄而枯暗者，寒湿食积。

面黄而黑者，脾胃衰。

面白者，气虚。

面白无神者，或病后，或脱血，或多汗也。

按察色之法，大人本可通于小儿，惟初生儿月内略有不同。五色之中只宜见赤，而杂之以黄，所谓赤子也。但过于紫浊者，胎毒血热太甚，宜预用解毒清热，防牙疳急风也。

黄色宜鲜明深厚，以初出母腹，且饮乳汁，津液宜充，不得与大人水饮同论也。

夏禹铸[①]谓“眉头鼻准见黄色，必脐风”，验之不然，前人已有正之者。

大抵脐风，必眼胞环口先见青色也。白而晶莹者，主痰水。赤色见于额中者，心火太盛，防生急惊也。旨哉！

夏禹铸之言曰：望其色若异于平日，而苗窍之色与面色不相符，则寒热虚实为病，可得而测也。

凡青色，无论见于何部，须防内风，更须防外风接引内风。风行善变，幻

---

① 夏禹铸：清代儿科名家，于康熙三十四年（1695年）著成《幼科铁镜》一书。

证最多。小儿纯阳，肝气独旺，最易生风。若生而面目多青者，尤宜慎之！

诊大肉捷法

赵晴初曰：病人大肉已脱，为不可救。盖周身肌肉瘦削殆尽，脾主肌肉，此为脾绝也。

窃尝以两手大指、次指后，验大肉之落与不落，以断病之生死，百不失一。

病人虽骨瘦如柴，其大指、次指后有肉隆起者，病虽重，可治。若他处肉尚丰，而此处无肉、转见平陷者，不可治。

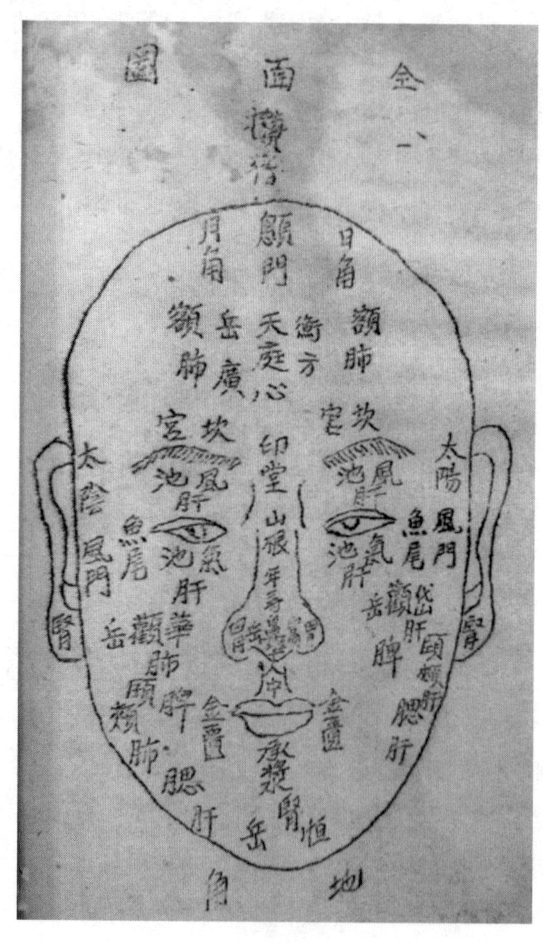

全面图

目乃肝之窍，勇视而睛转者，风也。直视而睛不转者，肝气将绝也。（夏禹铸）

目之窍，五脏所属。黑珠属肝，纯见黄色，凶证也。白珠属肺，现青色，肝风侮肺也。淡黄色，脾有积滞也。老黄色，湿热内蕴也。瞳人属肾，无光彩，又兼发黄，肾气虚也。大角属大肠，破烂，肺有风也。小角属小肠，破烂，心有热也。上胞属脾，肿则脾伤也。下胞属胃，色青者，胃有风也。上下眼胞皆肿者，脾经风热也。睡而露睛者，脾胃虚寒所致也。（夏禹铸）

小儿目劄[①]者，肝有风也。凡病或新或久，肝风入目，如风吹，儿不能任，故连劄。（夏禹铸）

心主赤，目赤甚者，心实热也；赤微者，心虚热也。肝主青，目青甚者，肝热也；淡青者，肝虚也。脾主黄，目黄甚者，脾气热也；淡黄者，脾虚也。（《集成》）

眼眶黑，主内有痰饮。眼眶青，主生惊厥。（《大全》）

目神短促而无光，瞻视无力而昏暗者，主病夭。

目属肝，肝气实则眵[②]干硬，肝气虚则眵胶黏。寒伤肝则泪冷，热伤肝则泪热。（惕厉子[③]）

赤脉贯瞳，火乘水位，治宜泻心补肾。（《指南》）

小儿眼睛珠，黑光满轮者，主寿。虽有疾病，亦易愈。若白珠多而黑珠昏朦，睛珠或黄或小者，主灾患。（《集成》）

小儿目直视者，热。白膜遮睛者，成疳。其病时，或目开，或哭而无泪，或不哭而泪出者，为肝绝。（《集成》）

胃中有水气者，目下先见微肿，如新卧起状。颈脉动而欬，水气盛，已入肺也。气化不行，发为肿胀。

小儿饮乳，胃湿本重，目下微壅，亦是常事。若面黄，而上下胞膹起者，病矣。多由饮食不节，或伤冷也。

久病形瘦。若长肌肉，须从目内眦与下胞长起，以此处属阳明胃，胃气渐复，故渐生肌肉也。

两目背有黄色隐隐起者，病欲愈也。

---

① 劄：眨。

② 眵：眼睛分泌出来的液体凝结成的淡黄色东西，俗称“眼屎”。

③ 惕厉子：即张筱衫，字醴泉，别号惕厉子，清代医家。编《厘正按摩要术》、《痧喉正义》等。

两目下有青色隐隐晕者，阳明感风也，胃有痰食也。

凡青色，无论见于何部，须防内风，更须防内风接引内风。风行善变，幻证极多，小儿稚阳独旺，最易生风。若生而面多青者，尤宜慎之。

寒热瘰疬，有赤脉上下贯瞳子者不治，有一脉一岁死，二脉二岁死，二脉半二岁半死。以此推之，赤脉不贯瞳子者，可治也。

无病常劄目者，内有风热，目中燥故也。额上有赤色应者，必作急惊。

黑睛少，白睛多，面色皖白。皖白，此肾阳不足也。瞳人散大，两目不见白睛，神水少光。此肾阴不足也，皆夭。

盖两目者，神光固在黑睛，亦须白睛衬而显之，故大小最宜相称。若生而偏大偏小，枯滞不灵，皆先天亏缺，其根不固。近每见小孩患疫痧者，皆黑睛大而光滞，即不救。

目正圆者，痉不治。身热足冷、面赤、目脉赤，摇头，卒口噤，背反张者，痉也。

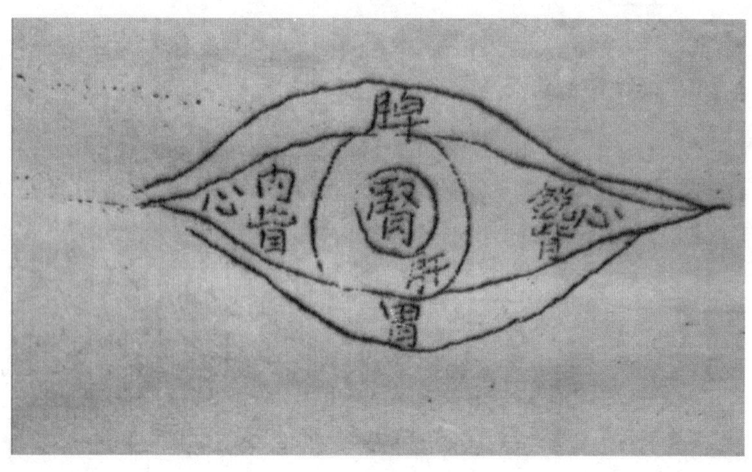

全目图

锐眦即小眦，属心与小肠，上下胞属脾胃，瞳人属肾，黑珠属肝，白珠属肺。内眦即大眦，亦属心。

诊鼻法

山根[①]为足阳明之胃络脉。小儿乳食过度，胃气抑郁，则青黑之纹，横截于山根，主多病。

鼻色青，主吐乳，又主腹中痛。肢冷者，死。

鼻孔为肺窍，干燥，热也；流清涕，寒也；流浊涕，热也。

鼻准属脾，红燥，脾热也；惨黄，脾败也。

喷嚏者，感于风也。欲嚏不能者为寒，鼻鼾难言者风温，鼻鸣干燥者伤风。

鼻色赤者，主肺热，又主风热。设微赤非时者死，色黄者便难。鼻痛者，风火。

鼻色黄黑而亮者，小腹两胁痛及蓄血。鼻小青黄色者，为淋。

病人鼻小，山根明亮，目眦黄者，为欲愈。

鼻色微黑者，在小儿为痰饮、水气，在大人为房劳。鲜红者留饮，紫暗者时病。

鼻色黄者，主痰饮、湿热、胸中寒。白者，气虚，又主亡血。

鼻色燥黑如烟煤者，阳毒热极，或发热久不愈而成疳也。

若鼻孔黑润出冷气者，为阴毒冷极。

鼻上汗出如雨者，心胃病。

无病人忽现黑色在耳目口鼻边者，主凶。

鼻孔扇张，出气多、入气少者，不治。鼻扇有虚实新久之分，不可概言肺绝。

若初病即鼻扇，多邪热风火壅塞肺气使然。其热久不愈而扇动者，肾水告竭，肺叶欲焦故也。

凡伤寒、温热，或饮食停滞，失治，皆能致此。

又脉浮、鼻中燥者，必衄。鼻孔疮久不愈者，疳也。

诊耳法

两耳时红时热者，主外感风热。耳为少阳经所过，平人微凉不热。耳冷

① 山根：术数用语，指鼻梁。

而后有红丝者，麻痘也。耳热者，伤寒也。风门在耳前，少阳经所主，色黑则为寒为疝，色青则为燥为风。耳焦枯如受尘垢者，病在骨，耳轮干燥，主骨痟蒸热，为肾经虚热也。面黄目黄连耳者，疸也。

耳后完骨上，有青丝如线三两路，卧不静者，此瘤疾候。当刺破，捏令血出则安，若自肿破者死。此即《脉经》所谓"耳间青筋起者掣痛"，《灵枢·五邪篇》曰"取耳间青筋，以去其掣"，正此事也。

两耳后黑筋横出发际，主脐下痛，肾气疼。耳色焦枯，主肾涸证危。耳上起青筋者，主肝风。耳聋发狂者，主阳虚病。耳痛、耳肿、耳聋，皆主胆病。

耳上属心，凡出痘时，宜色红而热。若色黑与白而冷，其筋纹如梅花品字样，或串字样，从耳皮上出者，皆逆也。

耳下属肾，凡出痘时，其色宜红紫带冷，不宜淡黄壮热，如筋纹梅花品字样，为顺。若如蚤咬芝麻之形者，为阴逆，难治之候。

耳后耳里属肺，凡出痘时，其色宜淡白带温，不宜红紫壮热。如见茱萸形或灯火烧烙之样为逆。

耳后耳外属肝，凡出痘时，其色宜青带温，不宜淡白冰冷。稀疏者吉，稠密者凶。

耳后中间属脾，凡出痘时，宜苍黄温和，不宜青色壮热。稀疏如黄蜡色者吉，稠密如蚁色带青者凶。

凡出痘，耳后筋三条而枝叶多，色淡红者吉。系心经发痘，主头面稀少。

凡出痘，耳后筋紫赤色者，主肝经发痘，而急出者凶。

凡出痘耳后筋苍黄色者，或筋头大而根转小，系脾经发痘，主头面胸腹稀。

凡出痘耳后筋淡而色白者，枝叶繁乱，系肺经发痘，出如蚕种，主痒塌极凶之兆，三五日必亡。

凡出痘耳筋色黑，枝叶多者，系肾经发痘，主黑暗伏毒，九朝、十朝内必死。

凡发热耳筋出现紫黑白，亦皆凶耳。上凉者吉，耳下凉者凶。

耳后青筋起，主瘈疭。

耳珠属肾，耳轮属脾，耳上轮属心，耳穴内属肺，耳背玉楼属肝。

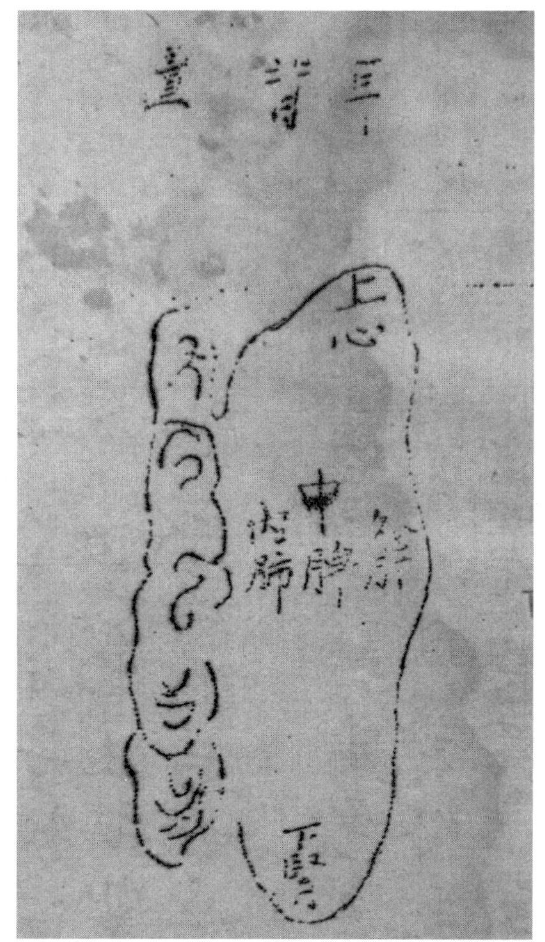

耳背图

附:儿科诊耳纹歌诀

小儿耳纹认清楚,浮直开叉是痰嗽。
沉直尾尖时作泻,尾大浮直还主吐。
大根红结肚必痛,失色干枯伤早露。
傍纹参差知有蛔,浮泛[1]淡白虚无误。

① 旁注:按浮泛,即浮大散之状,俗语言浮冇者是。

干红滞色血燥枯，痰火虚大淡红浮。
风热头眩浮红出，食积腹痛浅黑搜。
红结浮沉分两因，气上气伏印在人。
浮者足冷额汗冷，热气上攻头亦眩。
小便短赤小腹痛，内伏热气沉为真。
寒热紫红热仅红，紫黑食积兼热同。
傍纹红点大根红，名曰斑丹也叫狂。

大小之节结粒中，小儿身中定有伤。
红黄不活赤土色，死血如此最为凶。
黑而失色知中恶，淡红青色为惊风。
若兼开叉在纹尾，宜乎有痰在惊中。
根头沉黑而失色，久积成滞便浊的。
应手沉结不开化，气血俱亡症是逆。

食伤积滞验不出，黑痕耳根连脑骨。
胀大淡白难尽辨，一点浮散无玩忽。

痢疾伤暑两相似，根尾浮沉足考虑。
痢者尾沉暑气浮，参差浮红为真据。

一片红纹扫横上，必然气逆鼻血重。
平纹交入诚怪灾，自非求仙终不用。

亦知杂乱是蛔虫，但见郁结更思量。
白由肚痛忽红结，再兼浅黑更非常。

大根尾大或吐积，积纹紫色为真形。
若兼眼中含油泪，房劳之乳无遁情。
沉白虚寒沉红痞，淡红散大感寒征。

凡看小儿耳纹，须认大筋，分别形色。次按傍纹多少，曲直如何，细心详察，不得胡混。

如大根直，其尾沉尖者，主泻。

大根直而尾浮大者，主吐。

大根直及傍纹浮而尾开叉者，主痰嗽。

大根及傍纹参差杂乱者，腹痛有蛔虫。

大根红结者，肚痛。

浮红者，风热，主发热头眩。

浮而淡红者，痰火、虚火。

浮泛淡白者，虚寒。

潮热，膨胀，红结浮者，热气上攻，头眩足冷，额有冷汗。

红结沉者，热气内伏，小腹痛而小便短赤。

根纹干枯失色者，有伤。

大筋大细节结粒者，亦有伤。

大根红傍纹，边有红点者，斑丹。

大根红者是热，浅黑者食积腹痛，紫黑者食积兼热，紫红者实热，淡白略带青灰色者惊。

浮红如生花色，纹尾开叉者，惊风有痰。

纹色红黄如赤土色者，死血不活。

干红滞色者，血枯燥。

黑而失色者，中恶。

根头沉黑失色者，久积成滞而便浊。

大小根纹黑而失色沉结，不能应手开化者，气血俱亡。

以上共二十四纹，再参五形、面色及脏腑所属，斯病无遁情[①]矣。

诊唇口法（附人中）

经曰：中央黄色，入通于脾，开窍于口。脾败而见鱼口，则啼不出声。

青色环于唇口者，木克土也，为惊风。角弓反张，为霍乱吐泻，为禁口痢。在初生小儿，为撮口脐风。在久病，为脾绝。

黑气环于唇口者，水侮土也，为泄泻，为水肿，为咳嗽，为饮食不化。

唇色红紫，热也，又主虫啮积痛；淡白，虚也，又主吐涎、呕逆诸失血症。青为胆气犯胃，常苦呕逆，亦为风；黑为肠胃有瘀血、伏痰，微燥而渴者可治，

---

① 遁情：犹隐情。

不渴者不可治；淡红而面上有白斑者，为虫疳。黄为湿痰，有寒有热。唇青黑而腹急痛者，有中寒，有中毒。淡而四边起白晕，为骤亡血。

唇齿焦黑为燥屎，秽气冲膈，虽用急下法，多不可救。

唇蹇而缩，不能盖齿者，脾绝。

口角流涎者，脾冷。

唇口肿赤而齿焦者，热极。燥裂者亦热。

唇口生疮，声哑者，虫积。

口干，脾热也；口燥，胃热极也。

口有血腥味者，胃热。

口不知食味者，津液伤。

小儿口如鱼嘴尖起者死，口中气出不返者死，环口黧黑者死，口张脚肿脉绝者五日死。

口中不仁者，外感；口燥齿干形脱者，不治。

舌常欲伸于口外者，心有热，舌中胀也。

常以舌舐唇者，胃热而唇燥也。

腹痛腰痛而人中如黑色者，面上忽有红点者，多死。

病人鼻下平者，胃病。微赤者病发痈，微黑者有热，青者有寒，白者不治。唇青人中满者，不治。

察　齿

齿为肾之表，舌为心之苗。心气散，则舌出不收。肾气绝，则齿忽啮人。心肾俱绝，则阴阳相离。（《集成》）

凡小儿，生而有齿者，大凶。主伤父母，否则必自伤。（陈飞霞）

凡病者，齿燥无津，主阳明热病。若舌上焦黑无垢，主十三日死。（顾练澄）

齿为肾之余，龈为胃之络。小儿病看舌后，亦须验齿。

热邪耗胃津者，胃热也，齿色必紫。紫如干漆，宜安胃。

齿光燥如石者，胃热也。枯骨色者，肾液枯也。

若上半截润者，是水不上承，为心火上炎也。（叶天士）

咬牙啮齿者，湿热化风为痉病。但咬不啮者，热甚而牙关紧急也。（周于蕃）

齿垢由肾热蒸胃，浊气所结。其色如灰糕，则枯败而津气俱亡，肾胃两

竭为无治。（叶天士）

齿缝流血者，胃火冲激则痛。如不痛，则出于牙根，肾火上炎也。齿焦者，肾水枯。无垢则胃液竭，有垢则火虽盛，而液尚未竭也。（叶天士）

龂齿者，眠睡而齿相磨切也。血气既虚，而风邪又客于牙车筋脉之间，故睡后而邪动，引其筋脉。故上下齿磨切有声，谓之龂齿。（《兰台轨范》）

齿如热者，病难治。（顾练隆）

久病爪甲焦黄，憔悴自折，与齿如熟豆者，谓之大骨枯槁，死不治。

久病唇肿，齿焦者死。齿光无垢者死，齿忽变黑者死。热病，阴阳俱竭，齿如熟豆，其脉驶者死。（阴阳俱竭，谓汗便并闭也）骨蒸齿槁者死。

察鼻准

年寿在鼻梁，为气之门户。赤光外侵，肺已受伤，则气不流行，血必凝滞，有脓血之论。（《集成》）

山根为足阳明之胃络脉，小儿乳食过度，胃气抑郁，则青黑之纹横截于山根，主生灾。（《集成》）

鼻孔为肺窍，干燥，热也；流清涕，寒也；流浊涕，热也。鼻准属脾，红燥，脾热也；惨黄，脾败也。（夏禹铸）

鼻色青，主吐乳，又主腹中痛。肢冷者死。（《集成》）

鼻色微黑者，痰饮、水气。在成人，又主房劳。鲜红者，留饮。紫暗者，时病。鼻色黄者，主痰饮、湿热、胸中寒。白者，气虚，又主亡血。（《集成》）

鼻色燥黑如烟煤者，阳毒热极也。若鼻孔润，出冷气者，为阴毒冷极。鼻上汗出如雨者，心胃病。（周于蕃）

鼻孔扇张，以及出气多、入气少者，皆无治。（《大全》）

无病人，忽现黑色于耳目口鼻边者，主凶。（周于蕃）

喷嚏者，感于风也。若欲嚏而不能者，为寒。（周于蕃）

鼻鼽难言者，风温。鼻鸣干燥者，伤风。（周于蕃）

鼻色赤者，主肺热，又主风热。设微赤非时者，死。（《金匮》）

鼻色青为痛，色黑为劳，色赤为风，色黄者便难。（《金匮》）

病人鼻小、山根明亮、目眦黄者，病欲愈。（周于蕃）

《灵枢》曰：明堂者，鼻也。明堂广大者寿，小者殆。若明堂虽小，与面部相称者亦寿。（《经络全书》）

鼻痛者，风火。鼻色黄黑而亮者，小腹两胁痛及蓄血。鼻小青黄色者，

为淋。(周于蕃)

鼻扇有虚实新久之分,不可概言肺绝。若初病即鼻扇,多有邪热风火壅塞肺气使然。若人病鼻扇喘汗,为肺绝。(林慎庵)

诊指爪法

五指尖常冷者,脾阳不足也。卒冷者,有气厥、有急痛也。

中指独热为伤寒,中指独冷为麻疹。

凡三岁以下,病深重危急者,指甲口鼻多作黑色。此脉绝神困,良医莫保。

久病爪甲青者,肝绝也;爪甲黑者,血死,脉绝也;爪甲白者,血脱也,俱死。淡红者,血虚。淡紫者,血痹。红而成点不匀者,血少气滞也。层层如浪纹者,有水气,将为水肿泄泻也。

甲后近肉有白晕者,气虚也。深黄如染者,黄疸也。淡黄者,饮食停滞,脾胃弱也。卒病,爪甲青而腹急痛者,有中寒,有中毒,或心胞络、或胃络有死血也。

爪甲厚硬,气血浊也。爪甲薄软,气血清也。瓜甲干脆,血不足也。瓜甲柔韧,血有余也。

诊指纹法

幼科诊察指纹,迄无定论,琐分人惊、兽惊,尤诞妄不经,不可为训。即钱仲阳为幼科名家,以虎口三关,分为纹见风关证轻、气关证重、命关证危,所言亦未必应,皆揣测之谈也。或以纹之浮沉,分病之表里,亦误。然亦有至明至确者,小儿肌肤晃白,唇色惨淡,多属阳虚。指纹四时皆淡,虽有病,亦止淡红、淡青、淡紫而已。淡红为虚寒,淡青为虚风,淡紫为虚热,此皆根本不坚,中气怯弱,无论新病久病,总归于虚,切不可攻伐克削。

若病邪过郁营卫,阻滞升降,羁留则指纹推而涩滞,绝无流利之象。由痰食风热相搏,是谓实症,所谓以淡滞定虚实也。其审纹也,纹直则热,纹曲则寒,纹多如脉数,纹少如脉迟。纹入掌中,主腹中寒痛。纹向中指弯者,为内,为顺症,为外感风寒。纹向大指弯者,为外,为逆症,为内伤痰食。纹如鱼刺,风痰皆热。纹如三叉,痰嗽不止。纹如生花,纹如丫样,或两丫齐上,透出三关,或向外弯而侵于指甲者,难治。其辨色也,紫主热;紫而兼青,主伤食；青主风，主惊；青而兼黑，主痰滞抑郁。红主寒，白主疳。黑主中寒，危险无治。

察手足

指爪属筋余，脾为之运。小儿指尖冷，主惊厥。中指独热者，属寒。中指独冷者，分男左女右，为痘痧发见之象。其或掌心冷，而十指或开或合者，无治。

小儿拳四指已握，而大指加于四指上者，男顺女逆。小儿拳将大指插入食指叉而后握之，无论男女急慢惊风，均属险证。三岁内以至十岁外，皆可以决之。

小儿热邪伤神，手如数物，谓十指伸屈不定，如数物之状然也。

凡病者，手足指甲下肉黑，八日死。

凡病者，手掌肿而无纹，为无治。

抽手撮空，循衣摸床，以及手撒不收者，皆无治。

手热足冷，头痛发热者，为挟阴证。手热足冷，汗多妄言者，暑湿病也。

足心热，主热。足肿冷，主寒。足趺上肿，两膝大如斗者，十日死。

手背热与背上热者，外感。手心热与小腹热者，内伤。手心冷者，腹中寒。手心热者，虚火旺。

足冷而晕者，气虚也。手足抽搐，身反向后者，痉病。

额上及手足者，为阴症。如不能久立，行则掉动者，骨败故也。

仰睡而脚伸者热，覆卧而脚蜷者寒症。

手肿至腕，足肿至跗，面肿至胫，皆气虚不还，为最危。

听　声

凡小儿声音清亮者寿，有回音者寿，哭而声音涩者病，散而无声者夭。

凡声音微者，气不足；声壮者，气有余。哭而无泪者实，哭而多泪者虚。

发热而静默者，邪在表。发热而烦躁者，邪在里。

闻声而受惊者，肝虚也。

言迟者风，言急者火。声高而响者，主内热外达。

气衰言微者为虚，气盛言厉者为实。

狂言怒骂者为实热，久病闻呃者为胃绝。

痰声漉漉者死。

凡病者，语言声音不异于平时为吉，反者为凶。

声哑，于劳损见之，为无治。

谵语为实，郑声为虚，皆主热。郑声者，如梦如呓。

声重鼻塞者，伤风。声暴哑者，风痰伏火。

或暴怒叫喊、声浊者，痰火。

平时无寒热，气短不足以息者，亦痰火。

切脉法

凡诊小儿，既其言语不通，尤当以脉为主，而参以形色声音，则万无一失。小儿之脉，非比大人之多端，但察其强弱缓急，四者之脉，是即小儿之肯綮。盖强弱可以见虚实，缓[①]急可以见邪正，四者既明，则无论诸病，但随其证，以合其脉。而参此四者之因，再加以声色之辨，更自的确无疑，又何遁情之有？此最活最妙之心法也。若单以一脉凿言一病，亦兼数脉，其中真假疑似，实有难于确据者。

小儿脉，一息八至者平，九至者伤，十至者困。

五岁以上，以一指取寸关尺三部，六至为平和，七八至为热，四五至为寒。

小儿脉，多雀斗，要以三部为主。若紧，为风痫；沉者，乳不消。弦急者，客忤气；沉而数者，骨间有热，欲以腹按清冷也。

小儿是其日数应蒸变之期，身热脉缓汗不出，不欲食，食辄吐哯者，脉乱无苦也。

小儿之脉，气不和则弦急，伤食则沉缓，虚惊则促急，风则浮，冷则沉细，脉乱者不治。

凡看脉，先定浮沉迟数、阴阳冷热。沉迟为阴，浮数为阳。浮主风，沉迟主虚冷，紧主癫痫，浮缓主虚泻。微迟有积有虫，迟涩胃不和。沉主乳食难化，紧弦主腹痛，牢实主大便秘。沉数而细，骨中有热。弦紧而数，惊风。浮洪胃热，沉紧寒痛。濡者有气，又主慢惊。芤，主大便利血。

小儿之脉，其主病与大人同，但部位甚狭，难于分辨。然小儿病因无多，脉象当无多变，正不必多立名色，以自炫奇。

---

① 缓：原缺，据上下文补。

又小儿六七岁以下，肾气未至，脉气止在中候，无论脉体素浮素沉，重按总不能见脉。若重按见脉，即与大人牢实动结同论，但亦不可太浮无根耳。

小儿肝气有余，肾气不足，脉体似宜见长，止因稚阳气弱，经络柔脆，不能如大人之充畅，首尾齐动也。故其脉来，累累如电之掣，如珠之跃。又因乳食，血液有余，故滑利如不可执也。雀斗者，数中一止，止而又数，频并也。血多气少，气乏力弱，未能鼓荡，血又壅盛，故其行易踬[①]。

八至为平者，三岁以下也。六至为平者，五岁以上也。

相病吉凶要诀

小儿病证或见畏，若太冲有脉，神气未脱，囟门未陷，看颜色三关，未至暗点者，犹可著力。虽然，五脏六腑之精气，上注于目，望而知之。当先以目中神气之全为验。若目中神气在者，必不死；目无神者，必死。

相病吉凶杂法

小儿大便赤青瓣飧泄，脉小手足寒，难已。手足温，易已。

小儿病困，汗出如珠，著身不流者死，头毛皆上逆者死，囟陷者死。头足相抵，卧不举身，四肢垂，或其卧正直如缚，掌中冷皆死。至十日，不可复治。

卒肿，其面苍黑者死。

手掌肿，无纹者死。

脐肿反出者死。

阴囊、茎俱肿者死。

足趾肿、呕吐、头倾者死。

小儿病，体重，不得自转侧，并不可举抱者死。

小儿病，若吮乳紧者易治，吮乳松者难治。

寒热病，咽汤水并药，喉中鸣，是胃脘直，不能荫肺也。此证医书少有，累验多死，故《心鉴》曰哽饮知危候。

---

① 踬：遇阻碍而跌倒。

第五章　病因治法大略

小儿之疾，如痘疹、丹瘤、脐风、变蒸、斑黄、虫疥、解颅、五软之类，皆胎疾也。如吐泻、疟痢、肿胀、痞积、疳痨之类，皆伤食之疾也。惟发热、咳嗽，有因外感风寒者。故曰小儿之疾，属胎毒者十之四，属食伤者十之五，属外感者十之一二。

凡小儿一岁以下有病者，多是胎毒，并宜解毒为急。二岁以上有病者，多是食伤，并宜消食健脾。

凡初生小儿病，须要辨其胎中所患，与出胎时所受为最。盖胎中蕴者，宜清利；出胎时所受者，宜解散也。

古论脐风皆由于水湿风冷，此犹未尽也。盖脐风有内、外二因，有可治、不可治之别。外因即风湿所伤，内因乃禀父之真阳不足也。尝见一士产十数胎，尽殇于七日内之脐风，何无一能避风冷者？此内因之显而易见也。

初生儿治法

婴儿治法，以《医宗金鉴》及《验方新编》为最佳，认症真，用药准，为最切实有效之通行善本，乃习儿科者不可不读之书。兹不采入，用特补足余义，并新发现明之方法，以资参考。习幼科者，仍当于此二书求之。

婴儿感冒不须服药

初生婴儿受风，鼻塞不能吮乳，切勿轻易发散，因其气体娇嫩也。治之之法，惟以天南星为末，生姜自然汁调成膏，贴于囟门，即愈。或以草乌、皂荚为末，葱汁捣膏，贴于囟门亦效。

婴儿偶因寒热不调，柔弱肌腠，最易感冒发热。不必用药，只须于熟睡之时，夏以单被，冬以绵被，蒙头松盖，勿壅塞其鼻，但以稍暖为度，使其鼻息出入，皆有暖气。少顷，微汗津津，务令上下稍透，则表里通畅而热自退。若寒天衣被冷洌，汗不易得，惟须轻抱着身，赤体相贴，而上覆其面，则无有不汗出者。此至妙之法，百发百中者也。设或受寒邪甚者，依此两三回微汗之，无有不愈。此法行于寅卯之时，则汗易出而效尤速。

第六章　婴幼儿病症

初生三急症

婴儿初生有三病：一口噤，二撮口，三脐风。名虽有三，病却一类，皆急症也。口噤尤甚，此症最危，病甚者不治，百日内均须慎防！

口　噤

病候：舌上生疮如粟米状，吮乳不得，啼声渐小，因胎热所致。此病据东医言：生后三日以内，及发热高至四十度以上者，多不治。吾国学说，在初生三日至七日发者，印堂及人中每见青黑色，或口尖沫出，甚至有灌以茶则从鼻溢出者，其症必危。

治法：于口硬时未至噤者，用覆盆子，以洗米泲[1]洗之，捣幼[2]绞汁调蜜，与儿饮之。或王不留行亦可服。

又法：天南星一两、朴硝一两为末，调醋，抹足心，可愈。

口噤不开者，生南星（去皮脐）研极细末，龙脑少许合和，用指蘸生姜汁，于大牙根上擦之，立开。

又口内抹方：麝香六厘，冰片五厘，碎砂（一分，煅）、朱砂（一分，挥过），共为末，抹口中，任吞下。

又方：赤脚金头蜈蚣（半条，去足），炙令焦，入麝香少许，以猪乳和之，分三服。猪乳治小儿口噤不开，最良。

撮　口

撮口者，唇撮聚而不开，面目青黄，啼声不出，气自喘急，口吐白沫，其状如此。若舌强唇青，聚口撮面，四肢冷，皆无救也。其或肚胀青筋，吊肠卵

---

① 洗米泲：闽南语，洗米水。

② 捣幼：闽南语，捣细。

疝,内气引伸,皆肠胃不通所致。

初生七日不食乳,名曰撮口。用蚕苓散,羌蚕(四个,去嘴略炒)、茯苓少许,为末蜜调,抹口内。

又方:赤脚金头蜈蚣(半条,炙)、钩藤、朱砂、直僵蚕(焙)、全蝎梢(各四)、麝香一分,合为末。每服一分,取竹沥水调下以解热。

又方:治撮口最效,生甘草一钱煎服,令吐出痰涎,却以猪乳点入口中,即瘥。

脐　风

脐风者,脐肿腹胀,四肢柔直,啼不吮乳,甚则发搐。若脐边青黑,手拳口噤,此症我国旧说,谓断脐后不知慎重,以致水湿风冷之气,入于脐中而发。其实乃揣测之谈,不足道也。近西医从显微镜考察病原,以此症各为牙关紧急,及破伤风,多起于生后第三日至第十日。因破伤风霉丝,自脐部之创面侵入体中,遂发为全身拘挛之证。当其初发之时,每以咬筋拘挛而始,故上下两颚互相紧闭,噤口不开,或口角歪斜,不能吸乳,颈筋强直,头牵向后,是谓牙关紧急。继则背筋拘挛,躯干强直而向后,角弓反张。四肢拘挛,结拳屈足,是谓破伤风。依此每间数分钟,至数点钟,必发一次。当发作停止之际,虽可哺乳如常,但病势愈剧,停止之时间亦愈短,因之不能哺乳。至热度往往高至四十一二度者,预后都不良。此症患病由三日起或七日起,最多死亡。惟十日以上病势较轻,或能延至两三星期者,或有治愈之望。若屡屡发作,及热度高至四十度以上者,均极危险。断病危亡及可治诸候,中西皆同。其危险者均无治法,我家自明至今,历代皆从事医学,历验颇多。近林孝德先生家传婴儿科,亦多可采,兹特觍列采集于后。

(一)三四日脐风

初起身如银朱,口内左右有一筋色红者,属血热,白者属气分,均为脐风。此症甚重,须用针将筋挑破,然后服药。

方用蝉竹汤。赤苓、淡竹、生地、天竺、蝉退、生芍、甘草等分,水煎,泡脐风散服。

(二)初生三日脐风噤口,不能吮乳,舌强唇肿。可灸夹车、承浆、地仓、卒谷、中冲、三里、人中。

(三)五六日脐风

初起牙关紧闭,舌不交乳,一对时不可救,须用针挑破青筋(筋在脐下,或舌底,或牙关,随时审视。舌中禁刺),然后服药,至一对时过节愈。

方用琥碧散。真琥珀、生芍、甘草、赤芩、胆星、柿蒂等分，水煎，作二服，泡脐风散。

又方：治婴儿六日脐风药散。朱砂三分、白羌蚕二分、天竺黄二分、黄金薄三张，为末擦口。凡脐风均可用，惟轻症较合。

又方：治六日锁，即脐风药散。薄荷一钱、生薏仁二钱、上朱砂三分、羌蚕五分、麝香一分、冰片五厘，为细末，每日三次擦口。

又治六日锁，须视婴儿口内牙跟有白点者，刺之。遍身有白点者，灿之。有红紫色成块者，用饶州瓷器，择其最利者，剔破出血，银针亦佳。用药老鼠膳子下瓦上焙干研末，调水服。尤以正金剑草煎水服最妙。若无此草，终不能救三急症也。

（四）七日脐风

初起身黄，须用针挑口内白点，然后服药。方用三黄汤。黄芪、黄芩、茯苓、黄柏、甘草、灯心，各等分，水煎，泡脐风药散。若黄不退，加栀子二粒，煎服即退。

又七日脐风不吮乳者，用此神效。上朱砂二分，生硼砂四分，羊公屎烧（二粒，烧存性），共为末，擦牙关。口内白点，用针挑破出血。

又七日至十四日脐风，用川连五分煎极厚，油虫砂一钱，焙过擂幼。先将儿口中清洗，上腭有黑白点，针刺破，以油虫砂擦过，将川连水与儿食之。

又石膏、桔梗、甘草，酌量水煎，母代服之。上腭黑白点，刺出血时，须立刻拭去。

（五）九日脐风

初起准头黑青，吐乳不止，用枯芩汤泡药散食，即愈。

或豆蔻汤。茯苓、陈皮、豆蔻、藿香、川芥、羌蚕、炙草等分，水煎，泡药散。

（六）十日脐风

初起嘴尖痰涎壅盛，用毛蟹一个，捶末，合糟涂牙皂头，然后服药。

方用钩藤汤。半夏、陈皮、蚕衣、双钩、防风、茯苓、甘草等分，水煎，泡药散。

（七）十一日脐风

初起头面生粒如员，用火梅莿头煎汤遍洗，即愈。

方用桔梗汤。生芪、银花、赤芍、桔梗、灯芯、甘草等分，水煎，泡药散。

（八）十二日脐风

初起，在肚边如水粒带红，用蚶壳灰调茶油抹之。方用青皮、陈皮、桑白皮、皂荚、甘草，或朱砂、天竺、胆星、金蜘蛛为末等分，泡服。

（九）诸凡脐风用之神效

蛴蛴虫一条，将尾须二根剪断，自然出水，滴入脐内，少顷即愈。此虫人家水缸底部有之。

又脐风脐肿，硬如盘，用田螺三个、麝香一分，捣贴脐上，须臾再换，肿痛立消。

又婴儿初生七日内，若患脐风等症，小腹必发有青筋一道，上行至肚，生两丫叉，若行至心则不治。急以艾圆灸其筋头上，并两丫叉尽处，青筋消去便活。但此属先天病，虽暂时治愈，不数年复殇，历验多矣。敬告孕妇，宜于胎前慎之又慎为要！

又脐风三急症，以三日至七日为重，用焠法最佳，取效亦捷。

焠法：头后入毛三寸，脑空一穴、囟会尾一穴、天突一穴、中宛一穴、手间使二穴。掌后三寸，足解溪二穴、气海一穴。

再此时里气壅滞，尤以取下胎毒为要，宜用天麻丸。

天麻丸方，治婴儿肚脐肿，四肢柔直，日夜多啼，不能吮乳。此方利惊化痰，凡天钓、腹胀、锁肚并治。

南星（炮，二钱）、白附子（炮）、牙硝、天麻（煨）、五灵脂、全蝎（去尾）各一钱，轻粉五分，巴豆（去油，一钱五分），上为末，稀糊为丸，麻子大。每服三丸，薄荷汤、淡姜汤送下。

立验脐风散。凡婴九、十二日以内诸症，皆可用之。

天竺、胆星、珍珠、云珀、制礞石、天麻、上朱砂、双钩、川贝、云麝、冰片、僵蚕、金箔、中白、川连等分，每用一二分，和药服，或擦口。

附录：夏禹铸脐风灯火急救法

诀曰：脐风初发，吮乳必口松，两眼角挨眉心处忽有黄色，宜急治之。黄色到鼻，治之仍易。到人中、承浆，治之稍难。口不撮，微有吹嘘，尤可治也。至唇口收束锁紧，舌强头直，不必治矣。一见眉心、鼻准有黄色，吮乳口松，神情异常，即用灯草蘸香油，干湿得中，点燃，于囟门烧一燋，人中、承浆、两手大拇指端少商，各烧一燋。脐轮绕脐烧六燋，脐带未落，于带口烧一燋。既落，于落处烧一燋，共一十二燋。风便止而黄即退，神效非常。先宜以墨点定穴道，然后用火。囟门穴在头顶嘘吸处，人中穴在鼻下上唇正中，承浆穴在下唇乘下处正中，少商穴在两大拇指外侧，内侧亦是，甲缝中不上不下即是。脐轮穴，即脐之四紧近脐带之所。

脐　湿

因洗浴不慎，或尿湿浸脐，遂至浸渍不干，须以渗脐散敷之。若脐肿经久不瘥，延至百日即危。

渗脐散：红绵灰、龙骨、发灰、干胭脂各五分，为极细末，湿干掺。干者，清油调匀涂脐。

又方：治脐内出水汁不干。当归头（去芦，一钱）、绵（结脐带者烧灰一钱，或旧绵亦可），上为极细末，入麝香一小字同研，以少许干掺脐。

又方：柏墨散。黄柏末、釜下墨（即百草霜）、乱发灰，等分为细末。

脐　疮

随其轻重而殊，轻者不过脐皮剥脱，久则化脓，脐窝周围发红。重者脐部淡疡，往往延及化脓近处之皮肤上，使脐带部日陷于不良。尤重者，脐窝周围结缔组织非常浸润，甚至延及脐动脉、脐静脉，而体发寒热。是重者为脐坏疽，由断脐处变黑色，而肌肉坏死，溃疡向内蔓延，则腹壁烂穿，久则虚脱而死。此症以速治为佳。

治法：金黄散。川黄连二钱半，胡粉、龙骨（煅）各一钱，另研后，合研为细末。每用少许敷脐中，时时用。

脓血不干用：煅龙骨一钱、轻粉五分、黄连一钱、枯矾五分、麝香五厘为末，干掺脐中。

又方：金狗脊毛隔脐缚三支香久，彻时须避风，以粗纸烧灰，调香油塞脐。

又用金银灰、焙鳖甲、海螵蛸、冰片、朱砂为末，掺立干。

肚脐肿出

小儿月内脐突光亮如吹，捻动微响，赤肿可畏，或浴儿受湿，或束缚不紧，风湿入内所致。用煅牡蛎、大黄各五钱，朴硝一钱为末，多用田螺浸水调一二钱敷脐上，其水从小便而消。如啼哭不止，用台乌药煎水服，立止。

又方：红饭豆、淡豆豉、南星（去皮脐）、白蔹各一钱，共为末，用芭蕉自然汁调敷脐四旁，即愈。

初生无皮

儿初生遍体无皮，俱是红肉，旧说以为受胎以后，久处高楼，不沾地气，故见此异症。此乃模糊影响之谈，殊不足信。试思近人位高楼者甚多，何以生而无皮者绝少？可见此症乃遗传梅毒，由胎中禀受而来。审其确系由于花柳者，内服换肌消毒散，外擦鹅黄散，或松花粉盛于软绢袋内，在儿周身轻轻扑之。早稻白末作粉，时时扑之，立效。

换肌消毒散方：当归、生地、赤芍、皂刺、土茯苓、金银花、连翘、甘草、白芷、白藓皮、防风、灯心为引，水煎服。

鹅黄散方：生黄柏、石膏（煅，各等分），共研细末，扑之。湿则干扑，干用猪胆调擦。

两腿生疮脱皮

两大腿近小腹处生疮，皮脱开，渐延小腹则不救。此名胎剥。

宜用：黄柏炙焦研末，和猪胆汁敷，或用伏龙肝为末，口水调敷亦效。

身如蛇皮鳞甲

名胎垢，又名蛇胎。白羌蚕去嘴为末，煎汤洗之。或加蛇蜕研末和入亦可。

周身起泡

儿初生下，周身起如鱼泡，光亮如水晶，擦破则水渗流。此因母怀孕时，遇受湿气而然。急宜密陀僧研极细，炒过干掺，仍令母服苏合丸。

阴囊缩腹

小儿初生六七日后，阴囊收缩入腹，啼哭不止者，寒邪也。寒则收引，速用硫磺、吴茱萸各五钱为细末，研大蒜调涂脐下，仍用蛇床子微炒帛色，熨其脐，即下。

阴囊光亮

阴囊肿大，垂下不收，用紫苏为末。患处湿则干掺，若干，可用香油调涂，虽皮溃而核欲坠，悉有神效。此病小儿甚苦痛，宜急治。

阴囊过大，名胎疝。石蟹用好醋磨汁，擦效。

阴囊赤肿

用老杉木烧灰存性，加宫粉和清油调敷阳物肿痛。婴儿阳物眼上忽肿，小便时胀痛甚者，用灯草煎汤，不拘时服。

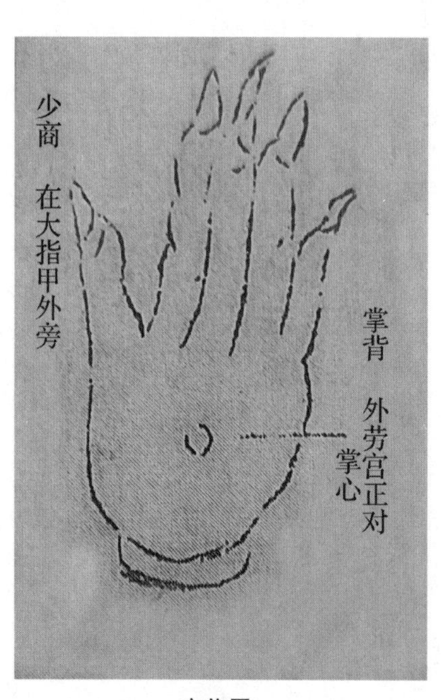

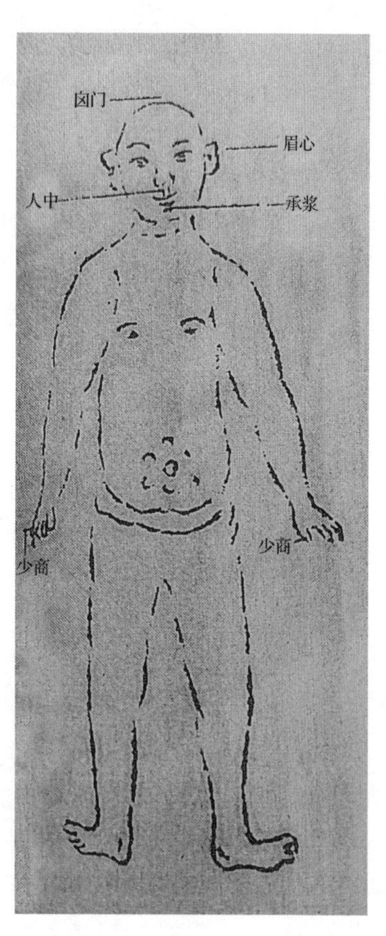

穴位图

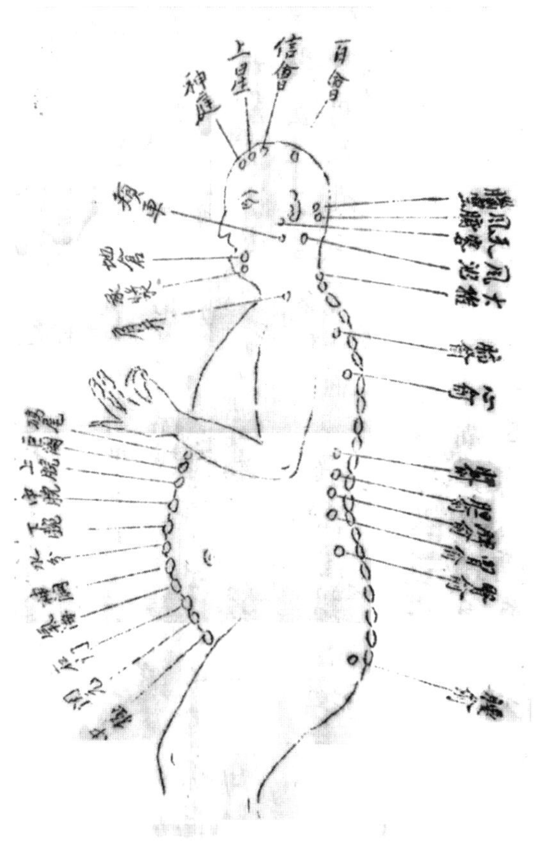

穴位图

初生小便不通

用猪毛于阳物眼上，刺去薄皮即通，屡试屡验。如阳物眼上并无薄皮，即系胎热，用大葱头一个切四片，用乳汁半盏同蒸，分作四服即通。

小便数日不通，遍身肿满。苏叶一斤，浓煎汤一盆，抱小儿向盆中熏之，冷即再换热汤。外用炒盐熨脐上及遍身肿处，即愈。

又方：连须、葱白一升，捣融炒热，分二包轮流热熨脐下。

又方：皂角末少许，吹鼻，令嚏。百药不效者，用此效。

直鼻上入发际五分，即神庭穴。又一寸，即上星后一寸陷中，即囟会穴，囟会后三寸，即百会穴。

初生儿体黄

儿生下或数日，遍体全黄，此因胎内湿热也。前火燋法治之，最易亦最验。认明面目身体统黄者，此症无疑，按法治之极效。或用生地、花粉、茵陈各一钱煎服亦可。

初生儿体赤

儿生月内遍体红赤，肌若丹涂，此因胎受热毒也。用前方去茵陈，加生甘草、连翘各一钱。外用蓝叶浮萍水苔捣烂绞汁，调土炒朴硝，涂之立效。方已试过数人矣。

胎　惊

儿生月内，壮热翻眼，握拳、搐掣、惊啼，此胎惊也。因妊母调摄乖常，有伤于胎，故生下即病。

急取猪乳细研，辰砂（飞净）、牛黄各少许，调抹儿口，或煎导赤散与服。乳母另服防风通圣散（《简易方》）。以新汲水，辰砂研浓汁调敷五心上，最效。

眼不开，不乳，二便不通，《医宗金鉴》各法历试皆效，亦不赘。

夜　啼

小儿夜啼不安，有寒、热、惊、滞四因。

寒啼者，脾气寒冷，阴盛于夜，腹中作痛，故面青手冷、腰曲而啼也。用炙黄芪、酒当归、炙甘草、酒芍、木香等分为末，常涂乳头上，令儿吮之。

热啼者，心火烦盛，面赤手暖，口中气热，仰身而啼，见灯火愈啼也。用钩藤、茯神、生甘草、灯心、辰砂、木通各一钱，煎汤服。

滞啼者，乳食停滞作痛，啼而不哭，直声来往无泪者是也。用生麦芽、山楂肉一钱，煎汤服。

惊啼者，心气不足，神不安宁，哭而不啼，连声多泪者是也。宜从惊治，服天王补心丹，外治用伏龙肝、蚯蚓泥等分为末，水调，涂儿头顶及五心即愈。

乳蕈马牙疳

儿口内有肉肿高起如蕈，名乳蕈。牙龈处生白泡子，名马牙疳，致儿不能吃乳。急以指摘去其头，倘有血出，以帛拭去。轻者，陈京墨搽之即愈。重者，用直僵蚕三条去丝嘴，人中白四分，冰片少许，研极细，擦患处，略停片刻，用绢浸苦茶洗净，再擦。一日三四次，自愈。如未愈，方中加硼砂、血竭、青黛各三分，儿茶分半，药珠一分各细末，和入煎药。每日洗擦三次，无不愈者。

《简易方》以马齿苋根瓦上焙干，少加雄黄，研末吹之。

鹅口白屑

小儿初生百日内，口中往往有白点，不计其数，拭之即去，少刻复生，满口缠遍，内窜入喉，日夜啼哭，俗名雪口，又名鹅口疮。

用生甘草、黄连等分煎汤，以帛裹指拭去。

取桑皮中白汁涂之，立愈。

再以辰砂益元散、灯心汤调下，则不再作。

此症据西说，谓乳儿哺乳后，未拭净口内，或乳房不洁，遂以授乳。或用污秽之哺乳器授乳，皆能发生此病。至病之来源，实由一种细菌侵入口腔而生。究之细菌如何侵入，尚未明了。若云拭净儿口及乳房，璜常令乳母用最洁净之绵，时时拭净，仍不免有此病，且十儿患此者约有七八，治愈则后发。可知此症乃由胎热而来，未必由授乳之不洁也。依前治法，亦有效、有不效，往往愈而后复起，惟延至食管，则咽下困难，终致饿死。兼发下痢，此症预后多良。余家有吹药方，用之神效。

清热泻脾散方：炒山栀五分、石膏二钱、黄连五分、生地一钱、黄芩五分、赤苓八分。上以灯心草为引，水煎，徐徐服之。

吹药良方：人中白一钱、硼砂七分、黄柏末七分、青黛七分、熊胆五分、马牙硝二分、冰片一分，为细末，擦之神效无比。

走马牙疳

牙床腐烂。若一二岁已出牙者，甚至牙齿脱落。谓走马疳者，言其急也。此盖热毒蕴蓄而然，凡病此者，大为凶候，速以绿豆煎浓汁频饮，使毒从小便利出。外以人中白四分、铜绿用醋制者二分、杏仁去皮尖二分、冰片少许，为细末，敷患处愈。

又方：蒲黄炒擦即愈。

又走马牙疳外治法：小儿口臭，牙上烂，流涎沫，嘴唇如羊胡须疮，是此症也。其方用巴豆一粒研末，雄黄为衣，用膏药贴眉心。一日夜即揭去膏药，立愈。

腭肿、龈肿

连郏里及上颚肿者名肿颚，齿龈上肿者名肿龈。此二症不必服药，用针将肿处挑破出血，即愈。其血速以净棉拭去。

婴儿腹硬便秘

胎热也，紫霜丸下之。方用代赭石一两（火煨，醋淬五次）、赤石脂一两、杏仁六十粒（炒，去皮尖）、巴豆三十粒（去油），共为末，麻子大饭丸。日三丸，白汤下。

吐涎牙紧擦牙散：生南星去皮脐二钱，龙脑少许，共为末，用指醮生姜汁，擦牙根，立效。如不开，将药调和含口内，以笔管插病人鼻孔，将药用力吹入，立开。

更用辰砂全蝎散，辰砂（水飞，五分）、全蝎（去尾毒三个，炒）、硼砂、龙脑、麝香各一分，乳母唾津调擦口唇内及齿上。

病稍安，勿过剂，后即调和脾胃，用匀气散。陈皮、桔梗各一钱，炮姜、砂仁、炙炒各五分，木香三分，共为末，枣汤调服。

胎　搐

母娠时惊恐，气传于子，生后频频作搐，身热面赤，手足搐掣，牙关紧闭，腰直身僵，多啼不乳。此乃胎痫，不治之症也。如因身而作者，虽曰胎病，由于外因。

天麻丸：天麻、姜制法夏、防风、羌活、胆星、僵蚕、全蝎，为末蜜丸。钩藤汤送下后，以六味丸久服，自愈。

盘肠气

幼科称为内钓，抵心而痛。其声辘辘如猫，吐恶、干啼、口开，手足皆冷。

宜通气调中散，木香、川楝、没药、茯苓、肉桂、青皮、莱菔子、枳壳、槟榔、炙草。

或豆蔻散：白蔻、砂仁、青皮、陈皮、炙草、香附、莪术等为末，紫苏汤下。

外用熨脐法，淡豆豉、生姜、葱白、食盐，炒热，脐上熨之。

天　钓

头目仰视若钩形，邪热积胸，痰气壅塞，瘈疭壮热，与惊症同抽搐。

用九龙控涎散，僵蚕炒、滴乳、天竺各一钱，雄黄、炙甘草各二钱，芥穗、枯矾各一钱，绿豆百粒（半生半炒），共为末。每服五分，人参薄荷汤下。

驱风用牛黄散，麝香五分，牛黄、朱砂、螵蛸各一钱，天竺、钩藤各三钱，每服一字，新汲水下。

瘈疭减参钩饮。全蝎、羚羊角、天麻、甘草、钩藤，水煎，和羚角汁服。

内　钓

脏受寒，粪清搐抽，作止有时，曲腰腹痛，目中红绿血点。瘈疭甚者，钩藤饮，方见天钓。

急啼腹痛，木香丸。没药、木香、茴香、钩藤、全蝎、乳香、大蒜，捣细为丸，钩藤汤下。

肢冷甲青，唇口黑，养藏散。当归、沉香、木香、肉桂、川芎、丁香，为末。每服一钱，淡姜汤下。

重舌、木舌、弄舌

舌乃心之苗,三症是心脾蕴热,皆能殒命。

重舌者,舌根肉壅肿叠出,短小如舌是也。用竹沥浸黄柏一宿,点舌上。

木舌者,舌光肿大,塞满口中,或僵硬如木,不能转掉是也。用蓖麻子肉捣研,以绵纸取油,将纸搓成条,点火吹灭,以烟熏之即消。若舌下有如蝼蛄或如卧蚕者,急于肿突处砭去其血,仍用釜底煤,以盐、醋调厚敷之,脱去再敷。或井花水调亦可。

经验方:用真蒲黄一味,频刷舌上,其肿自退。

弄舌者,舌出掉动如蛇是也。心宁则舌静,心扰则舌乱。

以上三症,总属火象。轻者灯心,重者黄连,煎汤细细与服。

吐舌,吐长收缓,心火也,泻心导赤汤。木通、生地、黄连、甘草、灯心。

一方:人中白加冰片末,涂之即收。

蛇舌风

舒长卷两边,以明雄一块,点舌,屡吹即安。

两腮肿硬

儿初生月内,两腮肿硬,有核,或仅只一边肿硬,此名痄腮。儿面必黄,鼻端起黑瘤,不时啼叫,亦不吃乳。可用桑柴灰少许,刺雄鸡冠血滴入一二点,再加盐卤一匙和匀,频擦患处,神效。

此症吴越之苏常等处名为螳螂子。因初产婴儿,口噤不乳,啼声难出,两腮肿硬,该处每令守生婆将利刃于儿口内两腮割开,挖出坚光恶肉,形如桑螵蛸,以珍珠散擦之,儿即能愈。据云不将此肉挖出,即肿延喉鼻,塞住喉咙,不能咽乳,顷刻立毙。

余于厦门,尝遇此症,竟用外治法而消,并无塞住喉咙之变。其法本诸《保赤集》。用巴豆一粒,分作三块,用清凉膏药三个,每膏药中间放入巴豆一块,将膏药贴在婴儿印堂及左、右两颐,三处皆起泡,毒泄即愈。

啼　哭

大哭昼夜不止，肝热也。泻青丸：羌活、防风、川芎、栀子、胆草、当归、大黄为末，蜜丸，青黛为衣，如豆大。每服一二丸，薄姜汤下。

日夜啼哭，身热烦躁，心热也。导赤散：生地、木通、竹叶、草梢。

夜啼，面青手冷，口不吮乳，藏寒也。寒甚腹痛，以手按其腹则啼止，起手又啼。加减当归散：归身钱半，吴茱三分，肉桂、川芎、木香、炙草各五分，黑姜、小茴各一钱。

夜啼面红舌赤，或舌苔白涩，无灯则啼稍止，见灯则啼甚，心热也。宜导赤散加麦冬、灯心，甚则加黄连、胆草。

夜啼睡中惊悸，抱母大哭，面色紫黑，神不安也。安神丸：人参、茯神、麦冬、山药、龙齿、辰砂、寒水石、甘草、冰片、金箔十味为末，蜜丸，灯心汤下。其吐泻后及大病后夜啼，治同。

简易方：夜啼心热面赤，青黛筛过二分，灯心十茎，黄汤调服。

一方：蝉退四十九个，去前半截，用后半截为末。每服四分，钩藤汤下。

一方：五倍子研末，口津和作饼，纳肚脐，以带缚之。不论虚实皆效。

头项囟症

解　颅

头颅不合也，为肾亏髓不足。人无脑髓，不过千日，遂成废人。其症多愁少喜，目白睛，面色㿠白。若成于病者尤凶，宜久服地黄丸。外用封囟法，南星不拘多少，以姜汁炒枯为末，醋调搽于帛上，烘热贴囟上，以合为度。

囟　肿

寒气上冲而肿者，则牢实坚硬，参苏饮，方见《汤头歌括》。

热气上冲而囟肿者，则柔软红色，泻青丸。见夜啼。

囟下陷如坑，此肾虚脾弱之极。若与枕骨同陷，百无一救。枕陷尤甚于脑陷，俱宜参苓白术散。人参、白术、茯苓、扁豆、陈皮、炒淮、甘草、莲肉、砂仁、桔梗、薏仁，或八味地黄丸。

囟肿而高起甚者，为脑积水，难治。

天柱骨倒，忽然项软倾倒，肝经风热也。小柴胡汤，见《伤寒》，加粉葛、当归、白芍。若因久病或泄泻之后，最为危症，宜十全大补汤加鹿茸。

有生下项便软者，宜补肾地黄丸。熟地、山药、山茱、鹿茸、丹皮、牛膝、茯苓、泽泻、五味、故纸，为末蜜丸，盐汤下，与六君子汤间服。此乃胃肾双补法也。

又方：生筋散，治筋软无力、天柱骨倒。木鳖（六个）、蓖麻子（六十个，并去壳），研如泥。先抱头起，以手摩其颈，全热，唾津调药擦颈项。

又方：生附子（去皮，二钱）、生南星（去脐，二钱），共研末，摊贴患处。

目病

初生目红，闭而不开多眵者，染产妇白带秽毒也，宜硼砂水洗之。由于胎热者，内服生地黄散。生地、赤芍、川芎、当归、花粉、炙草、灯心，长流水煎。外用胆草煎汤洗，一日七次，恐延缠则损目。

初生眼胞赤烂，真金散。黄连、黄柏、当归、赤芍各二钱，杏仁去皮尖五分，剉碎，以乳汁浸一宿。饭上蒸，取汁点眼。

目内黄色，脾热也。上下眼胞肿，脾经风热，亦同治。泻黄散：藿香、栀子、石膏、防风、粉甘草。

目连劄，肝有风也。泻青丸，方见啼哭。

目直视，肝热也。热气入目，障其筋脉，目角俱紧，不能转运，故直视。泻青丸。

久嗽，眼眶肿，黑白珠红赤，谓之血胀。泻白散：炙草、桔梗、陈皮、桑白皮、地骨皮，等分煎服。

小儿发热

有伤风、伤寒、风温、湿热之别，当随时感而施治，大法与成人同。

由于外感发热者，邪尚在表，则恶风寒，不欲露出头面，面带惨色，不渴，清便自调，或鼻塞流涕，或喷嚏，浑身拘急。宜苏叶、前胡、甘菊、薄荷、淡豉、葱白之属治之。

里热者，喜露头面，仰身卧，扬手掷足，揭去衣被，渴欲饮水，吮乳口热，小便赤，大便秘。宜芦根、石膏、连翘、花粉、绿豆衣、苦杏之属。

燥实者，调胃承气汤下之。

实热者，面赤腮燥，鼻孔干焦，喜冷，或合面睡，或仰面卧，露出手足，揭去衣被，大小便秘，大渴不休。沆瀣丹。

伤风发热自汗，身热呵欠，目赤多睡，恶风喘急，桂枝杏子汤。

伤寒发热无汗，身热呵欠，烦闷项急，面赤、喘急、恶寒，口中气热。宜麻黄汤。

外感温邪，依温热病门调治。不赘。

伤热发汗，身热自汗作渴，昏睡，手足俱热。白虎汤，虚者加人参。

伤暑发热，身热自汗作渴，昏睡，手足冷。宜清热解暑，桑叶、荷叶、金银花、绿豆衣、芦根、冬瓜子、甘菊之属。虚者，生脉饮去五味子，加竹叶、荷叶、花粉之类。

夜热者，夜间作热，日[①]则退去，热在血分也，清热散血法。兼肺热夜发者，必咳嗽，清血散血法合清燥救肺汤治之。

清血散血方：丹参、生芍、丹皮、茅根。

疳热者，形色黄瘦，食不长肌，骨蒸盗汗，泄泻无恒，肚大脚小。六君子汤加当归、白芍。

壮热者，发热不已，内则睡卧不安，精神恍惚；外则表里俱热，燥急喘粗，甚则搐搦。

导赤散方：即生地、竹叶、木通、草梢。

泻青丸，即羌活、防风、栀仁、胆草、当归、大黄，为末蜜丸，青黛为衣，如豆大。每服一二丸，淡姜汤下。

烦热，燥扰不安，五心烦热，四肢温和，小便赤涩。导赤散，加麦冬、栀仁。

积热，面赤口疮，二便黄赤。此表里俱实，沆瀣丹。

虚热，困倦少力，面色青白，虚汗自出，神慢气怯，四肢软弱，手足厥冷。四君子汤加煨姜，甚者加附子。

客热，乍有乍无，热邪干心，先起头面，后乃身热，恍惚多恐，闻声则惕。先以导赤散去其邪，后以团心散扶其正气。人参、当归等分为末，用猪心一个，切作三片。每末一钱，用猪心一片煎服。

血热，巳午时发热，过夜则凉。轻则导赤散，重则玉女煎。石膏、玄参、生地、知母、粉草。患此症者，其舌必绛。

---

① 日：原作“目”。

呕 吐

有声有物谓之呕，有物无声谓之吐，有声无物谓之哕，又曰干呕。久病见此者死。凡呕吐多渴，不可与以茶水，水入复吐，终不能止，必强忍一二时，久而复以米汤予之，吐自止矣。

寒吐。乳片不消，多吐少出，面白眼慢，气缓神昏，额上汗出，脉沉微。轻者，藿香正气散。不止，理中散加藿香。又不止，参苏饮，人参、沉香、丁香、藿香、木香为末，木瓜汤调服。若再不止，此阴盛格阳，急以理中汤，用公猪胆汁和童便少许，将药润湿炒热，煎服即止。

热吐。面赤唇红，吐次少而出物多，乳片已消，色黄，发热烦躁。夏多此症，宜四苓饮加藿香、竹茹，方即茯苓、猪苓、泽泻、白术。不止，藿连汤加竹茹、芦根，方即黄连、厚朴、藿香、生姜、大枣。再不止，寒热夹杂也，治中汤，人参、白术、炮姜、黄连煎熟，调六一散，冷服。

伤食吐。眼胞浮肿，面黄足冷，其热日轻夜重，或吐馊酸之乳，或吐黄水青痰。消积丸，西砂、公丁、乌梅、巴豆仁（二粒煨捶，去油），为末。米糊丸，白汤下三丸。

伤乳吐。才乳即吐，或稍停即吐。此满而溢也，宜节其乳。

嗽吐。儿有咳嗽，嗽末定而即乳之，乳不消化而为痰。枳桔二陈汤，枳壳、桔梗、法夏、茯苓、陈皮、甘草。

伤乳吐。乳片不化，身热面黄，腹膨胀。消乳丸，香附、神曲、麦芽、砂仁、陈皮、炙草为末，水丸，淡姜汤下。

伤食吐。腹胀、恶食、口臭，吐酸稠黏，眼泡浮肿，或潮热。和胃汤，陈皮、半夏、砂仁、川朴、藿香、香附、甘草、山楂、神曲。

虫吐。面唇或红或白，腹时痛，口吐青涎。胃寒者，理中汤，加川椒、乌梅；胃热者，化虫丸，芜荑、鹤虱、苦楝根、胡粉、使君子、槟榔、枯矾少许，为末，面糊丸。

虚吐。神倦囟动，睡则露睛，自利不渴，频起呕吐。四君子汤加丁香、沉香。

实吐。腹胀满，便不利，痞硬疼痛，发热喜凉，口吐酸臭。三一承气汤，芒硝、大黄、枳实、甘草、厚朴。

血　症

吐　血

胃中积热，火迫妄行。清胃散，栀子、生地、丹皮、当归各一钱，黄连五分，或犀角地黄汤。便秘者，加大黄。

劳伤有热，咳嗽痰血者，鸡苏散，鸡苏、贝母、寸冬、桔梗、阿胶、生地、茅根、黄芪、蒲黄。劳伤吐血，归脾汤。有火者，芍药甘草汤，加蒲黄、茅根、丹皮、栀子、莲藕。

咳嗽吐血，火炎无制，肺胃枯燥也，宜滋阴降火汤。生地、归身、白芍、知母、莲肉、玄参、黄连、花粉、炙草，水煎服。

鼻　血

由于肺燥者，清燥救肺汤；由虚火上炎者，四君子汤加桔梗、麦冬、栀子、黄芩、灯心、竹叶。

便　血

粪前见血者为近血，从大肠来，黄连解毒汤，黄连、黄柏、条芩、栀子、灯心。

粪后见血者，为远血，从胃脘小肠来，清胃散。久不止者，补中益气汤，加黄连、槐花、阿胶。《金匮》黄土汤尤妙。

一云：初起肛门肿痛，是脏毒，先血后粪是也。若肠中不痛，先粪后血，名曰肠风。俱宜槐花散，黄连、枳壳、槐花、侧柏、荆芥。脏毒，加苍术、苦楝。肠风，加秦艽、防风。

便血，湿盛腹不痛，平胃地榆汤，苍术、厚朴、陈皮、甘草、地榆、生姜。

下血日久，腹中痛，升阳和血汤，生地、熟地、黄芪、肉桂、陈皮、炙草、生甘草、当归、白芍、丹皮、秦艽、升麻、苍术、生姜、大枣。

失血日久，气血虚，人参养荣汤，人参、白术、茯苓、炙草、当归、白芍、熟地、黄芪、肉桂、陈皮。

溺血，多缘溺窍为病。牛膝四物汤，牛膝、郁金、木通、瞿麦、甘草、当归、白芍、川芎、生地。

又方：乌梅，烧灰存性，研细末。每服一钱，米饮下。

肿 胀

肿在上者，据《内经》谓“面肿曰风”，其实乃肺气不利也。风即是气，读《庄子》“大块噫气，其名为风”，可悟也。故谓之风可，谓之肺气不利亦可。西医有肺水肿之说，大概指此而言。

治之之法，参苏饮合五皮饮，或借用越婢汤亦甚效。麻黄、甘草、石膏，加苍术。

肿在下者主湿，大概由湿热伤肾、小便不利而起。我国谓之肾水肿，西医谓之肾盂炎。由于湿者舌苔必白厚，小便亦不甚黄，可用五苓散，加防己、槟榔治之。由湿化热者，小便必短而赤，宜紫菀、知母、生薏仁、滑石、绿豆衣、麻黄、黄柏、车前，加减治之。若寒湿水肿，碍及肾阳，真武汤加桂枝、防己、地肤子，大效。仅肾水肿而无夹湿热等病候者，肾气丸久服自愈。

水气攻肺，喘不得卧。苏葶丸，苏子、葶苈，等分为末，枣肉和丸，淡姜汤下。

水停中州，胀满喘急，舟车神佑丸，甘遂、大戟、芫花各一两，皆醋炒。大黄二两，牵牛一两，青皮、陈皮、木香、槟榔各五钱，轻粉一钱，为末，水丸，开水下二十丸。但此方极峻烈，审其确系实证者亦可用。

凡肿先起于腹而散于四肢者，可治；先起四肢而归于腹者，难治。若元气本虚，或大病后，身肿肢冷，小水清，大便调，此阴寒之极。治肿之方，切不可用，惟以四君子汤加肉桂、炮姜、砂仁、白蔻，以救脾胃。

凡肿忌盐，盐助水邪，服之愈甚。必待消之后，以盐煅过，少少用之。

腹 胀

虚胀，或因吐泻伤脾，食少作胀，精神困倦。厚朴温中汤，厚朴、陈皮、黑姜、茯苓、木香、炙草。虚寒者，加附子、肉桂，或四君子汤加香附、厚朴，亦佳。

实胀，胃口胸前高胀，身热口渴，倦卧不语，腹痛微喘，目闭不开。平胃散加莱菔子、山楂、麦芽、神曲，或用沆瀣丹。方见初生门。

热胀，大便闭结，小便赤涩，浑身壮热，面赤燥烦。沆瀣丹，方出《幼幼集成》。

寒胀，面唇青，手足冷，气喘，腹胀。异功散加厚朴、杏仁、桂枝。

塌气丸亦效。胡椒一两，蝎尾去钩子，洗净焙干。胡椒略去皮，炒过，和蝎尾研末，面糊丸，极小。每服一二钱，陈皮汤下。

疮疥，淋洗涂擦，逼毒入内，以致肿胀。方用土茯苓、银花、藓皮、薄荷、荆芥、防风、苦杏、川朴、麦芽，屡效。唯疮不出者凶。

黄 疸

面黄，齿垢黄，爪甲黄，溺赤黄。

阳黄，身热烦渴，躁扰不宁，小便热痛，大便秘结，脉实有力。此症无汗者宜疏散，茵陈、麻黄汤二味等分，煎加酒少许。

腹满便秘，茵陈汤，茵陈、栀子、大黄、灯心。

无表里症，茵陈五苓汤。

此症黄色亮，身多热。

阴黄，喜静恶动，喜暗畏明，神倦语微，畏寒少食，四肢无力，或大便不实，小水如膏。宜四君子汤加煨姜，桂枝汤加茵陈、附子亦佳。

腹 痛

寒痛，面色或青或白，甚者面色暗淡，唇口爪甲皆青，或喜热下利。

轻者，桂枝汤加人参、香附。

重者，温脾散，炮姜、厚朴、东埔蔻、砂仁、麦芽、陈皮、良姜、炙草。

有吐泻者，保真丸，人参、白术、厚朴、陈皮、茯苓……[①]

---

① 以下原缺。

妇科讲义

吴景辉　编

王小红　校注

内容提要

厦门国医专门学校《妇科讲义》，吴景晖编。对妇科常见经带崩漏，妊娠产育进行分论，采撷各家医论，结合西医新说分析，附以效验方，并将医学杂志的文章作为妇科课外读物收录。

目　　录

妇科讲义

妇科讲义

吴景晖编

妇科总论

扶舆磅礴，万类孳生而堆人也。亿万斯年，生生不已。凡社会之繁荣，种族之兴盛，血统之嗣续，莫不由男女媾精中，以绵延于勿替，小之可以衍庆门楣，大之可转移国运。其关系如此重要，故孙真人著《千金翼》，独守妇科，意有在也。

夫妇人有病，与男子同，独经带崩漏，妊娠产育，与男子异。今试先言月信，健康女子，自春机发动期，以至五十岁，其月大率应期而至，少者三四日，多者五六七日，每月一回，间有三月一回者，俗名为四季经。此乃禀赋之偏，不得以常格论。当其来之初，血量甚少，后则渐次增加，两三日间则达于极度，过此则渐减少，而全然停止。此项月经与身体健康及妊娠作用有绝大之关系。

据西说，由女子卵巢内之细胞，按时成熟，产生卵珠，以显著其生殖之作用。故月经来时，即其生殖之卵珠，作成熟之报告也。行经时，女子体力消耗甚多，因其卵珠业已成熟，内起焮冲而充盛，卵巢及子宫之血，亦即化为有异臭之血液，与粘液而出外。是说也，仅据子宫体之分泌液以立言，而于经血之所从来，尚未能曲曲道出。孰若《内经》所云：女子二七而天癸至，任脉通，太冲脉盛，月事以时下，尤为确切不易乎。夫冲为血海，任主胞胎，冲、任脉二脉气盛，即卵珠焮冲充盛之成熟期也。而冲任之所以气盛，其原又本于心脾。经又云：饮食入胃，浊气归心，淫精于脉，游溢精气，上输于脾。倘肠胃俱病，则不化不运，心脾血衰，冲、任何所资以为月水？观此，而月事之原，由于心脾；月事之通，由于冲脉。大旨了然矣。

附：妇女经中摄生法

月经为妇女常事，本无所用其珍摄，但届期子宫部起暂时之变化，而身体各部之作用往往泛而略减。曾有人于经前后，及经中审验其体温、脉搏、血压、筋力、肺用量、吸气呼气之力，靡不稍稍减退。若不注意摄生，百病俱易侵袭，而为终身衰弱之原。

摄生之法：须清洁。世人于经期中每忌洗涤，此大谬也。经中虽不能如常时之无忌，然以微温水净拭外阴部，亦属无妨，但勿触及阴道，并宜避冷水及高温沐浴。若为世俗禁止洗涤，外阴部每发生炎症。此时益须安定精神，切勿荷重疾走，以及乘车、舞蹈、体操诸运动。房事尤宜严禁，最忌七情感动，致影响及于月事。食物须选滋养品，切忌油腻烤炙。亦须慎避风寒。经中感冒，最易患种种之子宫病。于此数端，不可不戒。

经水不调

方氏曰：妇人经病，有月候不调者、有月候不通者。然不调不通之中，有兼热兼寒之分，有赶前退后之别。不通之中，有血滞者、血枯者。或时当作痛，或经前经后作痛、经后为血虚也。治法当依《内经》二阳之病为主旨，归脾汤为调经第一方，热加山栀，寒加干姜，血滞加桃仁，血枯加生、熟地，痛加玄胡、香附，最稳最效。

《知新集》[①]曰：月经异常者，除月经过多、月经困难之外，尚有所谓月经闭止者。其原因颇多，或因生殖器有天然之缺陷，或由生殖器受外来之病证，或由肺痨、萎黄病等全身衰弱而起。而感动精神关系于月经者亦大，尝见有因惊恐、悲伤等事，致月经突然闭止者，其明征也。或谓少女及妇人往往有惧怀孕而闭经，此更有依一定之时患衄血、咯血或痔疮出血等，而以之代替月经。此则谓之代偿性出血，就中更分持久性与暂时性二种，由于子宫及卵巢之发育不全，则永久闭止。由于怀孕经闭，患消耗病虚寒体质病之肺痨、消渴、黄病、肥胖以及七情感动则暂时闭止。每当经期不见经血来潮，而顿痛、头重、眩晕、耳鸣、胸内苦闷、腰部作痛、消化不良，或患衄血，治法首须除其原因，其次营适宜之运动，移居空气洁静之所，进滋养之食物，且须整调大便，毋令秘结。生殖器之营养，或血行有不良者，当行脚浴、温坐浴等，或以微温盐水频频灌注阴内，或行特地治法，或用冷水摩擦全身，或常饮麦酒、葡萄酒等强壮剂，久之，庶有恢复之效。若因有娠，或经血郁滞子宫内而不通者，更须精细检诊之。月经闭止，又名月经不潮，则已届破瓜之年而经水

① 《知新集》：《庄氏中医知新集》，广东医家庄省躬撰写，成书于1949年。

尚缺如也。在室女患此，此非其子宫全不发育，即患畸形。又卵巢发育不全，不能营排卵之机能者，则子宫发育虽全，亦为月经不潮之因。患全身之萎黄病□□，其甚者，月经可停止数年，耗气过久，又足致之，其自鼻腔、胃肠于一定之期见衄血、吐血、便血者，则名之代偿性月经。别有所谓无月经者，其原因有先天与后天之别：如生殖器闭锁、子宫畸形、子宫绝不发育、卵巢发育不全等，皆先天之病；如萎黄病、贫血、痨瘵、慢性胃病、子宫实质炎等，皆后天之病。其证候为期至，无经而顿痛、眩晕、时时耳鸣、心胸苦闷、消化不良、腰部作痛，甚且衄血、咯血、吐血来代偿月经，俗所谓倒经是也。

治疗之法，养生为第一要义，宜用滋养之食物，着温暖之衣服，吸新鲜之空气，行适宜之运动，居高躁之房屋，通利二便，温摩下腹，当经温水坐浴。其本有萎黄、贫血、痨瘵、胃炎后天诸病者，则须兼服健胃强壮剂。

先期后期乍多乍少

王子亨云：经者，常候也。谓候其一身之阴阳愆伏，知其安危，故每月一至，太过不及，皆为不调。阳太过，则先期而至；阴不及，则后期而来。其有忽多乍少，断绝不行，崩漏不止，由阴阳盛衰所致。

薛立斋云：先期而至者，有因脾经血燥，宜加逍遥散；有因脾经郁火，宜归脾汤；有因肝经怒火，宜加味小柴胡汤；有因血分有热，宜加味四物汤；有因劳役火动，宜补中益气汤。后期而至者，有因脾经血虚，宜人参养荣汤；有因肝经血少，宜六味地黄丸；气虚血弱，宜八珍汤。凡血病，当用苦甘之药，以助阳气而生阴血。

附　方

清经散　治经水先期而至。

丹皮、地骨皮、白芍、熟地、青蒿、白茯苓、黄柏。上水煎服。

通经四物汤　治经水过期不行，乃血虚有寒。

当归、熟地、白芍药、香附、蓬术、苏木、木通、川芎、肉桂、甘草、红花、桃仁。上剂作一帖，空心煎服。

加减四物汤　治经水过多。

熟地、白芍、当归、川芎、白术、黑荆芥、山萸、续断、甘草。上水煎服，四剂，血归经。十剂后加入人参三钱，再服十剂。下月行经，适可而止矣。

加味逍遥散　治肝脾血虚有热。

柴胡、丹皮、山栀、甘草、当归、芍药、茯苓、白术。水煎服。

养血调经丸　瘦弱气虚者，宜常服。

生地、当归、益母草、川芎、阿胶、条芩、茅术、白术、赤芍药、丹皮、当参、黄柏，蜜丸梧子大。食远，米汤下二钱，加至三钱。

归脾汤　治经候不准、晡热内热。

人参、白术、黄芪、茯苓、龙眼肉、当归、远志、酸枣肉、木香、甘草。上姜、枣水煎服。

加味小柴胡汤　主治肝胆经风热。

柴胡、黄芩、人参、半夏、甘草、山栀、丹皮。上姜、枣水煎服。

治月经先期方，养血凉血。

归身、生地、黄芩、香附、黄连、白芍、阿胶、艾叶、川芎、甘草、黄柏、知母。上水煎服。

治经水过多不止方　滋阴固经。

黄芩、龟板、白芍、樗根白皮、黄柏、香附。

酒糊丸梧子大，白汤下六十丸，务须空心服。

补中益气汤　治元气虚损，或因克伐恶寒，发热倦怠，少食或不能消散生肌，或兼饮食劳倦，烦热作渴。

黄芪、人参、白术、炙草、当归、陈皮、柴胡、升麻。

上姜、枣水煎，空心午前服。

牡丹散　治月候不利，腹脐疼痛，不欲食。

牡丹皮、大黄、赤茯苓、桃仁、生地、当归、桂心、赤芍药、白术、石苇、木香，姜水煎服。

养荣汤　治妇人血海虚弱，心中恍惚，时多惊悸，或发虚热，经候不调。

白芍、川芎、熟地黄、姜黄、当归、川姜活、青皮、五加皮、牡丹皮、海桐皮、白芷。

上姜五片，乌梅一枚，水煎服。

红花当归散　治妇人经候不行，或积瘀血、腰腹疼痛，及室女月经不通。

红花、当归尾、紫葳、牛膝、甘草、苏木、赤芍、刘寄奴、桂心、白芷。

上为细末，空心，热酒调服。

通经丸　治妇、室女月候不通，或成血瘕。

桂心、青皮、大黄、干姜、川椒、炮川乌、蓬莪术、当归、桃仁（一方去川乌，加红花）。

上为末，先将药分成一半，与米醋熬成膏为丸。每服二十丸，用淡醋汤或温酒，亦得空心服。

当归丸　治腰腹痛、月水不通利。

当归、抚川芎、虻虫、乌头、丹参、干漆、人参、牡蛎、水蛭。

上为末，以白蜜为丸梧子大，每次三十丸，日服。

三合汤　治热结血闭。

生地黄、白乌药、川芎、当归、连翘、大黄、朴硝、薄荷、黄芩、栀子、甘草。

上剉作一贴，水煎服。

此方乃集四物汤、调胃承气汤、凉隔散三方为一方也。

延胡索汤　治妇人经闭、腹痛、经久者。

延胡索、当归、桂枝、干姜。水煎服。

八味煎　治血块虚塞，经水不行。

茯苓、当归、肉桂、牡丹皮、芍药、莪术、甘草、牛膝。上水煎服。

经来腹痛

妇人经水欲行，脐腹绞痛，由夙冷客于胞络冲任，则发阵痛阵止为血实。脐腹绞痛属血滞，临行时痛为气滞，经水已竣腹痛为血虚。又有经水将行，被风相搏、绕脐抽痛者，有历年血寒积结血，宜四物加桃仁、红花、莪术、延胡索、木香、香附。发热，加黄芩、柴胡。紫色成块者，热也，四物加黄连、柴胡之类。

戴复庵云：经事来而腹痛，经事不来而腹亦痛，二者之病皆血之不调也。欲调其血，先调其气，四物加茱萸、香附。痛甚者，延胡索汤、通用和气饮。

《知新集》曰：经来即痛，西名为月经困难，又称月经性疝痛，故俗有痛经之称。其痛有剧烈者，有轻微者，则嗳气、呕吐、偏期痛诸证。此因子宫颈管狭窄、子宫粘膜表层脱离、子宫前屈、子宫纤维瘤、子宫内外膜炎，及痛方偻麻质斯等症而来者为多。由于子宫颈管狭窄者，谓之器械性月经困难。由于子宫前屈或子宫颈肿疡者，谓之充血性月经困难。由于子宫外膜炎、卵巢炎者，谓之卵巢性月经困难。由于子宫内膜炎者，谓之内膜性月经困难。普通当经来之时，自觉骨盆胀满、荐骨掣痛、尿意频数，发作性之疼痛自腰及于腹部。其因子宫颈管狭窄者，经血流至颈管，防其外出子宫，遂发剧甚之拘挛，因而作痛殊烈。

治疗之法：第一，须探其原因而祛除之，其对症治疗最妙，莫如于下腹部施温罨法，行坐浴亦佳。此外则务安静，忌奋兴，向有便秘之癖者，宜投泻药。有假性之疼痛者，外涂十倍之依，比如阿儿软膏，颇效。镇痛药中之吗啡切不可妄用，必不得已时，只可鸦片酒或盐酸古加乙溲，经前、中投晞度拉斯企斯越儿斯颇佳。经前、经后以及经中生殖器发生疼痛者，谓之月经困难。前人分此症为四种：一曰炎症，二曰充血性，三曰神经性，四曰卵巢性。今则只分充血性与机械性二种。所谓机械性月经困难者，以及多量之血经郁积于狭小之子宫口，苟非子宫努力迫出，万难宣泄。子宫既努力逼出，遂发疼痛，此则疼痛性之子宫收缩也。其证候不一，有发痛之后，少顷经血即下而痛亦立止者；有经水来时作痛者，痛之部位，骨盆为甚。亦有放射而遂及于背者，痛之性质，或为钝痛，或为烦痛，有持久不散者，有间歇而来者，有轻重迭至者。利尿困难，亦每与月经困难并发者，实即疼痛性之尿意频数，至顽固便闭，又为常有之证候。

大温经汤　治冲任虚损、月候不调，或来多不已，或过期不行，或崩中去血过多，或经损娠，瘀血停留，小腹急痛，五心烦热，并皆治之。

吴茱萸、丹皮、白芍药、肉桂、人参、当归、芎䓖、阿胶、甘草、麦门冬、半夏。上姜水煎服。

柴胡调经汤　治经水色鲜不止，头项脊骨强痛，不思饮食。

柴胡、羌活、苍术、独活、藁本、升麻、干葛、当归、红花。上水煎服。

桃仁散，治妇人月水不调，或淋沥不断，断后复来，状如泻水。四体虚倦，不能饮食，腹中坚痛，不可行动。月水或前或后，或经月不来，多思酸物。

桃仁、半夏、当归、川芎、牛膝、桂心、人参、蒲黄、丹皮、泽兰叶、赤芍药、生地、粉草。上姜水煎服。

姜黄散，治血脏久冷，月水不调，脐腹刺痛。

姜黄、芍药、延胡索、丹皮、当归、蓬术、红花、桂心、川芎。上水酒煎服。

紫石英丸，治妇人月经乍多少，或前或后，时发疼痛。

紫石英（研细，水挥）、川乌、杜仲、禹余粮、远志、泽泻、桑寄生、桂心、龙骨、当归、苁蓉、石斛、干姜、五味子、甘草、牡蛎、川椒。

上为细末，炼蜜和丸如梧子大，每服二十丸，食前米汤送下。

伏龙肝散，治血气劳伤，冲任脉虚，经血非时注下，或如豆汁，或成血片，或五色相杂，脐腹冷痛，月经不止。

伏龙肝、麦门冬、赤石脂、熟地黄、艾叶、当归、川芎、肉桂、干姜、甘草。上枣、姜水煎服。

顺经汤　治经前腹痛吐血。

当归、大熟地、白芍、丹皮、茯苓、沙参、黑荆芥。上水煎服。

加味乌沉汤，治妇人经水欲来，脐腹疠痛。

乌药、缩砂、木香[①]、元胡索、香附、甘草。上姜水煎服。

热入血室

师曰：妇人中风，七八日续得寒热，发作有时，经水适断者，此为热入血室。其血必结，故使如疟状，发作有时，小柴胡汤主之。

《皇汉医学》注云：妇人中风者，妇人罹感冒也。续得七八日而寒热者，自罹感冒七八日而得寒热往来也。经水适断者，谓月经来潮以前并未停止，至得往来寒热时而偶然闭止，非谓因往来寒热而闭止，实因闭止而往来寒热也。热入血室云者，为感冒之热陷入于子宫之意。其血必结，谓闭止之经血凝结于生殖器及胃肠等之意。故如疟状之发作有时者，其义虽一如字面，而师所以特加此一句，为示因此而得之寒热，实因月经闭止凝结之故，且示其寒热如疟状之发作的往来寒热也。

治热入血室，乃用本方。虽一如师论，然此症照《瘟疫论》云：经水适断，血室空虚，邪乘虚入，经气不振，不能鼓散其邪，为难治。且不从血泄，邪气何由即解？与适来者有血虚、血实之分，以有血虚（贫血）、血实（多血）之别，故于本方非合用治贫血的驱瘀血药，或治多血的驱瘀血剂，则难完全达所期之目的。

据余经验，则治贫血当以本方加地黄，或于本方加当归芍药散，或当归芍药散加地黄。治多血，则用本方，或本方加石膏，合用桂枝茯苓丸，或桂枝茯苓丸加大黄。此鄙见系取舍许叔微、马印麟、刘完素、浅田宗伯四氏之所说，今故揭四氏之所论而批评之。

许叔微氏（著《本事方》）曰：小柴胡地黄汤，治妇人、室女伤寒发热，或发寒热，经水适来或适断，昼则明了，夜则谵语，如见鬼状。亦治产后恶露方来，忽尔断绝。余曰：此方治小柴胡汤证而有贫血证候之烦热，非特能治热入血室。

马印麟曰：经水适断者，瘟邪内搏，血结不散，邪无出路，昼则轻，夜则重，谵语发渴，此瘀血热结也。用小柴胡去半夏，加花粉、桃仁、红花为驱瘀，牡丹皮、生犀角（犀角与石膏均有用故）等味以破血逐邪。如腹满痛，大便实

---

① 木香：原作"木金"。

者，前方中酌加熟大地黄[①]，微利之。余曰：马氏用小柴胡汤，去半夏加花粉者，即柴胡去半夏加瓜蒌汤之意。此则一去一加，目的主在治渴。然据经验所得，本病之渴者，为石膏之渴，而非瓜蒌汤之渴。故宜小柴胡加石膏汤，而不当用柴胡去半夏加瓜蒌汤。又于小柴胡加桃仁、牡丹皮等，不外为驱瘀血之意。惟此实非正常之方法，不若于小柴胡汤合用桂枝茯苓丸为当耳。又大黄为不论腹满、腹痛及便秘之有无（但有参照此等病症之要），凡脉沉实（与小柴胡汤之脉症比较而言），与舌苔黄者，皆可加用之。

刘完素氏（著《保命集》）曰：治产后经水适断，不见异证，手足牵搐，蛟牙昏冒，宜增损柴胡汤。（余按：增损柴胡汤方，即小柴胡加石膏、知母、黄芪也）。余曰：于小柴胡汤加石膏、知母，为小柴胡汤与白虎汤合方之意，然不如用小柴胡汤加石膏之简捷。

浅田氏（《勿误药室方函口诀》）小柴胡汤加地黄条曰：此方者，许叔微治热入血室之剂，不拘经水适来适断、血热甚有效。凡治血热，有三等之别。头痛面赤、耳鸣齿痛者，宜小柴胡加石膏；血气刺痛，心下冲逆而呕吐者，宜小柴胡加红花；心烦热，日晡所发寒热者，宜小柴胡加鲜苄。

余曰：浅田氏之所以喋喋于小柴胡加红花者，是不知小柴胡汤与桂枝茯苓丸合方证所致也。

师曰：妇人中风，发热恶寒，经水适来，得之七八日，热除而脉迟，身凉，胸胁下满，如结胸状，谵语者，此为热入血室也。当刺期门，随其实而泻之。

《皇汉医学》注云：山田正珍氏曰"经水适来"四字，当在"得之七八日"之下。又原文"随其实而取之"，于成本方无己氏《玉函经》为"随其实而泻之"，二说均妥。今从而解之曰：妇人中风，发热恶寒，得之七八日，经水适来者，谓妇人罹感冒，后发热恶寒，及七八日之顷，偶然月经潮来之意，热除而脉迟身凉者，因表热内陷子宫，于是外表之热去身凉，而浮数之数变为迟脉之意也。而此迟脉即胸胁下满，如结胸状之应征。胸胁下满如结胸状者，由左肋骨弓下，沿用侧直腹筋至下腹部紧满挛急之意（谓其血必结者是也）。如结胸状者，其状态酷似结胸之治剂。大陷胸汤条所云：太阳病，重发汗而复下之，不大便五六日，舌上燥而渴，日晡所少有潮热，从心下至少腹硬满而痛不可近者，大陷胸汤主之。故如上云。又谵语者，以血热侵头脑故也。当刺期门，《甲乙经》云：期门者，肝幕也。在第二肋端傍，不容一寸五分，上有两乳。又据《德本遗稿》云：不容在鸠尾（胸骨剑状突起尖端之直下部）下一寸。点

---

① 熟大地黄：据下文，应为"熟大黄"。

墨而向胁一寸。由是观之，即通两侧乳期，而引一垂直线于胸骨剑状突起之尖端下一寸之部，亦引一水平线，此两线之交叉点是也。左右各一，可谓共在直腹筋内者也。当刺，为当刺络之意，即未当于左之期门施之。随其实而泻之者。期门为瘀血充实之所，于其充实之所，当令泻血之意是也。本条之病证有刺络效者，虽一如师论，然据之实验，此证就小柴胡汤与桂枝茯苓丸合方，小柴胡汤与桂枝茯苓丸加大黄合方，小柴胡加石膏汤与桂枝茯苓丸加大黄合方，选用其一而不用刺络，亦能奏效。此鄙见本之吴、钱二氏所论，今故揭二氏之说于上。

吴氏《瘟疫论》曰：妇人伤寒、时疫，与男子同，惟经水适来及崩漏、产后与男子异。夫经水之来，乃诸经血满，归注于血室，下泄为月水。一名血海，即冲、任脉也，为诸经之总。任经水适来，疫邪不入于胃，乘势入于血室，故夜发热谵语。至发热而不谵语者，亦为热入血室，因有轻重之分，不必拘于谵语。盖卫气昼行于阳，不与阴争，故昼则明了，夜行阴与邪相搏，故夜则发热谵语也。《经》曰：无犯胃气及上二焦，必自愈。胸膈并胃无邪，勿以谵语为胃实，而妄攻之，但热随血下，故自愈。若有如结胸状者，血因邪结也，当刺期门以通其结。《活人书》以小柴胡汤加生地、丹皮、赤芍治之，不若刺者之功捷。

余曰：言月经来潮之由来，及昼日明了，至夜而发热谵语之理，虽不克牵强附会，然余说皆是。惟谓小柴胡汤之奏效，不若刺期门之捷。此仅知单用一方，而不知前记合用法之过不可从。

钱乙[①]氏曰：小柴胡汤中，应如量加牛膝（为驱瘀血药）、桃仁、丹皮类之血药。其脉迟身凉者，或少加姜、桂，及酒制大黄少许，取效尤速，所谓随其实而泻之也。若应用补者，人参亦当去取，尤未可执方以为治也。

余曰：于小柴胡汤加牛膝、桃仁、牡丹皮之类，不若于柴胡汤合用桂枝茯苓丸之正当。脉迟身凉者，加姜桂，且用酒制大黄，又以小柴胡汤中之人参随意去取，均不可治。

师曰：妇人伤寒发热，经水适来，昼日明了，暮则谵语，如见鬼状，此为热入血室。无犯胃气及上二焦，必自愈。

《皇汉医学》注云：自妇人伤寒发热始，及此热入血室之意。谓妇人罹伤而发热时，偶然月经来潮，日中虽精神明了，然至日没时，谵语百态，如见鬼状，此为热陷子宫所致。若无犯胃气及上二焦必自愈者，犹如上说。

---

① 钱乙：此当为钱潢。本段出自钱潢的《伤寒溯源集》。

方氏曰：无者，禁止之辞。犯胃气者，言下也（下者，泻下之略）。必自愈者，言俟其经行血下，则热邪得以随血而俱出，犹之鼻衄红，故自愈也。盖警人勿妄攻，以致变乱之意。

山田正珍曰：若无犯胃气，则与谵语如见鬼状之承气证相似，故当辨之。（承气证，大承气证之略也）

准是以观，意则不施汗吐，又不以大承气误下，而一任其自然，则热毒伴经血而排出于体外，故必自愈。然此论要视月经通顺为前提，不然，当取前法治之。

师曰：阳明病，下血谵语者，此为热入血室。但期汗出者，刺期门，随其实而泻之，濈然汗出则愈。

《皇汉医学》注云：下血，为子宫出血之意，濈然为形容汗出之状。本条之病症，亦可以前之治法为则。

附　方

加味小柴胡汤　治妇人伤风，续得寒热，发作有时，经水适断。此为热入血室，其血必结，致如疟状。

柴胡、半夏、黄芩、生地、人参、甘草。上姜、枣水煎服。

干姜柴胡汤　治妇人伤寒，经脉方来，热入血室，寒热如疟，或狂言说鬼。

柴胡、桂枝、瓜蒌根、牡蛎、干姜、甘草。上水煎服。

血　崩

《素问》曰：阴虚阳搏谓之崩。

东垣曰：阴虚阳搏谓之崩。妇人脾胃虚损，致命门脉沉细而数疾，或沉弦而洪大有力，寸关脉亦然，皆由脾胃有亏，下陷于肾，与相火相合，湿热下迫，经漏不止，其色紫黑，如夏月腐肉之臭。中有白带者，脉必弦细，寒作于中。有赤带者，其脉洪数，症热明矣。必腰痛或脐下痛，临经欲行，而先发热寒往来，两肋急缩，兼脾胃症出现。或曰泛室闷热，心烦闷不得眠卧，心下急，宜大补脾胃而升降气血，可一服而愈。或先贵而后贱，或先富而后贫，病名脱营者，心气不足，其火大炽，旺于血脉之中。又致脾胃饮食失节，火乘其中，形质肌肉颇似不病者也，此心之病也。不形于脉，故脾胃饮食不调，其症显矣。而经水不时而下，或适来适断，暴下不止，治当先说恶死之言，劝谕令惧死而心不动，以大补气血之药补养脾胃，微加镇坠心火之药治其心，补阴泻阳，经自止矣。《痿论》云：悲哀太甚，则胞络绝。胞络绝，则阳气内动，发则心下崩，数溲血也。故《本病》曰：大经空虚，发则肌痹，传为脉痿，此之谓也。

戴原礼曰：血大至曰崩，或清或浊，或纯下紫血，势不可止，有崩甚腹痛，人多疑恶血不尽。又见血色紫黑，愈信为恶血，不敢上截。凡血之为患，欲出未出之际，停在腹中而成紫色，以紫血为不可留，又安知紫血之不为虚寒乎？瘀而腹痛，血行则痛止；崩而腹痛，血止则痛止。芎归加姜附止其血，而痛自止。

立斋曰：《经》云"阴虚阳搏谓之崩"。又云"阳络伤，血外溢；阴络伤，血内溢"。又云"脾统血，肝藏血"。其为患，因脾胃虚损，不能摄血归，或因肝经有热，血得热而下行；或因肝经有风，血得风而妄行；或因怒动肝火，血热而沸腾；或因脾经郁热，血伤而不归经；或因悲哀太过，胞络伤而下崩。治疗之法：脾胃虚弱者，六君子汤，加当归、川芎、柴胡；脾胃虚陷者，补中益气汤，加酒炒芍药、山栀；肝经血热者，四物汤，加柴胡、山栀、苍术；肝经风热者，加味逍遥散，或小柴胡汤，加山栀、芍药、丹皮。若怒动肝火，亦用前药。脾经郁火者，归脾汤加山栀、柴胡、丹皮；哀伤胞络者，四君子汤加柴胡、升麻、山栀。故东垣、丹溪诸先生云：凡下血证，须用四君子汤以收其功。有旨哉！若夫去血后，毋以脉证，当急用独参汤救之。若潮热、咳嗽、脉数，乃元气虚弱，假热之脉，尤当用人参温补。此等症侯，无不由脾胃先损，故脉洪大，察其有胃气能受补者，则可救。设用寒凉之药，复伤胃气，反不能摄血归源，是速其危也。

《知新集》曰：续续不下，久而不止，中医谓之崩漏，西医名曰子宫出血。其原因甚多，在产妇则多因胞衣不下，或子宫收缩不全。在寻常之妇人，则由于子宫产生筋肿、息肉、纤维肿、癌肿、腺肿等肿病，或子宫之实质内膜等发炎，皆足以诱发此病。其证候随各种病原而不同，故殊无一定，经过预后，亦并如之。

预防之法：当月经来时，务须静养安适，严避种种有害之事，毋受烦热，毋患感冒。平时因房事过度已患此者，则详求病原之所在而医治之。又须静养身体，慎选食物，一切饮料宜冷宜熟，下腹宜施冷罨法，阴内则注射白矾水，内服麦角等止血药。

补中益气汤　治气虚崩下。

炙芪、当归、熟地、党参、白术、茯神、炙草、升麻、柴胡、陈皮、蒲黄、香附，水煎服。

四君子汤　治气血俱虚。

人参、白术、茯苓、炙甘草，姜枣水煎服。

附子理中汤　治阳气大虚血崩诸证。

人参、白术、干姜、炙甘草、附子。

十全大补汤　治气血大虚。

人参、白术、炙甘草、炒芍药、川芎、当归、熟地黄、黄芪、肉桂、茯苓。

奇效四物汤　治有热久患血崩。

当归、芍药、熟地黄、艾叶、阿胶、黄芩。

芎劳汤　治带下漏血不止及风虚冷热劳损，冲任月经水调，崩中暴下，腰重里急，淋漓不断。久产后失血过多，虚羸腹痛，或妊娠胎动不安，下血连日，小便频数，肢体烦倦，头晕目暗，不欲饮食。

川芎、黄芪、白芍、熟地黄、吴茱萸、甘草、当归、干姜。

带　下

带下之症，因湿热而下浊液，故曰崩下。赤者属血分，由小肠来，湿热居多；白者属气分，由大肠来，湿痰居多。虽带有赤白，总属肾虚，其病与淋相似。然淋病多散而薄，必觉臭秽；带疾多滑而稠，无腥秽之气为辨耳。然湿热治宜栀子、芩、连、二妙散、丹皮、生地、归、芍；湿痰宜二陈加制南星、川芎、苡米、香附、瓦楞子、海石、蛤粉、苍术、白术、滑石。丹溪云：同是胃中湿热，积痰流下，渗入胞胎，务须禁绝厚味煎炒油腻。有气虚脱者，补中益气，温补兼升举之法；血虚者，四[①]物二妙加附、胶、贝母、香附。东垣治带下，专主乎寒，用干姜、良姜、木香、附子、延胡、桂心、乌药之类。蒙谓湿热与痰居多，属寒者少，依丹溪为是。然治病岂可稍存偏执之见，总在临症细按其脉，而详察之。

二陈汤　治赤白带，如苍术、黄柏主之，随症加减。

半夏、陈皮、茯苓、炙草，姜水煎。

妙香散　此王荆公方，为虚证之遗浊带下设法，于固涩之中仍以利水化痰补之。补而不滞，颇为灵动。

龙骨、益智仁、人参、茯苓、远志、茯神、朱砂、炙草，为末，每服数钱。

---

① 四：原作“田”。

东垣桂附汤　治白带腥秽多，悲不乐。此阴寒之证也。

黄柏、知母、桂心、附子，水煎服。

樗皮丸　治赤白带有湿热者。

芍药、良姜、黄柏、椿皮。

每为米粥糊丸，每服二十丸，空心米汤送下。

小胃丹　治湿痰渗下，以致白带连[黏]稠不已。

甘遂、芫花、大戟、黄柏、大黄。

粥丸，胃虚少食者忌用。

参黄芪汤　治久患带下，面黄瘦削，潮热无力，气血两虚者宜用。

当归、熟地黄、川芎、白芍、人参、茯苓、白术、甘草、鹿角、车前、地骨。

钱滑丸　治小便白浊或白带淋沥。

破故纸、青盐、茯苓、五味子。

茅根汤　治带下诸药不效。

茅根、丁香、肉桂，水煎，频蒸前阴最效。

茱萸浴汤　治下焦虚冷，脐腹疼痛，带下五色水，自崩漏，淋沥不断。

吴茱萸、杜仲、蛇床子、五味子、丁皮、木香、丁香。

剉如麻豆大，每用半两，以生绢袋盛水三大碗，煎数沸，乘热熏下部，通身淋浴，早晚二次薰洗。

内金鹿茸丸　治妇人劳伤，血脉胞络受寒，小便白浊，日夜无度，脐腹疼痛，腰膝无力。

鹿茸、黄芪、内金、苁蓉、五味子、远志、牡蛎、桑螵蛸、龙骨、附子。

为细末，炼蜜和丸如梧子大。每服五十丸，食前用温酒或米饮送下。

胎　前

《素问》曰："女子二七而天癸至，任脉通，太冲脉盛，月事以时下，故有子。""七七任脉虚，太冲脉衰少，天癸竭，地道不通，故形坏而无子也。"（《上古天真论》）

胎前之道，始于求子。求子之法，莫先调经。每见妇人之无子者，其经必或前或后，或多或少，或将行作痛，或行后作痛，或紫或黑，或淡或凝而不调。不调则血气乖争，不能成孕矣。详其不调之由，其或前或后及行后作痛者，虚也。其少而淡者，血虚也；多者，气虚也；其将行作痛及凝块不散者，滞也；紫血色者，滞而挟热。治法：血虚者，四物；气虚者，四物加参、芪；滞者，香附、缩砂、木香、槟榔、桃仁、前胡。滞久而沉痼者，吐之下之。脉症热者，四物加芩、连。脉症寒者，四物加桂、附及紫石英之类是也。直至积去滞行[1]则虚回，然后气血和平，能孕子也。治经不调只一味香附末，醋为丸服之，亦百发百中。

聚精之道：一曰寡欲，二曰节劳，三曰息怒，四曰戒酒，五曰慎味。今之谈养生者多言采阴补阳，久战不泄，此为大谬。肾为精之府，凡男女交接，必扰其肾，肾动则精血必随之而流。外虽不泄，精已离宫，虽能坚忍者，亦必有真精数点随阳之痿而溢出，此其验也。如火之有烟焰，岂有复反于薪者哉？是故贵寡欲。精成于血，不独房事之交损。吾之精，凡日用损血之事，皆为深戒。如目劳于视，则血以视耗；耳劳于听，则血以听耗；心劳于思，则血以思耗。吾随事而节之，则血得其养，而与日俱积矣！是故贵节劳。主闭藏者，肾也；司疏泄者，肝也。二藏皆有相火，而其系上属心。心，君火也，怒则伤肝，而相火妄动，动则疏泄者用事，而闭藏不得其职，虽不交合，亦暗流而潜耗矣。是故当息怒。人身之血各归其舍则常凝。酒能动血，饮酒则面赤、手足俱红，是扰其血而奔驰之也。血气已衰之人，数月无房事，精始厚而可用，然使一夜大醉，精随薄矣。是故宜戒酒。《内经》云：精不足者，补之以味。然浓郁之味不能生精，惟恬淡之味乃能补精耳。盖万物皆有真味，调和胜而真味衰矣。不论腥素，淡煮之得法，自有一段冲和恬淡之气，益人肠胃。《洪范》论味，而曰稼穑作甘。世间之物，惟五谷得味之正，但能淡食，谷味最能养精。又凡煮[2]粥饭，而中有厚汁，滚作一团者，此米之精液所聚也。食之最能生精，试之有效。

孟英曰：子不可以强求也。求子之心愈切，而得之愈难。天地无心而成化，乃不期然而然之事，非可以智力为者。惟有病而碍于孕育之人，始可以用药以治病。凡无病之人，切勿妄药以求子，弄巧反拙，岂徒无益而已耶？纵使有效，而药性皆偏，其子禀[3]之，非夭札即顽悖，余历验不爽。又曰：世有愚夫愚妇，一无所知，而敏于生育者，此方灵犀所谓此事，但宜有人欲，而不可有天理也。观于此，则一切求子之法，皆不足凭。况体气不齐，岂容概论？有终身不受孕者，有毕世仅一产者，有一产之后，逾十余年而再妊者，有按年而有妊者，有娩甫弥月而即孕者，有每孕必骈胎者，且有一产三胎或四胎者，

---

① 行：据《济阴纲目》补。

② 煮：原作“者”，据上下文义改。

③ 禀：原作“年”，据《沈氏女科辑要》改。

骈胎之胞有合有分。其产也，有接踵而下者，有逾日而下者，甚有逾一旬半月而下者。谚云：十个孩儿十样生。是以古人有宁医十男子，莫医一妇人之说。因妇人有胎产之千态万状，不可以常理测也。世之习妇科者，不可不究心焉！

西说曰：妊孕之原理，男子精虫与女子之卵种，乘交合之机会而互相凝合，停留子宫，由渐发育，谓之妊娠。考精虫生存于精液中，每尾长约一寸四百分之一，卵种形圆，每颗约一寸二百分之一。精虫随精液而入子宫也，自能摇尾前进，追寻卵种，一旦相遇，尾即脱落，与卵种凝合为一，化成圆球落子宫内，先分为二，继乃由二而四而八而十六，愈分愈多，遂成胚胎。精虫之数，无论多至若干，其与卵种相合者，不过一尾而已。精虫在女阴之内，约可生存二十六时，当房事后之第二时已逐渐死灭，第十二时死者过半，至第二十时存者甚少，至第二十六时虽有存者，仅一二尾矣。又考精虫与卵种会合之处，靡有一定，有在腹腔者，有在喇叭管者，有在卵巢者，而惟子宫为最普通。故精虫之入子宫，虽藉自动之力，而亦半恃子宫，若子宫吸收之力微弱，无勾摄精虫之能力，则必不妊娠。若吸收之力强盛，精虫又十分活泼，则无不成孕。凡求嗣情切者，应各鼓舞春情，使注射精液之力与吸收黏液之力两皆旺盛，此妊娠之原理也。

妊娠之时期，女子月经乍净，实妊娠自然之妙机，良以此时健全之卵种，新从卵巢输送而来，以待精虫之会合，而子宫内膜之上皮，又适于其时剥脱，新生上皮备拥护妊孕卵之用。故经后七日或十四日以内，皆妊娠生产之时期，而尤以七日内为妙。

恶　阻

恶阻，谓呕吐、恶心、头眩、恶食、择食是也。

《千金方》：凡妇人虚羸，血气不足，肾气又弱，或当风饮冷太过，心下有痰水者，若有胎而喜病阻。所谓若有胎者，其人月水尚来，颜色肌肤如常，但苦沉重愦闷，不欲饮食，又不知其患所在，脉理顺时平[①]和，则是若有娠也。如此经二月日后，便觉不通，则结胎也。阻病者，患心中愦愦，头重眼眩，四肢沉重懈惰，不欲执作，恶闻食气，欲啖盐酸果实，多卧少起。世谓恶食，其至三四月日以上，皆大剧吐逆，不能自胜举也。此由经血既闭，水渍于脏，脏

① 平：原作“病”。

气不宣通，故心烦愦闷，气逆而呕吐也。血脉不通，经络否涩，则四肢沉重。挟风则头目眩也，甚者或作寒热，恍惚不能自[①]持。第症有轻重耳，轻者不必服药，重者须以药疗之，使痰水消除，便能食也。既得食力，体强气壮，力足以养胎，母便健矣。盖半夏茯苓汤、茯苓丸，专治恶阻。然此二药比来少有服者，以半夏有动胎之性。盖胎初结，虑其易散，不可不谨也。

半夏茯苓汤　治妊娠恶阻，呕吐心烦，头目眩晕，恶闻食气，好食酸咸，多卧少起，百节烦疼，羸瘦有痰，胎孕不牢。

半夏、赤茯苓、熟地黄、橘红、旋覆花、人参、芍药、川芎、桔梗、甘草，姜七片，水煎服。

茯苓丸　治妊娠阻病，心中烦闷，吐痰眩晕，先服半夏茯苓汤两剂，后服此药。

赤茯苓、人参、桂心、干姜、半夏、桔皮、白术、葛根、甘草、枳壳。

上为细末，炼蜜丸，如桐子大。每服五十丸，米饮下，日三服。一方加麦冬，一方加五味子。

覆花半夏汤　治妊娠恶阻，吐逆酸水，恶闻食气，多卧少起。

覆花、川芎、细辛、人参、甘草、当归、半夏、赤茯苓、干姜、陈皮。

上作一服，姜五片，水煎服。

白术散　治恶阻吐清水，甚者害十余日，水浆不入。

白术、人参、丁香、半夏。

上为细末，姜五片，水煎服。

安胎饮　治怀胎三四月至九月日，呕吐痰水，心中愦闷，头重目眩，恶闻食气。或胎动不安，腰腹疼痛，或时下血，及妊娠一切疾病皆治之。

甘草、茯苓、当归、熟地黄、川芎、白术、黄芪、白芍、半夏、阿胶、地榆。

上㕮咀，每服三钱，生姜四片，水煎温服。

佛手散　治妊娠因事筑磕，胎动不安，或子死腹中，恶露不下，疼痛不已，用此探之。若不损，则痛止，子母俱安；若胎损，立便坠下。

当归、川芎

上水煎酒冲服。若跌仆伤重，加木香、益母草。

---

① 自：原作“支”。

子 烦

《大全》云：妊娠若烦闷者，以四月受少阴君火气以养精，六月受少阳相火气以养气。若母心惊胆寒，多有烦闷，名曰子烦。

薛氏曰：心惊胆怯，烦心不安，名子烦。若因内热用竹叶汤，气滞用紫苏饮，痰滞用二陈加白术、黄芩、枳壳，气郁用桃气饮加川芎，胃虚弱用六君紫苏、山栀。血虚佐以四物，气虚佐以四君。

竹叶汤　白茯苓、麦门冬、防风、黄芩，加竹叶十片，水煎服。

紫苏饮　紫苏、腹皮、人参、川芎、橘皮、白芍、当归、甘草

水一盏，生姜四片，葱白，煎去渣服。

桃气饮　陈皮、藿香、枳壳、香附、乌药、厚朴、泽泻、木香，水煎服。

葛根散　治妇人妊娠，数月胸膈烦躁，唇口干渴，身热少食。

葛根、黄芩、人参、葳蕤、黄芪、甘草，加竹茹，水煎服。

人参黄芪散　治妊娠身热烦躁，口干食少。

人参、黄芪、葛根、麦冬、赤茯苓、秦艽、知母，上姜水、竹叶煎服。

麦门冬散　治妊娠心烦愦闷，虚燥吐逆，恶闻食气，头眩，四肢沉重，百节疼痛，多卧少起。

麦门冬、黄芩、赤茯苓、茯神、赤芍、陈皮、人参、苦梗、寄生、甘草、覆花、生地黄，上末，姜水煎服。

风 痉(子痫)

《大全》云：妊娠体虚受风而伤太阳之经络，后复遇风寒之相搏，发则口噤背强，名之曰痉。其候冒闷不识人，须臾自醒，良久复作，谓之风痉。一名子痫，又名子冒，甚则反张。

薛氏曰：前证若心肝风热，用钩藤汤。肝脾血虚，加味逍遥散。肝脾郁怒，加味归脾汤。气逆痰滞，紫苏饮。肝火风热，钩藤散。脾郁痰滞，二陈加姜汁、竹沥。王氏曰：子痫，风也，风则平之。因受风寒，头项强直，筋脉挛急，语言蹇涩，痰涎壅盛，昏晕不识人，时醒时作。重加羚羊角散，轻者川芎羌[①]活饮加陈皮、茯苓、黄芩、甘草。不省人事者，单荆芥散。

---

① 羌：原作“姜”。

钩藤散

钩藤、当归、人参、茯神、桔梗、桑寄生，水煎服。

加味逍遥散

柴胡、甘草、茯苓、白术、当归、白芍、丹皮、黑山栀、薄荷，水煎服。

加味归脾汤

人参、黄芪、白术、茯苓、枣仁、远志、当归、柴胡、山栀、枳壳、木香、甘草、龙眼肉，水煎服。

羚羊角散

羚羊角、独活、当归、川芎、茯神、防风、甘草、钩藤、人参、寄生，合姜、枣煎服。

胎水肿满

《产宝论》曰：妊娠肿满，由脏气本弱，因妊重虚，土不克水，血散于四肢，遂致腹胀、手足面目皆浮肿、小便闭涩。陈无择云：凡妇人宿有风寒冷湿，妊娠喜脚肿，俗呼为皱脚。亦有通身肿满，心腹急胀，名曰胎水。

论曰：凡妊娠之人，无使气极。若心静气和则胎气安稳，若中风寒邪气及有所触犯，则随邪而生病也。凡妊娠，经血壅闭以养胎，若忽然虚肿，乃胎中挟水，水血相搏，脾胃恶湿，身之肌肉湿溃，气弱则肌肉虚，水气流溢，故令身肿满也。然其由有自，或因泄泻下利，脏腑虚滑，耗损脾胃。或因寒热疟疾，烦渴引饮太过，湿积脾胃，皆能使头面或手足浮肿也。然水积于胞，儿未成形，则胎多损坏。及临产日，脚微肿者，乃胞脏水少血多，水出于外，故现微肿，则易生也。宿有寒气，因寒冷所触，故令腹胀满肿也。

《产乳集论》曰：妊娠自三月成胎之后，两足自脚面渐肿腿膝以来，步行艰辛，以至喘闷，饮食不美，似水气状。至于脚趾间有黄水者，谓之子气，直至分娩方消。此由妇人素有风气，或冲任经有血风，未可妄投汤药。亦恐大病甚者，虑将产之际费力，有不测之忧，故不可不治于未产之前也。古方论中少有言者，元丰中，淮南陈景初，名医也，独有论治此证，方名初谓之香附散，李伯时名曰天仙藤散也。

薛氏曰：若前症胸满腹胀，小便不通，遍身浮肿，用鲤鱼汤。脾胃虚弱，佐以四君子。若面目虚浮，肢体如水气，用《全生》白术散，如未应，用六君子汤。脾虚湿热，下部作肿，用补中益气汤加茯苓。若饮食失节，呕吐泄泻，用六君子汤。若腿足发肿，喘闷不安，或指缝出血，用天仙藤散。脾胃虚弱，兼四君子汤。如未应,用补中益气汤。若脾肺气滞,用加味归脾汤,佐以加味逍遥散。

天仙藤散　天仙藤、香附子、陈皮、甘草、乌药、木香

上剉,每服三钱,加生姜三片,木瓜三片,紫苏五叶。水煎,日三服,肿消止药。

白术散　治妊娠面目虚浮如水肿状。

白术、生姜皮、大腹皮、茯苓皮、陈皮

上剉,每服二钱,米饮调下。

肾着汤　治妊娠腰脚肿。

茯苓、白术、干姜、甘草、杏仁,上水煎服。

千金鲤鱼汤　治妊娠腹大,胎间有水气。

当归、白芍、茯苓、白术、橘皮红

以鲤鱼一尾去鳞、肠,作一服。白水煮熟,去鱼用汁一盏半,入生姜三片,煎一盏,空心服,胎水即下。如腹闷未尽,除去,再合一服。

陈良甫曰:胎孕至五六个月,腹大异常,此由胞中蓄水,名曰胎水。不早治,恐胎死,或生子手足软短,宜千金鲤鱼汤。盖鲤鱼归肾,又是活动之药,臣以苓、术、姜、橘直达胞中去水。又恐水去胞虚,以归、芍使胎得养,真神方也。

胎动不安

《大全》曰:妊娠胎动不安者,由冲任经虚,受胎不实也。亦有饮酒房室过度损动不安者,有误击触而胎动者,有喜怒气宇不舒,伤于心肝、触动血脉者,有信医宜暖补反为药所害者。有因母病而胎动者,但治母病其胎自安。有胎不坚固,动及母疾,但当安胎,其母自愈。当母形色之察,若面赤舌青,儿死母活;面青舌赤,口中沫出,母死子活。若唇青,两边沫出者,子母俱死。

安胎散　妊娠常服,安胎。

白术、当归、黄芩、甘草

水煎服。如腹胀,加神曲、麦芽。气虚泄泻,加人参、陈皮。潮湿,加柴胡。上逆,加枳壳。

钩藤汤　治妊娠八九月,胎动腹痛,面青冷汗气欲绝者。此由劳动用力,以伤胎宫,宜急治之。

钩藤、当归、茯神、人参、桔梗、寄生

水煎服。烦热，加石膏。

十圣散　治因母疾病，气衰血少，不能护养其胎，以致不安者。

人参、黄芪、白术、地黄、砂仁、炙甘草、当归、川芎、芍药、续断，水煎服。

小胶艾汤　治伤损动胎，下血腹痛。

阿胶(炒成珠)、艾叶

上剂水煎服。一方加秦艽。

胶艾芎归汤　治妊娠二三月，上至八九月，顿仆跌，胎动不安，腰腹疼痛欲死，已有所下。

阿胶、川芎、当归、地黄、艾叶。

一方有甘草，无地黄。上水煎服。

黄芩汤　治妇人胎孕不安。

黄芩、当归、白术，水煎服。

立效散　治妇人胎动不安，腹内绞痛，如冷如水。

川芎、当归，上为末，水煎，食前服。

胎动方　《救急》疗胎动去血，腰腹痛。

阿胶、川芎、当归、青竹茹

上以水十盏，内银一斤，煮至五盏，去银，入上药三味。煮至二盏半，去渣，入胶再煎，胶熔，分温，空心自早至暮尽，未效百作。

黄芪汤　治胎动不安，腹痛，下黄汁。

糯米、黄芪、川芎

上细剂，水煎服。

秦艽汤　治胎动不安。

秦艽、阿胶、艾叶

上等分为粗末，水煎服。

胎　漏

《脉经》云：妇人经月下，但为微少，师脉之，反言有躯[1]。其后审然，其脉何类，何以别之？师曰：寸口脉阴阳俱平，营卫调和，按之则滑，浮之则轻，阳明、少阴各如经法，身反洒淅，不欲饮食，颠痛心乱，呕秽欲吐，呼则微数，吸则不惊，阳多气溢，阴滑气盛，当作血盛。滑则多实，六经养成，所以同见。

---

① 躯：原作"驱"，据《脉经》改。

阴见阳精，汁凝胞散。散者损堕，设复阳盛，双妊二胎，令阳不足，故令激经也。

大抵云：妊娠经来不多，而饮食精神如故，六脉和缓，滑大无病者，血盛有余也。儿大能饮，自不来也。

《大全》云：夫妊娠漏胎者，谓妊娠数月而经水时下也。此由冲任脉虚，不能约制手太阳、少阴之经血故也。冲任之脉，为经络之海，起于胞内，手太阳小肠脉也，手少阴心脉也。是二经为表里，上为乳汁，下为月水。有妊之人经水所以断者，壅之以养胎，而蓄之为乳汁。冲任气虚，则胞内泄漏，不能制其经血，故月水时下，亦名胞阻漏血，血尽则人毙矣。又有因劳役，喜怒哀乐，不节饮食，盛冷触冒为寒，遂致胎动。若母有宿疾，子藏为风冷所乘，气血失度，使胎不安，故令下血也。

薛氏曰：胎漏黄汁下，或如豆汁。若因肝脾湿热，用升阳除湿汤。血崩，肝脾风热，用加味逍遥散。肝脾郁怒，用加味归脾汤。脾胃气虚，用钱氏白术散。若脾气下陷，用补中益气汤。肝经风热，用防风黄芩丸。风入肠胃，用胃气汤。

安胎饮　胎病、漏血、腹痛。

当归、川芎、阿胶、人参、大枣

上者以水酒各半煎服。五日一剂，频服三四剂无妨。

如圣散　治胎动腹痛或为漏胎。

鲤鱼皮、当归、熟地、白芍、阿胶、川芎、续断、炙甘草。

上㕮咀，苎根少许，姜五片，同煎服。

桑寄生散　治胎漏，经月妄行，淋沥不已。

桑寄生、当归、川芎、续断、阿胶、香附子、茯神、白术、人参、炙甘草。

上姜五片，水煎服。

咳　嗽

《大全》云：夫肺内主气，外司皮毛，皮毛不密，寒邪乘之则咳嗽。秋则肺受之，冬则肾受之，春则肝受之，夏则心受之。其嗽不已，则传于腑。妊娠咳久不已，则伤胎也。

薛氏曰：前证若秋间风邪伤肺，用金沸草散。夏间火邪克金，用人参平肺散。冬间寒邪伤肺，用人参败毒散。春间风邪伤肺，用参苏饮。若脾肺气虚，用六君、芎、归、桔梗。若血虚，四物加桑白皮、杏仁、桔梗。肾火上炎，用六味丸加五味子煎服。脾胃气虚，风寒所伤，用补中益气加桑白、杏仁、桔梗。盖肺属辛金，生于已土，嗽久不愈者，多因脾土虚而不能生肺气，以致腠理不密，外邪复盛。或因肺气虚，不能生水，以致阴火上炎所致。治法当清肺金、生肾水为善。

人参平肺散　治心火刑肺，传为肺痿，咳嗽、喘呕、痰涎壅盛、寒热盗汗。

双白、知母、人参、地骨皮、甘草、天门冬、赤茯苓、陈皮、青皮、五味子。

上剉，姜水煎服。

人参败毒散　治咳嗽等症。

人参、羌活、独活、柴胡、前胡、川芎、桔梗、枳壳、赤苓、甘草。

一方有陈皮。研末，加姜，水煎服。

参苏饮　治感冒，风寒头痛，发热憎寒，惊风烦闷，脘闷呕恶，热作搐，咳嗽气逆，涕唾稠粘，脉弱无汗，产后感冒咳嗽。

人参、紫苏梗叶、干葛、前胡、半夏、赤苓、枳壳、陈皮、桔梗、甘草

上姜、枣水煎服。

六味丸　滋水制火，凡一切吐血、下血、咳嗽、不眠、骨蒸、遗精、淋浊属阴虚者，无不统治之。

熟地、山茱、淮山药、丹皮、茯苓、泽泻

为末蜜丸，如梧子大，每服三钱。

金沸草散

金沸草、麻黄、前胡、荆芥、甘草、半夏、赤芍

研末，加姜、枣，水煎服。

带　下

经言带下，带下之因，原于湿热。何以名带？因带脉不能约束而有此病，故以名之。盖带脉通于任督，任督病，斯带脉亦病。其为状流出白物，如涕如唾，不能禁止，甚则臭秽。又甚则子宫疼痛，尿意频数，内似糜烂，并两肢亦生湿疹而发痒。粘液愈多，全身愈倦怠，食欲愈不振，便秘频甚，最后则孕育无望，致有全身衰弱等症。

又次言崩漏，崩漏本属一症。经此谓之漏下，重者谓之崩中。伤谓漏下，犹时血行淋沥不已是也。何谓崩中，忽然暴下，状如山崩是也。此等症西说谓由子宫发生筋肿、息肉、纤维肿、癌肿、腺肿等病。此节振崩时之形质以立论，究其原因，不外血虚与血热二症。盖血虚则滞，血热则流，滞涸癌

肿，流则破裂而肿，自[①]不待言。

又次言妊娠妊一事，乃人类生生不已之袂机，昆虫草木莫不皆然。此乃大造阴阳之神妙。学西医者不明此理，动讥阴阳为虚泛，仅以卵巢精虫为生人之始，则惑之甚也。夫卵巢精血，即父母阴阳二气所存，假令精血之中不得父之阳气，母之阴气，则亦败精瘀血而已，何能生人？《易》曰：男女媾精，万物皆生。是男女，即阴阳也。《经》曰：生之来谓之精，两精相搏谓之神。所谓两精者，非谓父之精为精液，母之精为血液也。此中有天癸水在。张景岳《类经》云：万物初生，其来皆水果核未实，犹水也；卵胎未成，犹水也。凡人之生以及草木昆虫，莫不皆然。是不啻将细胞情形显然揭出，西人之细胞之本形如球，内含液体，为生物体至要物资，以此证张氏之说，固不谋而合矣。

产育者，瓜熟蒂落之状况，方书谓之分娩。大要可分为三期：第一期为开口期，其阵痛之发作，又间歇，皆甚整调。收缩及疼痛，亦比试痛于阵痛大强，此名开口期阵痛。此际胞胎渐渐紧张，直向阴门下行，以开大产道为必要。届此期，胞胎破裂，则阵痛发作渐减退，然未几即再加其数，且甚剧烈，遂使子出。

经　水

《素问》云：女子七岁，肾气盛，齿更发长。二七而天癸至，任脉通，太冲脉盛，月事以时下。

沈曰：天癸是女精，由任脉而来。月事是经血，由太冲而来。经言二七而天癸至，缘任脉通，斯时太冲脉盛，月事亦以时下。一顺言之，一逆言之耳。故月事不来、不调及崩是血病，咎在冲脉，冲脉隶阳明。带下是精病，咎在任脉，任脉隶少阴。盖身前中央一条是任脉，背后脊里一条是督脉，皆起于前后两阴之交会阴穴。《难经》明晰，《灵》《素》传误，带脉起于季胁，似束带状。人精藏于肾，肾系于腰背，精欲下泄，必由带脉而前，然后从任脉而下。故《经》言任脉为病，女子带下。

王孟英曰：俞东扶云《经》言男子二八而肾气盛，天癸至，精气溢泻。若天癸即月水，丈夫有之乎？盖男女皆有精，《易》谓男女构精可据。然指天癸为精亦不妥。天癸为精，不当又云精气溢泻矣。后肾讲受孕之道，有阳精阴

---

① 自：原作“犬”。

血，先至后冲等说亦谬！夫男女交接，曾见女人有血出耶？交接出血是病，岂能裹精及为精所裹哉？大约两情酣畅，百脉齐到，天癸与男女之精偕至，斯入任脉而成胎耳。男胎女胎则由夫妇之天癸有强弱盈虚之不同也。

吾友徐亚枝曰：如沈氏说一若天癸即精者，如俞氏说一若血与精之外别有一物，所谓天癸者。窃谓天癸者，指肾水本体而言。癸者，水也。肾为水脏，天一生水，故谓肾水为天癸，至谓至极也，犹言足也。女子二七，男子二八，肾气始盛而肾水乃足。盖人生五脏，惟肾生最先，肾气之充足最迟，而衰独早。故孩提能悲、能喜、能怒、能思，而绝无欲念。其有情窦早开者，亦在肾气将盛、天癸将至之年。可见肾气未盛，癸水未足，则不生欲念也。迨肾气衰、癸水绝，则欲念自泯矣。解此段经文者，当云女子必二七而肾水之本体充足，任脉乃通，太冲之脉始盛，月事因而时下矣。夫前阴二窍，溺之由水窍者无论矣。其由精窍者，皆原于天癸者也。月水虽从冲脉下，谓为天癸之能可也。带下乃任脉之失其担任，谓为天癸之病可也。然则称月水为天癸，亦无不可。前贤解此，皆重读上二字，而略下一字，惟将“至”字当作“来”字看，遂致议论纷纷耳！

张寿颐曰：吾国医学之十二经络及奇经八脉，原是西学解剖家所无。治新学者，恒诮旧籍为凿空。然以人身各部分之病状而言，某处是某经所过，若发现某症，即是某脏某腑之虚实寒热为病，则固确然可信。投药得当而效如影响，证据章章，不可诬也！盖经脉之循行，即西学之所谓血管，而血管之周流，莫不与脏腑息息相通，则某脏某腑自必各有一定血管循行之道路。吾国医学发源最早，古之神圣倡此学说，自必神而明之，洞瞩其互相感应之理，固不系乎血管之实在形迹。若必刻舟求剑，剖而视之，以验其形相如何，吾知古之人必无以异于今之人，手足肌肉之间，必无此十二条直行血管可寻，是亦今之所敢断言者，此中自有神化功用。彼专以解剖为实验，虽曰器具精良，物理细密，窃恐尚不足以语此。而犹以耳目器械之推测，嚣嚣然笑吾旧学之荒诞，殆无异于夏虫之语冰！惟奇经八脉诸条，则《甲乙经》《经脉》篇之所未详，虽《内》《难》中时一见之，不可谓非上古发明之旧。无如一麟一爪，语焉不详，已觉难于征实，即以经脉二字言之。既同是血管，而古今人之言督脉者，辄以脊骨之髓当之，则独具此显然之形，与十二经及其他之奇经不类，岂非生理学中之绝大疑窦？且督任之经最直，何以前后之形又大相歧异？若此，又十二经脉皆有动脉可按，而督任亦有俞穴则皆不动？且跷、维、冲、带则所过之穴，即交会于其他诸经，又如茑萝附松，不能自成一队者。疑是疑非，果何从而证实之？

徐亚枝谓天癸是肾水本体，最合真理。所以经文明言男子亦是天癸，又谓肾生最先，肾足最迟，肾衰最早，从孩提成年及老惫之实境征之，洵是确凿不移。而从来未经道破之语，须知癸水是肾藏真阴，不能如女子之月事时下，亦不能即以阳施阴受者当之。

尧封谓天癸由任脉而来，月事由太冲而来，又谓冲隶阳明，任隶少阴，精欲下泄，由带脉而前，然后从任脉而下云云。看似头头是道，言之有物，其实全由想象得来，随意指挥，惟吾所命。假使脏腑能语，吾知其必曰否、否！不然，岂不知督、任、冲、带既是经脉，从未闻任脉与阴窍相通，而可谓女子月事、男子施精竟由太冲、带、任诸脉而下，那不令人骇绝！试以西学生理求之，此身结构，自有隧道，方悟吾国女科书中，谈及怀妊情状，备极千奇万怪，喷饭者不一而足。正不独阳精阴血，先至后冲，彼包此裹，几条之可哂！东扶谓入任脉而成胎，亦与尧封之言精泄出于任脉，同一奇悟。要之，任称为脉，亦是血管之一枝，安有精可泄而胎可受？请细读西学生殖一门，然后知吾国医界名贤，固终其身，未由悟到也。

和月要言

孟经国曰：天地生生之理，不过阴阳二气。合则生之理全，分则人之质完。故男秉阳，女秉阴。男肖日，女肖月。男子生气，一日一动；女子生气，一月一周。半夜子时，男子生机所发；月经行日，女子生意所萌。能于此生生之时加意保护，不特此时可以却病延年，将见他年生生不已之机，胥赖乎此，安可不预为调养乎？惟是世间女子，本较男子安逸，若富贵之家、闺阁中人，锦衣美食，重楼邃室，固无饥寒风露之虞，亦免筋力苦劳之事，比之乡村女子，逸乐万倍，宜若无损于身矣。奈何痨瘵偏多，疾病恒有，其何故哉？盖缘受病甚微，起于所忽而不自知也。夫女子年当十四，天癸已至，月事时下，正在生意勃然。凡后此之以生以育，莫不由此。第其将行之际，新者未生，旧者欲去，必有一种烦躁之态，异于平时。为之母者，必当告知，行经之先，一切起居，加意调摄，劳碌气恼，俱不宜犯。其最要者，断勿饮食生冷之物，并以冷水洗濯手足，坐卧凉湿之区。盖寒冷乃肃杀之气，最害生意。当此行经之时，百体、四肢、毛孔俱开，旧血故能入于冲脉而下。若脾胃、手足，一受寒气，欲下之血，停留不行，始则不过毫厘之聚，逐日血行周身，行至停滞之处，阻而不行，从此日积月多，于是瘀血、痨、症瘕、痞块、膈噎及行经疼痛、短缩等症，所由起矣。至于净后一二日内，百骸四肢，俱生新血，因其先受冷气，竟将生机郁遏。无论何处受冷，即何处不能生发，于是血枯、痨症、黄瘦无力、心脾胀闷、月经过期、白带诸症又成矣。此女子、妇人得病之原委也。但念当时感受甚微，全然未觉，幸延精细良医治之，庶几望愈可速。倘遇粗疏术士，迁延成病，悔将焉及。既不细切脉理，又未根问病由，混开一方，冒昧施治，何怪服之无效哉，何怪病之益深哉！况每见富贵家妇女，素习骄恣，复以暗病，尤多掩饰，甜瓜冷果，喜其适口，禁戒未著。所以胃气内寒，见寒便畏，岂知一时之爽利有限，日久之疾病难除，以致脏腑受敌，生育为难。种种受害，良堪惋惜！今将得病来由，详细指出，伏愿天下女子、妇人能于行经以前，戒生戒冷，并戒气恼，犹如产后调摄一般，每月不过五六日，便可终身无病，生气盎然。即偶染微病，服药亦易奏效。故凡去积行瘀，须于经行之时，趁势下之。补养调理，须于经净一日，乘机助之，事半功倍。此中实俱至妙元机焉。

又妇人尺脉当盛，而右手脉大，皆其常也。若右尺脉微涩圆浮，或右寸脉拘急，或尺脉滑而断绝不匀，皆经闭不调之候。又妇人尺脉微迟而居经，月事三月一下。若尺脉微弱而涩，小腹冷，恶寒，年少得之为无子，年大得之为绝产。

在生殖器成熟期间，子宫部出血，名曰月经。此期间全身脂肪著明蓄积，乳房隆起，骨盆增大，身体面貌俱臻丰满，外阴部及腋窝发生疏毛，声调变化，对于男子，生恋爱羞耻之念，举止一变。当是时，虽然见第一次之月经，月经大约四周反复一次，自初潮至闭经期，除妊娠及授乳期间外，按期反复，有一定规则，是谓常态。

月经之初潮

月经初潮之年龄，在我国普通为十五岁至十六七岁，大概风土气候愈温暖者愈早。世界人类不同，其初潮期亦有异，生长于花柳社会之妇女，经亦早潮。此外如健康状态良好者，每较迟于虚弱者。

月经之型

月经之周期，长短整否，由血之多少而定，其持续数日，普通自一日至八日，总之在三四五日为最多。月经之周期，大多数为四周一次，期间为二十八日，但亦因人略异，有二十七日一回者，有三十日一回者。循环往复，按期而作，是谓正调。其有周期不定，或早或迟，均谓之月经不调。

月经之性状

月经血与普通出血之血液不同，多呈暗赤色，时有近于褐色或黑色者，在生理上绝少鲜红色。近经显微镜检查，较普通血液富于白血球，兼混有子宫及阴道黏膜之上皮细胞，及少量之公微体等。

月经之摄生

月经期间虽无烦特别处置，但易致经痛及诱起诸种疾病，故月经中非谨守卫生，以图保全健康不可。

一须清洁外阴部，缘经血附着于外阴部股间，驯致腐败。则该处易于炎肿，故每日须一二次以微温水清洗外阴部。

一宜安静精神及身体，微论体操、乘车等因所不宜，即长时间之视剧、睡眠不足、精神过劳等，均须避之。

月事不调

《素问》：天地温和，则经水安静；天寒地冻，则经水凝泣；天暑地热，则经水沸溢；卒风暴起，则经水波涌而陇起。

张寿颐曰：泣，读为涩。《素问》此节本以脉象而言，人之脉道，人在气交之中，脉道流行，本与天地之气默相感应，故天地之气和调，则脉亦应之而安静，寒则涩滞，热则沸腾，皆理之所必然者。而猝然风起云涌，斯脉亦为之汹涌泛溢。此言脉随气化为变迁，则疾病作而脉状应之，亦事之所必至，而理之所宜然者。然此节经水并不指妇女月事，经文彰彰可据。尧封竟以经水二字辑入月事条中，颇似误会。惟月事为病，其理本亦如是，断章取义，固无不可耳！

璜按：经血为水谷之精气，和调于五脏，洒陈于六腑，生化于脾，总统于心，藏受于肝，宣化于肺，润养于肾，以灌溉一身。在男子则化而为精，妇人则上为乳汁，下归血海而为经脉。但使精血无损，情志调和，饮食得宜，则阳生阴长，百脉充实，又何不调之有？苟不知慎，则七情之伤为甚，而劳倦次之，其或情欲不谨，强弱相凌，以致冲任不守者，亦复不少。此外则外感内伤，或医药谬误，伤及营气，无不有以致之。故调经之法，或补心脾，或养营阴，皆为妇科切当不易之要图。读陈修园《女科要旨》及《王氏医案》，自能明了，兹不赘。

方约之曰：妇人不得自专，每多忿怒，气结则血亦枯。

孟英曰：此至言也！气为血帅，故调经必先理气。然理气不可徒以香燥也，郁怒为情志之火，频服香燥则营阴愈耗矣！

张寿颐曰：妇女见闻不广，故性多方卞急。其始也，以心褊而生郁怒。迨其继，则愈郁愈怒，而性愈偏。此非药饵所能疗者，岂独不得自专者为然，恒有得自专，而更以长其偏心者。总之，我国妇女多不学，所识者小，斯为气结之真源耳。

孟英谓调经必先理气，洵是名言。然理气之方，亦必不能屏除香燥，高鼓峰之滋水清肝饮、魏柳州之一贯煎，皆为情志之火而设。亦当参加气药，并辔而驰，始有捷效。否则，滋腻适以增壅，利未见而害随之。惟不可止以香燥，为兔园册子[①]耳！

赵养葵曰：经水不及期而来者，有火也，宜六味丸滋水。如不及期而来多者，加白芍、柴胡、海螵蛸；如半月或十日而来，且绵延不止者，属气虚，宜补中汤；如过期而来者，火衰也，六味加艾叶；如脉迟而色淡者，加桂。此其大略也。其间有不及期而无火者，有过期而有火者，不可拘于一定，当察脉视禀，滋水为主，随证加减。

孟英曰：妇人之病，虽以调经为先，第人禀不同，亦如其面，有终身月泛不齐，而善于生育者；有经期极准，而竟不受孕者。雄于女科，阅历多年，见闻不少，始知古人之论不可尽泥，无妄之药，不可妄投也！

张寿颐曰：先期有火，后期火衰，是固有之，然持其一端耳。如虚不能摄，则虽无火，亦必先期；或血液渐枯，则虽有火，亦必后期。六味之丹、苓、泽泻，渗泄伤阴，岂滋养之正将。不及期而经多，肝气疏泄无度，固摄犹虞不及，再以柴胡为害奚若。至于绵延不绝，更必大封大补，而乃欲用东垣之补中汤，则是肝肾阴虚于下，而升提以拔其根株，尤为可怪。过期纵是火衰，六味之丹、泽何用。温经之药，又岂可独恃一艾叶。脉迟色淡，亦岂专恃一肉桂。

总之，养葵所论，无一句不庸陋肤浅，开口便错，语病百出，殊不足道。孟英谓所禀不同，实从阅历经验而来。无妄药之不可妄投二句，足为呆读古书者痛用针砭。赵氏所论，不过耳食之学。

---

① 兔园册子：本是唐五代时私塾教授学童的课本。因其内容肤浅，故常受一般士大夫的轻视。后指读书不多的人奉为秘本的浅陋书籍。

辨色及痛

凡经以色红为正，其紫者，风也，四物汤加荆、防、白芷；黑者，热甚也，四物汤加芩、连；紫黑兼腹痛者，气血并也，四物汤加乌药、香附、蓬术、川连，不痛者，但加川连。淡白者，虚而兼带也，芎、归、参、芪、术、芍；赤白兼脐腹冷痛者，虚寒也，伏龙肝汤，伏龙肝、生姜、生地、甘草、艾叶、当归、肉桂。或如米泔水，或如屋漏水，或带黄混浊模糊者，湿痰也，六君子汤，加苍术、香附；如豆汁者，热也，四物汤加丹参、丹皮；或成块成片者，血随气凝，或风热乘之也，通瘀煎去泽泻，方即归尾、山楂、香附、红花、乌药、青皮、木香、泽泻。有经前身痛拘急者，散其风，归、芍、术、苓、防、芷、秦艽、续断、桑枝、甘草；有经前腹痛畏冷者，温其寒，调经饮加姜、桂，方即当归、牛膝、香附、茯神、楂炭、干姜、肉桂；气滞者，行其滞，加味乌药汤，乌药、砂仁、木香、玄胡、香附、炙草；血瘀者，逐其瘀，通瘀煎。上见气血疼结者，理其络，失笑散，五灵脂、没药；症瘕痞胀者，调其气血，交加地黄丸；虚寒急痛者，温其里，五物煎，即四物加肉桂；痛在经后者，补其虚，八珍汤加香砂，方见《歌括》。

一切心腹攻筑，胁肋刺痛，月水不调者，和其肝，延胡索散。延胡索、归、芎、没药、乳香、蒲黄、桂心，为末，每服三钱。

经滞，脐腹痛不可忍者，导其壅，琥碧散。

《金匮》云：妇人腹中痛，当归芍药散主之。又妇人经痛，当归建中汤主之。此补脾伐肝之意，二方俱见《金匮》。

交加地黄丸方

生地一斤，捣汁浸生姜渣，生姜一斤捣汁浸生地渣，香附八两，人参一两五钱，桃仁二两，延胡索、当归、川芎、白芍、没药、木香各一两五钱，桃仁二两，延胡索、当归、川芎、白芍、没药、木香各一两五钱，糊丸。

琥珀散方

三棱、莪术、赤芍、刘寄奴、丹皮、熟地、当归、官桂、延胡索、乌药，前五味，用乌豆一升，姜半斤切，醋焙干，入后药研，每服二钱。一方有琥珀。

沈曰：王宇泰以寒则凝，既行而紫黑，定非寒证，然投热药取效，十中尝见一二。色白无火，亦属近理，然间有不宜补火者。尝见元和一妇，经水过期十日方至，色淡，稳婆据此投肉桂药数剂，经水来多，遍身发黄，不能饮食，身热脉数，竟成危候。此是丹溪所谓经水淡白，属气虚一证。要之，临证时须细察脉象，复参旁证，方识虚实寒热。倘疑似中有两证兼见者，先用其轻剂。如色淡一证，先用补气法，不效，再投补火，庶几无误。

录叶氏之说于后。叶氏曰：血黑属热，此其常也，亦有风寒外束者，十中尝见一二。盖寒主收引，小腹必常冷痛，经行时或手足厥冷，唇青面白，尺脉迟而虚，或大而无力。热则尺脉洪数，或实而有力，参之脉证为确。

孟英曰：色淡竟有属热者，古人尚未道及，须以脉证互勘自得，但不可作实热论，而泻以苦寒也。更有奇者方氏妇，产后经色渐淡，数年后竟无赤色，且亦结块，平常亦无带下，人日以羸。余诊之，脉软数，口苦，时有寒热，与青蒿、白薇、黄柏、归、柴、龟、鳖、芍药、乌贼、杞子、地骨等，出入为方，服百剂而痊。此仅见之证矣。

张寿颐曰：经淡，古人多谓虚寒。盖气血交亏，所以其色不能化赤，是虚字为重，寒字为轻。但宜滋[①]阴养血，而少少加温和之药，以流通之，化育之，斯得治疗之正。奈何耳食之徒，但知其寒而忘其为虚，刚燥辛温，益耗其血，则其虚愈甚，变爻自在意中。

赵谓淡白无火，岂非只知其一，不知其二？沈案、王案皆是虚证，一以肉桂而难作，一以清养而即安，则彼之龂龂[②]于黑属热，淡属寒者，其亦可以憬然[③]悟矣。

滑伯仁曰：经前脐腹绞痛，寒热交作，下如黑豆汁，两尺脉涩，余皆弦急。此寒湿搏于冲任，寒湿主浊，下如豆汁，与血交争，故痛。宜辛散苦温血药。

徐曰：辛散血药是川芎之类，苦温血药是艾叶之类。

张寿颐曰：经前腹痛，无非肝家气滞，络脉不疏，治以疏肝行气为主。但须选用血中气药如香附、乌药、玄胡之类，不可专恃辛温香燥耳。

伯仁谓：两迟脉涩，即是络中气滞之征，况复弦急，肝气抑塞，又其明证。惟为寒为热，更当以其他兼症参之。必不能仅据绞痛一症，指为寒湿，概与苦温。盖肝络为病，郁热极多，寒症绝少。滑氏此节殊嫌武断。

李氏曰：经水带黄混浊者，湿痰也。

张寿颐曰：经水色黄已是湿热之征，况复混浊，湿热尤甚，是宜清理，不得以色淡并论，概与滋补。且舌苔脉症，亦必有可据，更宜参证。

丹溪曰：经将行而痛者，气之滞也。用香附、青皮、桃仁、黄连，或用抑气散、四物加玄胡、丹皮、条芩。又曰：经将来，腹中阵痛，乍作乍止者，血热气

---

① 滋：原作“孟”。

② 龂龂：意思是咬啮貌，争辩貌。

③ 憬然：形容醒悟的样子。

实也。四物加小川连、丹皮。

徐曰:抑气散出严氏,香附四两,陈皮一两,茯神、炙草一两半也,为末,每服二钱。治妇人气盛于血,变生诸证,头晕膈满,取《内经》高者抑之之义。

汪讱庵谓:和平可用,若补血以平阳火,亦正治也。

张寿颐曰:痛在经前,诚是气滞,正惟气滞而血亦滞,故以香附、青皮与桃仁并用,而能行血中之滞,清肝木之横,则玄胡、金铃尤为捷验。又以阵痛乍作乍止,定为血热气实,则殊不然。是当以脉证互参,方有寒热虚实可辨。但据阵痛乍痛乍止,则虚寒者亦何必不然,连、芩、丹皮,安可为训。盖丹溪遗著,本非自定之本,此后人附会为之,致有此弊,不可遽以丹溪病也。严氏抑气者,仍是行气之滞。谓治气盛于血,大有语病,究竟非气之有余。讱庵谓其平和可用,所见尤陋。药以去病为主,唯在对症,安问其和平不和平?若以其和平而后可用,是以尝试敷衍为手段,更何有医学之价值可言?

又曰:经后作痛者,气血俱虚也。又曰:成块者,气之凝也。

沈曰:经前腹痛,必有所滞。气滞脉必沉,寒滞脉必紧,兼寒兼热,当参旁证。至若风邪由下部而入于脉中,亦能作痛。其脉乍大乍小,有时陇起。叶氏用防风、荆芥、桔梗、甘草,虚者加人参,各一钱,焙黑,取其入血分。研末酒送。

又曰:经前后俱痛,病多由肝经,而其中更有不同,脉弦细者,是木气之郁,宜逍遥散及川楝、小茴香、橘核之类;脉大者,是肝风内动;体发红块者,是肝阳外越,俱宜温润。戴礼亭室人,向患经前后腹痛,连及右足,体发红块,脉大,右关尺尤甚。己卯秋,予作肝风内动治,用生地四钱,炒枸杞一钱,细石斛二钱,杜仲二钱,干淡苁蓉、麦冬、牛膝各一钱,归身一钱五分,炒白芍一钱,服之痛止。后于经前后服数剂,经来甚适,不服即痛,因作丸服。此方屡用有验。

张寿颐曰:腹痛连足,是肝肾之阴虚,肝络不能条达而虚阳外越,故脉为之大。右关尺尤甚,是肝肾相火不藏之明证。方以养阴涵阳为主,不用香燥气药,治本不治标,最是良法。与魏玉璜一贯煎同意。但病是肝阳,未尝有内动之风,药中亦无息风之味,则案语肝风内动尚未贴切,宜易之曰:肝阴不足,肝阳不藏,庶于脉大及体发红块,俱能切合。

沈又曰:经来声哑症。荀氏女嫁斜塘倪姓,早寡,体气虚弱,每逢月事,声音必哑。予用天冬、地黄、苁蓉、归身等药,喑益甚,张口指画,无一字可闻。即于此方加细辛少许,以通少阴之络。药才入口,其声即出,十余剂后,桂附八味丸调理,遂不复发。

张寿颐曰：此证此方，亦是治肝肾阴虚之法。所以音喑者，所谓少阴之络系舌本也。肾气不荣于舌本，而音为之喑，此非舌本强而无声。可知细辛少许，以通少阴之阳气，大有巧思可法也。

《撮要》：经后目暗，属血虚。

张寿颐曰：此是肝肾阴虚，不能上荣于目。治法亦当仿上二条，若用魏氏一贯煎治之，亦必有效。

汪石山曰：经行泄泻，属脾虚多湿，宜参苓白术散。

王孟英曰：亦有肝木侮土者。

张寿颐曰：脾阳不振，最多此候，宜加干葛少许，以升清气。王所谓肝木侮土者，则左脉弦而右脉弱，宜扶土而柔肝。亦有左关反软而右关反劲者，所谓木乘土位，肝尤横而土德益衰矣。

缪氏曰：经行白带，属阳虚下陷，用参、术助阳气。

孟英曰：亦有郁火内盛者。

张寿颐曰：带下多湿热，及相火不藏为病，惟临经带下，则下元不能固摄。可知此与平素带下不同，仲醇阳虚下陷之论是也。宜固摄肝肾而升清阳，故止言参术，不用温燥阳药。若孟英所谓郁火，当亦指肝肾龙相之火而言，阴火不藏，以至疏泄无度，宜苦以坚之。

瑸按：凡经痛者，依陈修园《女科要旨》，取《内经》二阳之病发心脾一语，用归脾汤，加玄胡、桃仁。余遵用累效。

月事不来

《素问》：二阳之病发心脾，有不得隐曲，女子不月，其传为风消，其传为息奔者，死不治。

沈曰：二阳，指阳明经言，不指脏腑。言二阳之病发心脾者，阳明为多血之经，血乃水谷之精气，借心火煅炼而成。忧愁思虑伤心，因及其子，不嗜饮食，血无以资生，阳明病矣。经云：前阴总宗筋之所会，会于气冲，而阳明为之长，故阳明病则阳事衰，而不得隐曲也。太冲为血海，并阳明之经而行，故阳明病则冲脉衰而女子不月也。

张寿颐曰：经言不得隐曲，即指所思不遂，谋虑拂逆而言，则心脾之阴营暗耗，而不月之病成矣。尧封之解，不得隐曲作为男子阳衰，不能人道，太觉奇特，然亦不可谓之无理。

孟英曰：经水固以月行为常，然阴虚者多火，经每先期，阴愈虚，行愈速，甚至旬日半月而一行。更有血已无多，而犹每月竭蹶一行者，其涸也，可立而待也。若血虽虚而火不甚炽，汛必愆期，此含蓄有权，虽停止一二年，或竟断绝不行。但其脉不甚数者，正合坤主吝啬之道，皆可无虑。昧者不知此理，而但凭月事以分病之轻重，闻其不行，辄欲通之，竭泽而渔，不仁甚矣。

张寿颐曰：阴血虚而月事不至，但无少腹胀痛等证，必不可妄投攻破，希图速效。误攻则崩漏之祸作矣。且即有腹胀腹痛之证，亦是血少而肝络不疏，宜滋养肝肾真阴，兼之宣络以疏达气滞，方是正本清源之治，亦未必果是瘀滞而胀痛也。孟英谓阴虚汛停，皆可无虑，所见极是。颐治此症，惟以养阴和肝，稍参行气宣络，脾胃纳苏而色泽转，自有水道渠成之妙。浅者不知此理，每用通经，岂徒竭泽而渔，孤注一掷，抑且砻糠打油[1]，亦必无效。甚至激动血管之血，横决暴崩，不知崩中大下之血，皆络脉之血，失其故道，走入冲任而直注，非月事之血。诛伐无辜，那不扰动气营，演成惨剧。

《金匮》云：妇人病血虚，积冷结气，经水断绝。

张景岳曰：经闭，有血隔、血枯之不同。隔者病发于暂，通之则愈。枯者其来也渐，补养乃充。

沈曰：《金匮》三证，积冷、结气、有血不行也，景岳谓之血隔。积冷，宜用肉桂大辛热，导血下行，后用养荣之法调之。结气宜宣，如逍遥散或乌药、香附，行气之品宣之。虚者无血可行也，景岳谓之血枯宜补。赵养葵补水、补火、补中气三法，最为扼要。

王孟英曰：补水勿泥于六味，补火勿泥于[2]八味，补中气勿泥于归脾。

张寿颐曰：《金匮》言妇人经水不来之证，分三大纲。积冷、结气二者，皆血滞不行，于法宜通。冷者，温经行血，《金匮》归芎胶艾汤，即治此症之鼻祖。而《千金》妇人门中方药最多，皆含温辛逐瘀之法，亦皆为此症而设。尧封只言肉桂一味，尚嫌未备，惟又言瘀通之后，必以养荣调之，善后良图，至不可少。若气结者，自须先疏气分之滞，逍遥所以疏肝络，香附、乌药等，皆宣通气分而不失于燥，固是正宗。又玄胡索一物，血中气药，流通活泼，威而不猛，亦是良药，独用、重用颇有奇功。而俗子仅知其破血，不敢频用，则未明其实在力量也。亦有血本少而气乃滞者，则合之养荣法，乃为万全无弊。

---

① 砻糠打油：砻糠，稻谷经过砻磨脱下的皮。打油，榨油。用干燥的砻糠榨油，是榨不出什么油来的。形容人穷，没啥油水。

② 六味，补火勿泥于：据《沈氏女科辑要》补。

仅事行气，倘失之偏，至于虚而无血可行，以致不月，则非补何以苏涸辙之鲋[1]，而回槁木之春。赵氏补水、补火、补中气七字，确是挈领提纲，最为要决。然试问养葵心目中，当用何等方法，则止有六味、八味、归脾耳？一经孟英喝破，只恐俗医闻之，便失所恃，将不知更用何药而后可。颐请为之申一义曰：补水必以魏柳州之一贯煎为骨，而《广笔记》之集灵膏、董思翁之延寿丹、陆九芝之坎离丸等可参也。补火则河间之地黄饮子，阴阳调剂不偏温燥，最堪则效。补中则归脾汤本是正宗，但人之体质各有不同，用古方者止可师其意而斟酌损益，方能合辙，不可如养葵之辈，浑仑吞枣耳。

寇宗奭曰：童年情窦早开，积想在心，月水先闭。盖忧愁思虑则伤心，心伤则血耗竭，故经水闭也。火既受病，不能荣养其子，故不嗜食。脾既虚，则金气亏，故发嗽。嗽既作，则水气竭，故四肢干。木气不充，故多怒，发鬓焦、筋痿。五脏以次传遍，故猝不死而终死也。比于诸劳，最为难治。

沈曰：此条亦从《金匮》虚字内分出，实有是证。但此证所愿不得，相火必炽，非补水无以制之，六味地黄汤补阴泻阳，固是妙法。然脾虚食减，倘嫌地黄腻膈，炒松可也。不然以女贞易之，顾名思义，并泻相火。

孟英曰：此证最难治，六味碍脾，归脾助火，惟薛一瓢滋营养液膏加小麦、大枣、远志，庶几合法。一瓢又有心脾双补丸，亦可酌用。

张寿颐曰：寇氏所述此症，即《素问》所谓不得隐曲，女子不月者也。意淫纷扰，神志荡矣。相火燔灼，血安得不耗，经安得不闭。其食减而脾不司运化者，血耗不行，脾无所统，安得不承其弊。况病由情志而来，所思既专，忘餐废寝。水谷所供，早已置之度外，胃之盛纳，初由若人之忘其所以，继而习惯自然，谷神能无困乎？经文特提心脾二藏，真是犀燃牛渚[2]，洞烛隐微[3]。此“不得隐曲”四字，即以所思不遂而言，特忠厚待人，措辞尤为蕴藉[4]耳。其作嗽者，即相火之上冲；多怒者，即肝阳之外越，发焦筋痿，无一非壮火灼烁津液。一言以蔽之，火炎水竭而已。寇氏必以五行生克附会五脏递传，未免陈腐气坌集满纸，令人对之欲呕。如此谈医，实是魔道，必不足征。沈谓六味补阴泻阳，亦嫌肤浅。病到此关，峻补肝肾真阴，犹嫌不及，尚何有泻之可言？丹、泽、茯苓，岂能制此亢极之火，熟地、炒松更有何用？未能免俗，聊复

---

① 涸辙之鲋：意思是比喻在困境中急待援救的人。出自《庄子·外物》。

② 犀燃牛渚：即牛渚燃犀，意思是比喻洞察奸邪。出白《异苑》。

③ 洞烛隐微：对细小的事物也看得非常清楚。

④ 蕴藉：指言语、文字、神情等含蓄而不显露。

尔尔，窃为尧封不取。惟谓女贞顾名思义云云，可作一则格言读。须知此是心病，非于受病之源，自知忏悔，痛下针砭，无论方药如何，终无逃出鬼门关之望。世恒有及笄之龄，得劳怯症，已诸虚接踵，医家望之却步。而于归之后，竟能弗药有喜，渐以康复者，即以此症也。

楼全善曰：经闭有污血凝滞胞门一证，罗谦甫血极膏，一味大黄为末，醋熬成膏，服之，利一二行，经血自下。是妇科仙药。

沈曰：《金匮》论经闭有冷无热，非缺文也。盖天暑地热，则经水沸腾，岂反有凝泣不来之理？洁古、东垣降心火泻三焦之说，不可尽信，即骨蒸肉热，亦属阴亏，非同实之可寒而愈也。

孟英曰：王子亨《全生指迷方》地黄煎，以生地汁八两，熬耗一半，纳大黄末一两，同熬。候可丸，丸如梧子大，熟水下五粒。未效，加至十粒。治女子气竭伤肝，月事不来，病名血枯。盖瘀血不去，则新血日枯也，即《内经》乌鲗芦茹丸、仲景大黄䗪虫丸之义。后人但知彼血枯为血虚，而不知血得热则瘀，反用温补，岂能愈此血枯之病？尧封亦为此论，毋乃欠考。

张寿颐曰：得热则血行，过寒而血瘀，乃理之常也。尧封之说自是正论，然近世之人，阴虚火旺者最多。先以血本少也而生内热，继则血更少而热更炽，乃火益壮而血益枯，遂并其残余之血液，而灼烁煎熬，尽为瘀垢。罗谦甫之血极膏、王子亨之地黄煎，诚为此症而设。然颐则谓来源已竭，而尚欲从事于疏通，亦是竭泽而渔，少用之则缓不济急，多与之则正不能支，必以大剂滋养之煎方，相辅而行，庶几标本两顾。尧封竟谓热则血无凝泣不来之理，是未悟到此层，诚为笔下失检，致贻孟英之讥。然降心火、泻三焦之二说，竟欲以寒药治血闭，则亦是虚家鸠毒，断不可行。尧封固明知骨蒸内热原属阴亏者，既无浪用寒凉之理，亦必不致专用温补以治血瘀者也。

淋漓不断(一名经漏)

陈良甫曰：或因气不能摄血，或经行而合阴阳，外邪客于胞内。

孟英曰：亦有因血热，而不循其常度者。

张寿颐曰：经事延长，淋漓不断，下元无固摄之权，虚象显然。良甫谓：经行交合一层，亦是扰动冲任，有开无阖，皆宜封销滋填，气血并补。此症总是属虚，何有外邪？陈谓阴阳外邪，殊不可解。王谓有因血热而不循其常，亦是肝经疏泄无度，必当潜藏龙相，封固滋填，非仅清血热所能有济。须知淋漓之延久，即是崩陷之先机。古人恒以崩漏二字相提并论，良有以也。

《圣济总录》曰：女人以冲任二经为经脉之海，手太阳小肠之经，与手少阴心经，此二经相为表里，主下为月水。若劳伤经脉，则冲任气虚，冲任既虚，则不能制其气血，故令月事来而不断也。

加味胶艾汤，治劳伤气血，冲任虚损，月事过多，淋漓不止。

阿胶（蛤粉炒成珠）、川芎、生甘草各五分，川归、艾叶各七分，熟地、白芍各一钱，黑地榆三钱，炙黄芪三分，水煎，空心温服。

月事异常

《经》云：七七而天癸竭，有年过五旬，经行不止者。许叔微主血有余不可止，宜当归散。《产宝》主劳伤过度，喜怒不时。李时珍作败血论。三说不同，当参脉证。

张寿颐曰：二七经行，七七经止，言其常也。然禀赋不齐，行止皆无一定之候。柔弱者，年未不惑而先绝；壮实者，年逾大衍而尚行。此随其人之体质而有异。故五十经行，未必是病。学士谓之有余，固可无庸药饵，然亦本无止血之法。《产宝》所言则肝络之泄太过，是为病之一端，当从崩例主治。独濒湖以为败血，颇不可解。总之，当止而不止，有余者少，不固者多。崩漏根萌，不可不慎，似无认作败坏之血而径投攻破之理。

璜按：妇人年过五旬，若依寻常行经之日数，固不必治。然每每淋沥不断，缘老妇到此时期，经已将停。至患崩漏之症者，十人中恒有三四人，盖缘冲任之气已衰，不能固摄故也。归脾汤、人参养荣汤加阿胶、地榆服之，往往痊愈。

李时珍曰：月事一月一行，其常也。或先或后，或通或塞，其病也。有行期只吐血、衄血，或眼耳出血，是谓倒经；有三月一行，是谓居经；有一年一行，是谓避年；有一生不行而受胎者，是谓暗经；有受胎后月月行经而产子者，是谓胎盛，俗名胎垢；有受胎数月，经忽大下而胎不陨者，是谓漏胎。此虽以气血有余不足言，而亦异常矣。

孟英曰：有未及二七之年而经水已行者，有年逾花甲而月事不绝者，有无病而偶停数月者，有壮年而汛即断者，有带下过甚而经不行者，有数月而一行者，有产后自乳而仍按月行经者，有一产而停经一二年者，秉赋不齐，不可以常理论也。

张寿颐曰：经行日期，应月而转，亦言其常。故或先或后，参差数天，苟无腰酸、腹胀、疼痛，及经色或紫、或淡、或有瘀块诸症，皆因禀赋不齐，不可谓病，妄投药饵。即有经行腹痛、头痛、目晕、腰酸脊楚、胸胁胀满、乳房乳头胀痛及经色不正诸症，治疗之药，亦止应中和柔顺，调养肝脾，运行气分为主，不可偏热偏寒、大攻大补，反致欲速不达，故病未已，新病复起。倒经一症，亦曰逆经，乃有升无降，倒行逆施，多由阴虚于下，阳反上浮，非重剂折降，无以复其下行为顺之常。盖气火之上扬，为病最急，不可认作无病，诿为不必用药，且此是偶然之事，必无一生常常倒行者。若倒逆频仍，则其后将诸症蜂起，即生大变矣。居经、避年，固有因于禀赋者，然总缘体弱血少之故。若其先本不愆期而忽致间月乃行，亦是不足之病，惟间隔之期殊无一定，有偶间一二月者，亦有常三五月者，居经、避年等称亦是随意定名，无甚义理可据。至于暗经之人，能孕者少，不育者多，其为虚症，尤可想见。若妊后月月行经又不碍胎，惟旺盛者偶有之。然虽如期而来，亦必不如平时之多，方为有余而溢之征。如其按月能行，且亦如未孕之状，则终恐固摄无权，半产可虑。若胎前血忽大下，则堕者其常，不堕者其偶。且恐有暴崩之变，濒湖概以为禀赋之奇，并不为病，殊难尽信。即孟英所述各种，虽不为病者固亦有之。惟以理法推测，皆属反常，纵令一时尚无病状发见，迨积之日久，必有变幻，亦可断言。颐常见一瘦弱女子，及笄而嫁，不及三年，孕育两次，即月事净绝而居恒无病者十余年。其后仅病感冒，不三日即至不起，其年才逾三旬。此可征壮年汛断之必非寿征矣。

血　崩（血大至曰崩，此是急病）

《素问》云：阴虚阳搏谓之崩。许叔微曰：经云天暑地热，经水沸溢。阴虚者，尺脉虚浮；阳搏者，寸脉弦急。是为阴血不足，阳邪有余，故为失固内崩。宜奇效四物汤，或四物汤加黄连。

奇效四物汤

当归（酒洗）、川芎、白芍（炒）①、熟地黄、阿胶、艾叶、黄芩（炒），各一钱。

张寿颐曰：《素问》此节，俱以脉言，阴脉独虚，则其人不能自固，而阳脉偏搏击有力，则阳气陷入阴中。阴为阳迫，能无崩中妄下之变乎？颐窃谓即以病情言之，亦即此理。惟阴气既虚，则无自主之权，而孤阳乘之，搏击肆扰，所以失其常轨，而暴崩直注。且肝气善于疏泄，阴虚者水不涵木，肝阳不藏，疏泄太过，此崩中一症，所以多是虚阳妄动也。奇效四物汤，即是《金匮》

---

① 炒：原无，据《沈氏女科辑要》补。

之归芎胶艾汤，去甘草而加黄芩。以地、芍、阿胶固护阴营，而川芎以升举下陷之清阳，治此证乃为恰好。惟固摄无权，非大封大固而清理血分之热，亦无以制其阳焰，则龙齿、牡蛎、旱莲、女贞、紫草、地榆之属，必须相辅而行，始有捷效。附录近陈君室人，年逾三旬，庚申十月，来校就诊，崩漏不绝，已将两月，易医屡矣。脉细数，神疲色夺，颐授参、术、芪、地、归、芍、龙、牡、地榆、紫草、艾炭、川芎、阿胶、萸肉、乌贼骨、桑螵蛸、二至、川柏、杜仲、川断、香附、香砂、陈皮、青皮、乌药等出入为方。三剂知，十余剂而胃纳加餐，脉起色转，渐以即安。

叔微又曰：女人因气不先理，然后血脉不顺，生崩带等证。香附是妇人仙药，醋炒为末，久服为佳。每服二钱，清米饮调下。徐朝奉内人遍药不效，服此获安。

徐曰：叔微理气二字，专主怒气、郁气伤肝，故用香附理气以和肝，慎不可用破气药。

张寿颐曰：气为血帅，气调则血不妄行。凡血为病，气固无不先病者，血之妄升妄降，何一非气病为之厉阶[①]。况妇女所见者，偏多怒乎？叔微虽止称香附一味，然陈皮、青皮、乌药、香、砂之类，皆当随宜佐使，必不可缺。徐谓不可破气诚是，但香燥之药重用之即是破耗，轻用之所以吹嘘，是在临证时斟酌分量，不必畏如鸩毒。又如玄胡一物，血中气药，能通滞气而亦和平不燥，实治此症理气之良药。而世俗但知破疼，必不敢用，实未尝于临证时细心体验之耳。

薛立斋曰：肝经风热，或怒动肝火，俱宜加味逍遥散。

加味逍遥散

当归、白芍、柴胡、甘草、茯苓、白术、丹皮，加薄荷、姜、枣煎。

张寿颐曰：肝经风热而为血崩，仍是肝家火扰，内热生风，震动血络，疏泄太过。是宜滋水清肝，以潜息其风火。若怒动肝火而为崩中，尤宜柔润以平其火，加味逍遥之柴胡、薄荷，俱是疏泄，夫岂所宜？立斋之议，终是颟顸。即曰崩中是降之太过，升举似无不可，究竟肝肾阴虚，升提之法，皆在禁例，益气逍遥，断非崩中者所可妄试。立翁惯伎，最不可训。

李太素曰：崩宜理气、降火、升提。

张寿颐曰：崩症多因气火横逆，下扰冲任，以致关闸不守，漏泄无恒，理气洵是要图。其有火者，诚宜清而固之，然已是火扰于下，又安有降火之可

---

① 厉阶：意思是指祸端、祸患的来由。见《诗·大雅·桑柔》："谁生厉阶，至今为梗。"

言？惟气火之所以动者，原于肝肾阴虚，不能涵阳，况复脱血，下虚益甚，则亦不能再与升提，摇其本根，以速火祸。昔贤论东垣升柴之法，谓利于脾胃阳虚，不宜于肝肾阴虚，最是精切。彼但为阴液暗耗者言，已恐有拔动根株之变，则崩漏之大失其血者，又当何如？虽是症之因，于脾家清阳下陷者，间亦有之，然亦止可补脾气而兼事固摄，决无升举之理。是亦须于脉症参考，于病情上求其源委，必不可能举一病名而谓可有通治之大法，即以本条六字言之，降火、升提两层，正是自相背谬，而乃以连类书之，不亦怪哉。

《金匮》云：寸口脉微而缓，微者卫气疏，疏则其肤空，缓者胃弱不实，则谷消而水化。谷入于胃，脉道乃行；水入于经，其血乃成。营盛则其肤必疏，三焦绝经，名曰血崩。

张寿颐曰：《金匮》虽亦仲景旧本，然今之谓《金匮要略》者，则唐[①]人王冰于秘阁蠹简中得之，陈振孙《书录解题》言之凿凿，岂独脱烂残缺，讹舛讹误所不能免。窃恐改窜点缀，亦必不少。是以此书之不可解者最多。此条谓三焦绝经，名曰血崩，已不可知其命意何若。又谓卫疏则肤空，营盛则肤疏云云，似专以皮毛言之，果与血崩一证何涉？且既谓胃弱不实，而又谓谷消水化，此二句如何连贯得下？究竟胃弱胃强，真是莫名其妙！尧封何以来此，得毋徒乱人意。

赵养葵曰：气为阳，主升；血为阴，主降。阳有余则升者胜，血出上窍。阳不足则降者胜，血出下窍。气虚者，面色必白，尺脉虚大。

张寿颐曰：阳升太过，血出上窍，其说是也。若血出下窍，是阴血之不守，多有阳气下入于阴中，而疏泄无度者，亦是阳之太过，岂可概谓之阳不足？一层之大不可训者，其意固指脾胃清阳下陷者言。故曰气虚者，面色必白，然补脾欲以统血，亦非补阳之不足。尺脉虚大，养葵固自言之，脉症如是，岂非下元阴虚？此必不可认定降者胜三字，而妄行东垣补中益气之法者。然养葵意中隐隐有当用升清一层，在后之学者切弗用此言外之意。

东垣曰：下血证，须用四君子补气药收功。

张寿颐曰：下血原是脾气无权，失其统血之职。此指便血而言，尚非专论崩漏。然崩漏固亦有脾阴不守一症，止曰四君子补气，不说到升举清阳一层，以为便血、崩血善后良图最为允当。

又曰：人伤饮食，医多妄下，清气下陷，浊气不降，乃生䐜胀。所以胃脘之阳不能升举，其气陷下致崩，宜补中汤。

---

① 唐：原误作“宋”。

张寿颐曰：血既大下，谓为清气下陷，固无不可。然阴脱于下，误用升举，是犹树本根柢已空而复拔之，无不立蹶，喘汗厥脱之变可以翘足而待。东垣生平升举脾胃清阳，是其独得之玄奥，而未悟到不可移治肝肾一层。此条所谓食妄下，清气下陷，仍是为脾胃言，崩中病因，岂专在此。未免狃于所长，滥用板方之弊。补中升阳诸法，均以升、柴为运用之灵机，药病相当，效固立见。而相反者，害亦随之，夫以明之手定之方，尚犹未知其弊，又何怪立斋、养葵辈，活仑吞吐，误尽天下后世哉！

丹溪曰：有涎郁胸中，清气不升，故经脉壅遏而降下，非开涎不足以行气，非气升则血不能归隧道。其证或腹满如孕，或脐腹疞痛，或血结成片，或血出则快、止则闷，或脐上动，治宜开结痰、行滞气、消污血。

沈曰：冲为血海，并阳明之经而行，故东垣、丹溪皆主胃脘之阳不升。顾其病源各异，李曰妄下，朱曰痰郁，有腹满如孕，血出反快，止反闷等症可认，妄下则无有也，非问不得。

张寿颐曰：痰涎积于经隧，则络中之血行必滞，郁结成壅，理有固然。积而愈积，非下脱何以自寻去路。故有腹满疞痛，结成片块之症。所谓宜开痰、行气、消疼，是治瘀血成崩之不二法门。然所谓涎郁胸中则清气不升，经脉壅遏降下云云，殊非此病真相。痰血互结，不可附会到清气下陷一层，且自谓宜开结痰、行滞气、消污血，此三者皆导瘀攻破之法，更与清气不升无涉。此节语气，明明两面不相照顾，决非丹溪之言。丹溪论东垣升阳之法，尝谓西北之人阳气易于降，东南之人阴火易于升（见戴九灵《丹溪翁传》），故立知柏降火以救东垣之偏。此条以瘀血立论，既曰开痰行滞，何致杂以升气二字，反与自己立法矛盾？此盖后有浅者为之附益。读丹溪书者，不可为其所愚。尧封堕其术中，遂有冲脉并阳明而行之附会，甚至说到胃脘之阳不升。须知瘀血在下，胃脘在上，既欲破瘀，明是下行为顺，尚何得以升举清阳一层，丛杂并论，尧封亦未之思耳。

戴元礼曰：血大至曰崩。或清或浊，或纯下紫血，势不可止。有崩甚腹痛，人多疑恶血未尽，又见血色紫黑，愈信为恶血，不敢止截。凡血之为患，欲出未出之际，停在腹中即成紫血。以紫血为不可留，又安知紫血之不为虚寒乎？瘀而腹痛，血行则痛止，崩而腹痛，血止则痛止，芎归汤加姜、附，止其血而痛自止。

张寿颐曰：大崩而后腹痛，血既脱而气俞乱，故不比乍崩腹痛，血紫瘀成块成片者，当用行滞消瘀之法。至于离经之血，一时未即下脱，即成紫色，其说甚是，亦不可执定紫为瘀血，必投攻破。盖所失既多，断无不以固摄为急之理。若复见痛即破，见紫即攻，虚者亦虚，落井下石，为祸益烈。但紫血之虚寒症，毕竟不多，芎归加姜、附，决非必能止崩之法，是当以脉症参之，不可执一而论。惟脱血既多者，必以补脾养胃，峻滋肝肾真阴，而合封固摄纳为治，庶可无投不利。腹痛者，固当运气和肝，如香附、乌药、川楝、玄胡之属，必不可少。即无痛者，参、术、归、芪、阿胶、杞、地等气血双补方中，亦必加香、砂、青、陈一二味，以吹嘘而运化之，始能活泼灵通，补而不滞。否则失之呆笨，非徒无效，且有中满碍化之弊矣。

薛立斋曰：有妇患崩，过服寒药，脾胃久虚，中病未已，寒病复起，烦渴引饮，粒米不进，昏愦时作，脉洪大，按之微弱。此无根之火，内虚寒而外假热也。十全大补加附子。崩减，日服八味丸而愈。又有久崩，服四物汤凉血剂，或作或止，有主降火，加腹痛、手足厥冷。此脾胃虚寒所致。先用附子理中汤，次用济生归脾、补中益气二汤，崩顿止。若泥痛无补法，误矣。

沈曰：崩证热多寒少，若血大至，色赤者，是热非寒；若色紫黑者，出络而凝其中，有阳虚一症。经云：阳气者，卫外而为固也。营行脉中，卫行脉外。脉外之阳虚，失于卫护，则脉中之营血漏泄，既出络脉，凝而不流，渐渐变紫变黑。然必须少腹恶寒，方可投温。

张寿颐曰：崩中一症，因火者多，因寒者少，然即使属热，亦是虚火，非实热可比。纵当清热，止有地榆、紫草、柏叶、柏皮、栀子、丹皮之类，择用一二。宜于芩、连者，已不多见，本无纯用寒凉之理。况失血之后，阳气亦馁，更无频服寒凉之法。薛案十全、八味一症，明言过服寒凉则温补，所以治药误，非其本病之果宜于温。但虚热烦渴，不当引饮。薛曰引饮，恐是笔下之失检处。其二条先服四物凉血，或已过当，再主降火，以致腹痛肢厥，亦是为药所误。此颐所以谓纵使有火，已是阳陷入阴，安得有降之一字可言者也。沈论阳虚一症，谓必少腹恶寒，方可投温，固是认证要决。然须知其余见证，毕竟可参脉状舌苔，亦必有据。惟血去既多，气随血耗，真阳往往无权，多有宜于温煦者（温煦之药乃温和之温，非辛燥火热一类）。昔人谓暴崩宜清，可知久崩者不可恣用凉药，否则执呆方以治活病，正以招立斋之讥矣。

崩证极验方

地榆、生牡蛎各二钱，生地四钱，生白芍三钱，黄芩、丹皮各一钱半，川连五分，甘草八分炒，莲须、黑栀各一钱，水煎服。

沈曰：一妇日服人参、阿胶，血不止，投此即效。因带多，偶以苦参易芩，血复至，用芩即止。去连血又至，加连即止。

颐按：苦参太嫌苦寒，芩、连必因症而投，不可拘泥。

又曰：一妇患崩月余，余诊时大崩发晕，几脱。是方加人参一钱，服之即安，十剂而愈。

颐按：大崩发晕，本非人参不可。

又曰：一妇患此，年逾五旬，投人参、阿胶不效，一日加黄连五分，甚不相安。一医云是气病，用炒香附、归、芍、丹皮、黄芩、牡蛎、枣仁、黑荆芥各二钱，郁金一钱五分，橘皮一钱，上沉香磨冲三分，柴胡五分，棕榈皮八分，煎服一剂，崩止。除柴胡、荆芥、棕皮，数剂食进，复加白术为散，服之作胀，减去即安。

颐按：用药必随症加减，乃能活泼灵动。观是案加连不安，可见前方本非呆板，必验之药，人参、阿胶皆有应有不应，视佐使之相称否耳。白术亦非必胀者，惟阿胶非胃纳尚佳，不宜早用。

又曰：一崩证，少腹恶寒，用附桂八味丸收全效。

张寿颐曰：上方清而不补，微加固涩敛阴，为阴分有火者立法，未尝不轻清灵活。然惟气体尚强，阴火偏炽之症为宜。若血去已多，恐嫌太寒，且固护亦嫌不及。颐治此症，必以介类潜阳，收摄横逆龙相之火。如龙、牡、决明、玳瑁之属，俗子每谓一味兜涩，蛮封蛮锁，甚且望而生畏，不知血之所以妄行，全是雷龙相火，疏泄无度。惟介类有情，能纳肝肾泛滥之阳，安其窟宅，正本清源，不治血而血即止，非强为填塞之法，视莲须苦涩者不同，故收效捷而无流弊。且沉重质坚，纳入煎剂，气味俱薄，非重用不能有功。而无识者，见用一两八钱分量，又复舌挢不下[①]，传为谈柄。耳食者不辨真理，一至于此，真是令人绝倒。颐终谓是方牡蛎仅止二钱，难生效力。

孟英曰：经漏崩淋并由精窍出，惟溺血从溺窍而下，妇女虽自知，然赧于细述，医者不知分辨，往往误治。更有因病汛愆，而冲脉之血改从大肠而下者，人亦但知为便血也，临证均须细审。

张寿颐曰：由精窍出时时自下，其人不能为主；从溺窍出者，小溲可以自主。故溺血一症，必随小溲而见，不小溲则无有也。医者能以此辨症，则闺中人虽不能自述，亦可一问其溲便而知之。王又谓汛愆从大肠而下，其治案中虽有此一则，然千人之一，不可恒有之症也。

璜按：汛由大肠而下，余生平曾治两人，一则借用《金匮》黄土汤，多服数剂而愈；一则用归脾汤加乌梅、僵蚕，服数剂亦全愈。盖此症下血，每随月汛

---

① 舌挢不下：汉语成语，意思是翘起舌头，久久不能放下。形容惊讶或害怕时的神态。出自《史记·扁鹊苍公列传》。

期间便血数天，亦即自愈，届期仍再下血也。近治陈姓汛愆下血如前，用上二方竟不效，乃检近人医论，尤学周云：月经从后阴流出，失其常轨，由妇女生殖部分与直肠为邻，胞宫之气不能摄血，以致错经妄行，流入直肠而为便血，用顺经两安法。当归五钱，酒芍五钱，大熟地五钱，山茱肉二钱，人参三钱，土炒白术五钱，麦冬五钱，黑荆芥、巴戟肉各一钱，升麻四分，或用荜拨（八两，盐炒），炒蒲黄六钱，研末为丸，梧子大。每服三十丸，空心下。按法用之，月经照常，不数月仍由大便而下，再用前法，竟然不效，届今未愈，殊不可解。附识于此，以见治此病尚无一定之良法也。

又崩漏一症，东西医皆以为子宫生瘤，非剖割不愈。经西医鉴定，谓确系子宫瘤者，求治于余，余曾用归脾汤加乌梅、僵蚕，效。或阴亏有火，用生熟地，重加地榆亦效。舌腻有痰者，加瓜蒌、川贝母之属方效，间服甜杏仁，皮烧微黑，存性为末，每服三钱，空心热酒下，崩血即立止。更有老妇骤然崩注、百药不效者，用吴平格试验方。女贞子五钱，当归身三钱，北沙参三钱，新会皮二钱五分，莲肉五钱，丹参二钱五分，绵芪三钱，各为粗末。用小雌鸡一只，以粗麻线勒毙，去毛并肠杂，入药于鸡腹内。煮半周时，去药，食鸡及汤，服之即止。后竟屡用屡验。近有一黄姓妇患前症，经水十余天即至，子宫部大痛，小腹右部凸起，痛不可按，轻按之有一块如拳状，先由西医治之，鉴别确定为子宫瘤，断为非剖割将瘤取去，不能取效。该妇年未三十，甚畏剖割，求治于余，察其脉数，舌淡红，时或发热，痛发几不能耐，夜甚，小腹右部肿而高起。余以地榆为君，用至七八钱，丹参、银花滴、乳香、没药、牡蛎、当归、生地、炒芍、川楝子、玄胡索等出入为方，痛渐止，块渐消。最后以淡苁蓉、生地、瓜蒌、玄胡索、川楝子、生牡蛎、阿胶调理而安。

带下与男子遗浊同治

《素问》：任脉为病，男子内结七疝，女子带下瘕聚。

张寿颐曰：任脉以担任身前得名。任脉病则失担任之职，斯气结者成疝，血结者成瘕，或不能固摄则带下作矣。此症有湿热胶结、清浊混淆而淫溢者；有相火亢甚，疏泄太过而渗漏者。其肝肾阴虚不自固摄之症，止是带下之一。而任脉为病一句，实兼此三者而包涵其中，故一见带下，即指为冲任不固、带脉无权之虚症，而辄投补涩者，绝少见效。尧封谓与男子遗浊同治。诚然，治遗浊者，固不可仅以兜涩为能事也。

又曰：脾传之肾，名曰疝瘕。小肠冤结而痛出白，名曰蛊。

张寿颐曰：此脾湿下流，由肾而传之膀胱者。盖即输尿管之清浊不分，故小腹为之冤结作痛，而白液自下，是即男浊女带之因于湿热胶结者也。冤读菀，实即郁塞之郁。

又曰：少腹冤热，溲出白液。

张寿颐曰：此亦男子之白浊与女子之白带，少腹郁热，是即相火亢甚之所致也。

又曰：思想无穷，所愿不得意，淫于外，入房太甚，发为白淫。

张寿颐曰：所思不遂，龙相之火，因而外越，是即亢火疏泄太过之带下。入房太甚，则冲任不守，是为虚脱之带下。合观《素问》数节，则男子遗浊、女子带下之病因，总不外湿、相火及阴虚不守，三途而已。

沈尧封曰：带下有主风冷入于脬络者，巢元方、孙思邈、严用和、杨仁斋、楼全善诸人是也；有主脾虚、气虚，赵养葵、薛立斋诸人是也；有主湿痰者，朱丹溪是也；有主脾肾虚者，张景岳、薛新甫是也。又有主木郁地中者，方约之、缪仲淳是也。其所下之物，严主血不化赤而成，张主血积日久而成，刘主热极则津液溢出。其治法有用大辛热者，有用大苦寒者，有用大攻伐者，有用大填补者。虽立论制方各有意义，然其所下之物，究竟不知为何物。惟丹溪云：妇人带下与男子梦遗同。显然指着女精言，千古疑窦，一言道破。但精滑一证，所因不同，惜其所指之方，囿于“痰火”二字中耳。由是言之，白带即同白浊，赤带即同赤浊，此皆滑腻如精者。至若状如米泔，或臭水不黏者，此乃脾家之物，气虚下陷使然。高年亦有患此，非精气之病，不可混合治之。

张寿颐曰：古病多属虚寒，故巢氏《病源》、孙氏《千金》以辛热治带下，此今时所绝无仅有之候，可以存而弗论。若湿热，则今病最多，而亦最易治。其所下者，必秽浊腥臭，甚者且皮肤湿痒，淫溢欲腐。若夫脾虚气虚之证，固亦有之，即东垣之所谓清阳下陷。果属气陷，温煦脾土而少少升清，亦尚易治。但立斋、养葵所言则几几万病尽然，断不足据。丹溪以湿痰立论，实即湿热之病，不足为异。景岳以脾肾两虚为言，则带出精窍，言肾较为切近。视专论脾胃清气不升者，颇觉言之有物。新甫即立斋，而尧封几认作二人，未免失检。若缪仲淳以为木郁地中，实即相火郁窒横行而疏泄太过耳。古人治法，惟戴人大攻，断不可法。此外则大温、大寒、大补，各有对药之症，因症立方，俱[①]有至理，不可偏废。丹溪谓带下同于梦遗，颐愚谓遗之与浊，虽同是精窍为病，但遗则一泄而即止，浊则自下而无时，其证不同。带下是时

① 俱：原作“具”。

时频下，非遗症之发作有时者可比，当以浊症论，不当以梦遗为拟。虽用药无甚分别，但病状确是不同，不可混合为一。丹溪专以痰火主治，亦以是症之属于湿热者最多耳。若大腥秽不黏之带下，则是溺窍为病，由肾之输尿管来，不出于输精之管，脾胃湿浊下流，肾中输溺管不能泌别清浊所致，高年童稚皆有此症。在湿盛热甚之人，当以实火论，未必皆气虚之下陷，是当淡渗以通理水道，尧封固亦知其非精气病。

沈尧封曰：戴原礼论赤浊云，精者，血之所化，有浊去太多，精化不及，赤未变白，故成赤浊。此虚之甚也。何以知之？有人天癸未至，强力好色，所泄半精半血。若溺不赤，无他热症，纵见赤浊，不可以赤为热，只宜以治白浊法治之。观此则以赤带为热者，谬矣。

张寿颐曰：赤浊、赤带本因相火太亢，热毒扰其血分使然，其人小溲必少，热如沸汤，一问可知。此非大剂清火泄导，何能有效。戴氏所论，确有是症。然止此一端，非凡是赤浊皆如此也。无论何症，各有真源，本不可仅据症状以断寒热虚实，毕竟各有其他之脉症可据，不可一概论也。

孟英曰：带下，女子生而即有，津津常润，本非病也。故扁鹊自称带下医，即今所谓女科是矣。《金匮》亦以三十六病隶之带下。但过即为病，湿热下注者为实，精液不守者为虚。苟体强气旺之人，虽多亦不为害，惟干燥则病甚。盖营津枯涸即是虚痨。凡汛愆而带盛者，内热逼血而不及化赤也，并带而枯燥全无者，则为干血痨之候矣。汇而观之，精也，液也，痰也，湿也，血也，皆可由任脉下行而为带。必以黄柏为佐也。

张寿颐曰：孟英谓女子生而带，不足为病，即其所谓津津常润者，本属无多，亦不秽恶。俗有十女九带之谚，诚不必药。且闺中隐曲，原不告人，亦未有以此求治者。如其太多，或五色稠杂，或五臭间作，斯为病候。虚寒、虚热、实热三层，已足包涵一切，浊带诸症。果能明辨及此，治法已无余蕴。至谓枯燥全无者，则是虚劳之候，此即《诸氏遗书》之所谓枯则杀人者。苟非真阴之告匮，皆其斫丧太过，合多而津干液耗者也。孟英体验及此，确是古人未道之语。

妙香散　治脉小、食少或大便不实者。

龙骨、益智、人参各一两，白茯苓、远志去心、茯神去木各五钱，朱砂二钱五分，炙甘草钱半。

为末，每服酌用数钱。

张寿颐曰：此王荆公方，为虚证之遗带下设法。于固涩之中仍以利水化痰辅之，补而不滞，颇为灵动。

地黄饮子去桂、附

肾阴不足，肝阳内风鼓动而滑精，其脉弦大者，宜之。叶云：天地温和，风涛自息。又云：坎中阳微，下焦失纳。又云：肝为刚脏，不宜刚药，只宜温柔养之。

水制熟地八钱，川石斛、麦冬、茯苓各一钱五分，石菖蒲、远志肉、巴戟肉、干淡苁蓉各一钱，五味子、山萸肉。

沈曰：末二味，酸药可去。

张寿颐曰：河间地黄饮子，治猝然音喑，支废不用，是为肾脏气衰，阴阳两脱于下，而浊阴泛溢于上，气血冲激，扰乱神经者立法。其证必四逆支清，或冷汗自出，其脉必沉微欲绝，其舌必滑润淡白。故以麦冬、熟地峻补真阴；桂、附、戟、蓉，温养元气；五味、萸肉，酸以收之。所以招纳涣散，返其故宅，理法极密。本不可以治肝肠上冲之脑神经病，今去附、桂，借用以治阴虚阳扰乱之遗、浊、崩、带，填摄真阴。本欲以静制动，以阴固阳，则方中菖、远开泄，尚非所宜，斟酌损益。而尧封反谓萸肉、五味酸收可去，似失之制方之意。盖本尚虚而不固者立法，正是利用其酸收，既无湿热实邪，尚复何嫌何忌。要之，肾家阴虚相火鼓动，而为遗浊崩带者最多，脉弦且大，龙雷方张，是方与缪仲淳之集灵膏、魏柳州之一贯煎，皆滋养真阴、摄纳浮阳之妙法。

补肾阴清肝阳方

王宇泰曰：肾为阴，主藏精；肝为阳，主疏泄。故肾之阴虚则精不藏，肝之阳强则气不固。

沈尧封曰：此方以清芬之品清肝，不以苦寒之药伤气。

藕节、青松叶、侧柏叶各一斤，生地、玉竹、天冬各八两，女贞子、旱莲草各四两。熬膏服。

张寿颐曰：此治肝肾相火亢而疏泄无度之遗浊崩带。火之偏旺，实由于阴之不涵，故清火不在苦寒，而在甘润。又选用清芬之品，以疏络中郁热，尤为超妙。

辨带与浊之不同

女子带下与男子遗精，均由输精管而来，与浊之由输尿管出者不同，但男子遗精疏泄有时，而女子之带下无时。所以然者，以女子经水一月一行，血脉震动，影响肾脏故也。世人每谓十女九带，而不知十女九浊。夫带为肾之精液，浊乃膀胱渗泌之浊质，男女俱有。戴元礼云：浊太多，精化不及，赤未变白，故成赤浊。又引力好色，所泄半精半血为证，认精作浊，殊欠理会。试以带、浊液质论，带则稠黏腥秽，浊如米泔，间有油瘀；以病证论，带则腰酸头晕，头筋掣疼，浊则无之；以形状论，带则黏着如地上干燥之粘痰，浊不过具粉白形迹。带浊不同，至为明显。不过女子之浊与男子不同者，女子之浊时时渗下，男子则好色过度，其发见于溺中者较少耳。

咽中如炙腐证

腐，一作脔，俗名梅核气。

《脉经》云：妇人咽中如有炙腐状，半夏厚朴汤主之。

按：《灵枢》脏腑篇病形曰：心脉大甚为喉吤。又曰：胆病者，咽中吤吤然。华佗《中藏经》曰：大肠虚则咽喉中如核。诸说不同，独史载之以为病本于肝，由肝气郁结，滞于血分，久而上逆，肺胃从之，故痰涎常逆于咽中而不通利也。治法：不但理气，并宜理血。今考王氏《医存》治法，则史载之之说似觉精当。《医存》云：此症始觉，如树皮草叶一片，附于喉内，滞涩不痛，俗名梅核气。因事不遂心，肝郁脾伤，三焦火结，上炎于喉也。男妇皆有。其脉两关或浮或沉，必细数而促，尺寸亦因之不扬，上下各见热症。每用逍遥散、阳和汤加减愈之。

种子宜男妇预知补肾调经

生育之要，在乎男精女血，充实而无病也。故男则首重补肾，女则首重调经，未有男精足、女血充而乏子嗣者也。若男子之不足，则有精冷、精清。精冷者，及临时不坚，或流而不射，或梦遗频数，或便浊淋涩，或好女色以致阴虚，或好男淫以致阳极，或过于强固胜败不均，或素患阴疝，肝肾乖离。此外，或以阳衰多寒，或以阴虚多热。若此者，皆男子之病。虽妇人不孕不育，其咎仍在男子，岂得诿之妇人。即或广置姬妾，徒自戕贼性命而已，终何益哉！至于妇人之不孕，则有经之或先或后者，有一月两至者，有两月一至者，有枯绝不通者，有频来不止者，有先痛而后行者，有先行而后痛者，淡色、黑色、紫色者，有瘀而为片者，有精血不充而作白带、白浊者，有子宫虚冷而独阴不成者，有血中伏热而孤阳不生者，有血瘕、气痞、子脏不收、月水不通者，此皆妇人之病，不能育胎摄胎者也。咎归妇人，诚无可辞，当各因其病而治之。然精血犹为后天渣滓有形之物，而一点先天真一之灵气，萌于情欲之感者，妙合于其间。朱子所谓禀于有生之初，《悟真篇》所谓生身受气初者是也。故能于滋肾调经之中而参以行气补气之法，更能养气于平时，然后一举可孕。天下之男无不父，妇无不母矣。

种子当知重在阳精

子嗣有无，全在男子，而世俗专责之妇人者，抑独何欤？《易》曰：坤道其顺乎，承天而时行。夫知地之生物，不过顺承乎天。即知母之生子，亦不过顺承乎父而已。知母之顺承乎父，则种子者可专主于妇人乎？若谓可专主于妇人，试看富贵之家，姬妾众多，其中岂无月水当期而无病者乎？更有已经前夫频频生育而娶以图其易者，顾亦不能得胎。更遣与他人，转盼生男矣，岂不能受孕于此，而能受孕于彼乎？所以谓子嗣主于男子，不拘老少强弱，不拘康宁病患，不拘精泄难泄，只须清心寡欲。盖以君火在心，心其君主；相火在肾，肾主其根本也。心不清静，火由欲动，而自心挑肾。先心而后肾者，以阳无阴，是气从乎降而丹田失守，已失元阳之本色。欲若能寡，则肾阴足而阳从地起。由肾及心，先肾而后心者，以水济火，是气主乎升而百脉齐到，斯成化育之真机。至有既孕而小产者，有产而不育、有育而不寿者，有寿而黄无疆者，皆由男子心之动静、欲之多寡，分为修短耳。世人不察，以小产专责之母，不育专咎之儿，寿夭专诿之数，不亦谬乎。又有少年生子多致羸弱，欲勤而精薄也。老年生子，反多强壮者，欲少而精全也。好饮者，子多不育，盖酒性慓悍，火毒乱精而湿热胜也，是又不可以不知。

种子不宜多置姬妾

男子艰嗣，固当置妾，然置妾太多，亦非美事。精神既分，心不专一，又有所制，情意未孚，虽合不欢，安能成孕？故凡不得已而买妾者，只以生子传后为重，不必择其姿色，惟视其气血旺状、形体结实、不肥不瘦、五官周正、相貌仁善、可以出子者买之。若太肥，则脂塞出门，动必咳喘；太瘦，则尫羸骨立，肌热易病，断难孕育。然所以不择姿色者，何故？盖入宫而妒，人情之常。为夫者，平时预先晓喻其妻，以宗祀之大、无后之苦，又令诸妾重尊卑之分，知嫡庶之规，一家和顺，上下皆得其欢心，然后交会之时，无复顾虑，必能一举而成也。前人云妇人和乐则有子，洵至言也！世之艰嗣而多妾者思之，然乎否耶？抑又闻之，越乾隆初有妇人，年四十无子，自知必不能生育，典质衣饰，为夫买妾，未几，妾果怀孕而产一子。妇虑妾初胎，不知保婴之道，乃与妾床接连，向背相铺，两床后面花板皆脱去，合为一床。晚间每闻儿啼，妇即抱过己身，爱之一如己出，惟哺乳时交妾，余悉贤妇顾护。及长，饮食教诲，延师从学，辛勤培植，无微勿至。妾复生二子，保护抚养如前。厥后一子发甲，二子登科，至今传为盛事。吾愿世之为正妻者，即以此为法可耳。

处 方

坤厚资生丸　治妇人经事不调、临期腹痛，不能受孕。

九制熟地、当归（酒蒸各二两），白芍（酒炒三两），川芎（酒蒸一两五钱），丹参（酒蒸三两），茺蔚子（酒蒸四两），香附（四两，醋、酒、姜汁、盐水各炒一两），白术（四两，陈土炒）。

上为末，以益母草八两，酒、水各半熬膏，和蜜炼为丸，每早开水下四钱。

大抵月经先期而至，脉数有热，属血热，加生地、丹皮。如后期而至，脉迟冷，属血寒，加肉桂。将行经而腹痛，是气滞，加乌药、木香。食少气虚，面色皖白，四肢无力，是为气血两亏，加人参、炙芪、茯神、枣仁、远志、炙甘草、鹿茸之类。

还少丹　治男子命门火衰，阳事痿弱，精气不足，阳虚之证。

怀山药、牛膝酒浸、远志肉、萸肉去核、巴戟去心、白茯苓、北五味、石菖蒲、肉苁蓉、楮实、杜仲炒、茴香各二两，熟地一两五钱，枸杞一两五钱。

上为末，炼蜜和枣泥丸。每服五十丸，温酒或盐汤下。日三服，食前服。每晚另室睡一年，少则八个月。

种子神效方

真鱼鳔（一斤，切片，牡蛎粉炒成珠），银杜仲（八两，去皮，盐水炒），白当归（八两，酒洗，晒干），白莲须（八两，拣净，不炒），肉苁蓉（八两，去甲，酒洗净，晒干），菟丝饼（八两，去灰土炒，酒煮晒干），沙苑蒺藜（八两，乳盐、童便、老酒各炒三两）、巴戟肉（八两，去骨酒炒），淫羊藿。

毓麟珠　治妇人气血俱虚，经脉不调，或断续，或带浊，或腹痛，或腰疼，或饮食不甘，瘦弱不孕。服一二斤，即可受胎。凡种子诸方，无以加此。

人参、白术、茯苓、芍药酒炒各二两，川芎、甘草各一两，当归、熟地、菟丝子各四两，杜仲酒炒、鹿角霜、川椒各二两。

上为末，炼蜜丸如弹子大，每空心嚼服一二丸，酒汤送下。或为小丸吞服亦可。

陈修园曰：水与土相演而生草，脾与肾相和而生人。菟丝子脾肾兼补而能使水土不戾，毓麟珠取之为君，所以奏效如神也。菟丝子可用八两，以菟丝多子，故能令人有子也。

妊孕之原理

按褚澄云：血先至裹精则生男，精先至裹血则生女。阴阳俱至，非男非女之身。精血散分，骈胎、品胎之兆。历代妇科多宗之。此种邪说，全属不经之谈，不可为训，不思此事人人俱极明了，为问交媾之时曾有血出者乎？交媾出血，乃病也，知其为病，则裹精、裹血之说不攻自破。其在《易》曰：男女媾精，万物化生。《阅微草堂》云：胎者，两精相搏，翕合而成。媾合之际，其精既洽，其精乃至。此化生自然之妙用，非人力所能为也。依此两说，则男女均系以精相洽，明较著今，以东西洋诸说互勘之。

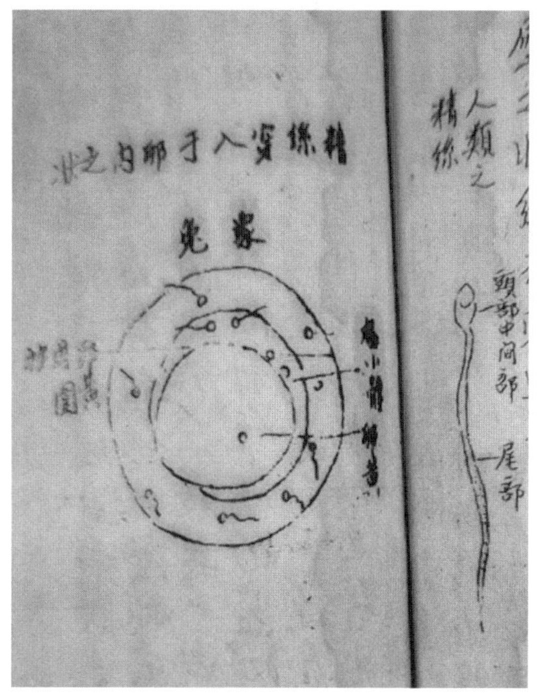

妊孕作用者，乃卵子与精丝相会合而生，胎儿之基础之现象也。此卵子与精丝之会合，通常皆以交合为媒介，即交合时射入腔内之精液，合有多数之精丝。据罗特斯之计算，谓一次之精丝含有二亿二千六百万余之类。该精丝之一部，虽遭酸性之腔液而死灭，其他则入子宫口内，次第上升，而至于喇叭管。同时由卵子亦下降而至喇叭管，其时遂接触融合而妊孕以成。而二者之融合，自子宫迄于卵巢，固随处皆宜，且按之解剖的构造，喇叭管外三分之一凹陷与皱襞特多，意者精丝行抵此部，即少住须臾，以待卵子之会合。迨妊孕成，则卵子因纤毛运动，与筋壁之收缩，被输送于子宫，而附着于其粘膜焉。如图所示。

辨　胎

《素问》：妇人足少阴脉动甚者，妊子也。按：此节张寿颐笺疏主动与滑二义，以动兼淤聚而言，滑兼爽利而言，谓各有至理。然总以流利滑疾者为多，即气体较虚，不大流利，亦每见滑数之状。阅历久者自知。

又曰：阴搏阳别，谓之有子。沈尧封曰：尺脉搏击，与寸迥别，则有子之兆也。据张寿颐笺疏，谓此节仍主尺中立论，则动甚妊子，作手太阴者，岂非讹误。依锡璜所经验，手太阴确无动脉，然有孕则左寸每见滑数，细心诊察，自能明了。

又曰：何以知怀子之且生也。曰：身有病而无病脉也。

张寿颐曰：身有病者，谓妇人不月，岂非病状！且多有食减呕恶之症，亦是病征。但以脉察之，则调而有序，不见其病，是为怀子无疑。凡恶阻之甚者，食减神疲，病状昭著，然脉必无恙，临证以来，确乎可据，始知经说之精。

璜按：妊孕，脉多滑利，在他证为病脉，在妊孕为正脉，故曰无病脉。

西说：妇人妊娠之后，固有种种之变化易诊察，然设患其他疾病，亦有发相似之证候者，故欲决其果为妊娠与否，须先区分之为三种。其一曰不确症，妊娠有生殖器以外之变化，如神经、消化器、泌尿器、循环器、呼吸器、皮肤等之异常是也；其二曰疑症，妊妇现生殖器之变化：一向来月经调顺忽一旦停止，二子宫大而且变软，三阴户温暖异常湿润，四乳房加大，五闻有子宫杂音；其三曰确症，一得闻胎儿之心音，二得闻有脐带杂音，三得闻有胎动之音，四触知验胎儿之各体部。

妊妇之摄养法

妊妇之摄养法有十：

一曰饮食物之摄生。妊娠中之生活法，自以不变平者之习惯为佳，故一切饮食物，可仍其旧，但勿过量，晚餐须常择易消化之食物，用其小量，大豆菜豆类、芋类等不消化物，芥子、胡椒、辣椒等香辛之物，未熟之蜜柑等酸味甚之果物，以及强烈之酒类、浓厚之茶咖啡等，均属有害，犹宜避之。妊妇所欲之食物，必须择其无害者。妊妇呕吐之时，宜用易消化之食物，分数次与之为佳。如在早晨呕吐，当于其未起床前进牛乳或其他滋养品，食后经一时，方令起床。

二曰二便之摄生。妊妇患便闭者，十有八九，务须营室外之运动，并食已热或煮熟之果实，早晨、卧前、日中，每距一定之时刻，当使饮清水一杯，空腹时尤妙。如尚秘结不通，则须温肥皂水灌肠，或延医诊治，投以下剂。尿在妊娠之第四个月，及第十个月，颇有频数之感，则须随时排泄。若欲溺而强忍之，大为不宜。

三曰事务之摄生。亦须依向来之习惯，一如平日营为。然须避其过甚者，在妊娠三四个月间，最易半产，故须特别留意。

四曰运动之摄生。妊妇运动，最须适宜。当于每日，定相当之时间，出屋外散步。久坐久卧，与常在室中操作，均能使消化不良，大便秘结，或患痔疾，或致不眠，或来神经过敏诸症。余若奔驰、荷重等事，亦皆有害无益。

五曰睡眠之摄生。睡眠最须适度，且须有一定之规则。然设过于贪眠，则又有血行障害、消化不良诸症，不可不戒。

六曰精神之摄生。妊妇最须安静，以保养其精神，或有以临产为虑，务须善言慰勉之。若辄语以不幸之事，妊妇因而剧动精神，则胎儿必有危险也。余若恐惧、惊怖、愤怒及异常之怨喜，均当留意避之。

七曰衣服之摄生。妊妇之衣服，首须稍带温暖，次则必须宽大，毋使胸腹有束缚之弊。又在妊娠之后半期，并须施适宜之腹带。

八曰身体之摄生清洁，亦至要之事。妊妇每日宜温浴一次，但为时不可过久，浴汤亦不可过热，否则子宫有收缩之虞。在虚弱家浴后，必须安静一时，发须常理，里衣等须常浣濯。外阴部至妊娠末期，每日须用微温水洗涤二三次。

九曰交接之摄生。交接能使子宫充血而患小产，故自受妊至第八星期，或十六星期以后，便须禁绝房事。若妊娠末期，更不可轻易犯之。不然，产褥热及他诸病患，俱难免也。其屡屡半产者，益当慎之。

十曰乳房之摄生。妊娠乳房，最须保持温暖，且勿受衣服压迫，每日须冷水洗涤乳头，并以指摘起，或则常搽以火酒，令该部之皮肤强固。

妊孕胎儿发育之状况

胎儿当发育之初，仅渺小如一蛴螬，既乃具身体各部而成人形。其发育也，至有秩序，故受胎后，经若干月之胎儿，可得而断定焉。在妊娠第一个月之末，胎儿身长仅二三分，屈曲殊甚，有圆头及尖锐之尾，眼在头之两侧，微显暗色之点，全体大如鸠卵。第二个月之末，胎儿身长一寸三分许，两眼尚为圆凹窝，鼻孔、耳孔、口裂已成形，四肢略具，渐生关节，全体大如鸡卵。第三个月之末，胎儿身长二寸九分余，眼裂已见，手指足趾俱能辨认，躯干四肢亦渐分明，全体大如鹅卵。第四个月之末，胎儿身长约五寸二分八厘，指趾各具爪甲生，外阴部男女可别，间能微动。第五个月之末，胎儿身长八寸二分半，头有发，肤有毳毛，能活泼运动，妊妇觉之。第六个月之末，胎儿身长九寸九分，目微开，皮下始生脂肪，全体覆带黄色之胎脂。第七个月之末，胎儿身长一尺一寸五分半，体重二十六两，面多皱纹，俨如老者。此时产下，啼泣声微，略能哺乳，体甚虚弱。第八个月之末，胎儿身长一尺三寸二分，体重四十两，肤赤而瘦，多毳毛，面部尚皱纹，爪甲软而薄，手足短，脐带自腹中央向下依附，男女阴囊，无睾丸，女则自大阴唇间突出小阴唇。此时产下，泣声尚低，常就眠，体易冷，吸乳力尚弱。第九个月之末，胎儿身长一尺四寸八分半，体重六十五两，皮下脂肪加多，筋肉十分发育，故全身稍丰满，手足亦较圆，皮肤之红色渐退。此时产下，大都生存。第十个月之末，胎儿身长一尺六寸半，体重七十八两，发育完全，躯体丰圆，毳毛尽脱。此时产下，谓之成熟胎儿。

子　痫(附中风厥逆)

沈尧封曰：妊妇病源有三纲，一曰阴亏，人身精血有限，聚以养胎，阴分必亏；二曰气滞，腹中增一障碍，则升降之气必滞；三曰痰饮，人身脏腑接壤腹中，遽增一物，脏腑机括为之不灵，津液聚为痰饮。知此三者，庶不为邪说所惑。妊妇猝倒不语，或口眼歪斜，或手足瘛疭，皆名中风。或腰背反张，时昏时醒，名为痉，又名子痫，古来皆作风治。不知卒倒不语，病名为厥，阴虚失纳，孤阳逆上之谓。手足瘛疭，或因痰滞经络，或因阴亏，不吸肝阳，内风暴动。至若腰背反张一症，临危必见戴眼，此乃肝风上逆，经脉缩急。治此当润血养肝，以重镇肝逆为主。胎前病阳虚者绝少，慎勿用小续命汤，致滋他变。

王孟英曰：阴虚气滞，二者昔人曾已言之，痰饮一端，可谓发前人所未发，因而悟及产后谵妄等症，诚沈氏独得之秘，反复申明，有功后学不少。

张寿颐曰：妊身阴虚，以精血凝聚下元，无暇旁及，致令全身阴分偏于不足，至理名言，必不可易。颐因此悟及子痫发痉，即从此“阴虚”二字而来。

盖痫症痉厥，猝然而作，亦可倏然而安，近人脑经病之真理，早已发明，已是万无疑义。颅脑神经之所以为病者，无非阴不涵阳，肝气上逆，冲激震荡，扰其神经，以致知觉运动，顿失常度。若产后得此，明是阴夺于下，阳浮于上，其理易明。独妊娠之时，真阴团结，必说不到“阴虚”二字，何以阳亦上浮，至于此极？今得尧封“精血有限，聚以养胎，阴分必亏”三句，为之曲曲绘出原理，乃知阳之所以升浮者，正惟其阴聚于下，有时不得上承，遂令阳为之越，发生是证。然究属阴阳偶尔乖离，非真阴大虚者可比，则阳气暴越，能升而亦能降，所以子痫病自动亦即自安，不为大患，与其他之癫痫降作有时，恒为终身之痼疾者不同。尧封“阴虚失纳，孤阳逆上，及阴亏不吸肝阳，内风暴动”四句，说明痫痉根源，早已窥透此中症结。至于猝倒不语、口眼歪斜、手足瘛疭、反张戴眼等症，亦属脑神经变动。溯其原因，乃肝风挟痰滞而发，所以病起之时，无不口涌稀痰。柔润熄风，佐以化痰，肝逆即安，痰亦随降。尧封取钱鹄云法以治此症，百试百效，诚为卓识。末谓弗用取小续命汤，所见最真。凡吾同道，不可不书诸绅，无论昏瞆歪斜、不仁不遂、痉厥瘛疭、癫痫谵妄，苟投续命，必为催命之符。王孟英谓痰饮一端，沈氏独得之秘，洵是确论。子痫痉厥，产后昏冒，类多由此。其实皆虚阳挟痰上逆，所以沈氏蠲饮六神汤一方，最多奇效。

沈尧封曰：钱鹄云正室，饮食起居无恙，一夜连厥数十次，发则目上窜，形如尸。次日又厥数十次，至晚一厥不醒。以火炭投醋中，近鼻熏之不觉。切其脉，三部俱应，不数不迟，并无怪象。诊毕，伊父倪福增曰：可治否？余曰：可用青铅一斤，化烊，倾盆水内捞起，再烊再倾。三次，取水煎生地一两，天冬二钱，细石斛三钱，甘草一钱，石菖蒲一钱，服。倪留余就寝书室，晨起见倪复治药，云昨夜服药后至今只厥六次，厥亦甚轻。故照前方再煎与服，服后厥遂不发。后生一子，计其时，乃受胎初月也。移治中年，非受胎者亦屡效。

张寿颐曰：猝厥一症，总是阳气上浮，冲激脑经，所以顷刻之间能失知觉运动。其脉有变，有不变；有伏，有不伏。其肢体亦有冷有不冷，病情与痫症大同。但猝厥者无涎沫，痫必有涎沫，故治痫必兼涤痰，治厥可投滋腻养阴，兼顾其本，而必赖潜阳镇坠之品，始克有济。则是症必无二治，其脉之不皆伏，亦以脑经为病，本与血管无涉。大抵脉不伏而肢温者，其症尚轻；脉伏绝而肢冷者，其症为剧。是其神经之激动尤甚。更进一步，则《素问》之所谓气不返者死矣。尧封此案，以青铅水煎汤，正合镇定风火，使不升腾之意。所以覆杯得效，如鼓应桴。此症之发于初结胎期者，则以真阴凝聚于下，不暇他顾，致令孤阳无宅，俄顷飞扬。既得青铅摄引，而复峻养真阴，标本双顾，所以定厥，而并无碍胎之虑，宜为子痫卒厥之无上神丹，自谓屡效，必非虚语。

瑸按：此方余用以治子痫二人，皆效。尧封之说良然。

吴门叶氏治一反张，发时如跳虫离席数寸，发过即如平人。用白芍、甘草、紫石英、炒小麦、南枣煎服而愈。

张寿颐曰：叶氏此案，石英镇纳，合甘、麦、枣、芍柔润养液，与上条尧封用药异曲同工。读此可悟，善学古人者，正当师其意而不必拘其方。

沈尧封曰：痰滞经络，宜二陈汤加胆星、竹沥、姜汁。

瑸按：治子痫，前两方为佳。但有痰滞者，用以消痰亦有小效。若以此为能愈痫，则未敢信。

恶　阻

《金匮》曰：妇人得平脉，阴脉小弱，其人渴不能食，无寒热，名妊娠。于法六十日当有此症。设有医者治逆，却一月，加吐下者，则绝之。

沈尧封云：楼全善云恶阻谓呕吐、恶心、头眩、恶食、择食是也。绝之者，谓绝止医药，候其自安也。

张寿颐曰：恶阻是胎元乍结，真阴凝聚，不得上承而虚阳上越，故为呕吐、恶心、头眩、恶食等症。但阴结于下，阴脉当沉实，而不当小弱，《素问》谓少阴动甚，亦是有力搏击之状，即未必是妊。《金匮》乃谓阴脉小弱者为妊孕，殊不可晓。所谓六十日当有是证，言六十日当有之，不必拘定六十日也。凡恶阻早者，珠胎乍结才十余天，即有见症。迟者或发见于三四月后。有逐月或作或止者，有连举数胎而不知不觉者，总随其妇人之体质而异，即治之应否，亦各有不同。其应手者，三五剂即大效；其不应者，虽变尽方法而呕不可止。停药一说，虽似有理，其实停药而不能自安者，亦正不少。

沈尧封曰：费姓妇怀妊三月，呕吐饮食，服橘皮、竹茹、黄芩等药不效，松郡车谓津用二陈汤加旋覆花、姜皮水煎，冲生地汁一杯，一剂吐止，四剂全愈。一医笑曰：古方生地、半夏同用甚少，不知此方即《千金》半夏茯苓汤，除去细辛、桔梗、芎䓖、白芍四味。又曰：呕吐不外肝胃两经病，人身体脏腑本是接壤，怀妊则腹中增了一物，脏腑机括为之不灵，水谷之精微不能上蒸为气血，凝聚而为痰饮，窒塞胃口，所以食入作呕，此皆胃病。又妇人既娠，则精血养胎，无以镇纳肝阳，则肝阳易升。肝之经脉夹胃，肝阳过升，饮食自不能下，此是肝病。《千金》半夏茯苓汤，用二陈，化痰以通胃也；用旋覆，高者抑之也；用地黄，补阴以吸阳也；用人参，生津以养胃也。其法可谓详尽。至若细辛亦能散痰，桔梗亦能理上焦之气，芎䓖亦能宣中焦之滞，未免升提。白芍虽能平肝敛阴，仲景法胸满者去之，故车氏皆不用。斟酌尽善，四剂获安，有以也。

又曰：蔡姓妇恶阻，水药俱吐，松郡医用抑青丸，立效。

黄连一味为末，粥糊丸麻子大，每服三四十丸。

又曰：肝阳上升，补阴吸阳，原属治本正理。至肝阳亢极，滴水吐出，即有滋阴汤药亦无所用，不得不用黄连之苦寒，先折其太甚，得水饮通，然后以滋阴药调之，以收全效。

王孟英曰：左金丸亦妙。

璜按：恶阻，用苏叶六分，黄连五分，水煎，多服数次，屡效。余尝治一张姓妇，妊已五六个月，呕吐两月余不止，点滴水饮入口即吐痰水，不饮亦然。形销骨立，两目亦陷，百药不效。余仿用车氏法，加人参、黄连、苏叶、生地调养，遂不再作。

子　烦

丹溪曰：因胎元壅郁热气所致。

沈尧封曰：子烦病因，曰痰、曰火、曰阴亏。因痰者，胸中必满。仲景曰：心满而烦，宜瓜蒂散。此是吐痰法。妊妇禁吐，宜二陈汤加黄芩、竹茹、旋覆花。阴亏火盛者，仲景黄连阿胶汤，最妙。

张寿颐曰：烦是内热，心烦闷闷不乐，亦以阴聚于下，不得上承，虽属阴虚火扰，但挟痰者十恒七八，黄连温胆汤、蠲饮六神汤皆佳。

璜按：加入竹茹、焦栀子尤妙。

子　悬

严氏紫苏散

许叔微曰：治怀胎逆上，胀满疼痛，谓之子悬。陈良甫曰：妊至四五月，君相二火养胎，热气逆上，腹满痞闷，名曰子悬。用此加黄芩、山栀之类。一方无川芎，名七宝散。许叔微云：六七月子悬者，用之数数有验，不十服，便近下。

方用：紫苏一两，腹皮、人参、川芎、桔皮、白芍、当归各三分，甘草（一分，锉）。分三服，水一盏，生姜四片，葱白煎，去渣服。

徐蔼辉曰：宜去川芎，以避升提。

张寿颐曰：子悬是胎元之上迫，良由妊妇下焦气分不疏，腹壁逼窄，所以胎渐居上而胀满，疼痛乃作。《济生》紫苏散，用紫苏、腹皮、橘皮、芎、归疏通下焦之气，再加姜、葱，亦是通阳作用，不可认作发散通套。程钟龄《医学心悟》解释保生无忧散一方，谓全用撑法，故使易产。颐谓严氏此方，亦是撑法，令其腹壁开张，而胎自安于故宅。惟其分两甚轻，故疏张而无扰动之虑。陈氏不用川芎，徐蔼辉谓其嫌于升提，洵是确论。但本方只用三分，开展气机，亦无不可。若不知此理而重用之，则大谬矣！

沈尧封曰：郁姓妇，怀妊九月，偶因劳动，遂觉腹痛，胎气渐升，至胸中，抑塞不通，忽然狂叫咬人，数人扶持不住，病名子上撞心，即子悬之最重者。用旋覆花代赭石汤，去参、枣，连灌两剂，胎堕得生。又一妇，亦如之，服前药，胎堕而死。

张寿颐曰：此诚是子悬之重症，上逼太甚，竟致神志为蒙。此非重剂镇堕，复有何药可以救急？胎之堕否，本已不暇兼顾，即使堕胎而母命难全，亦只有尽人力以听气数而已。颐谓代赭石入煎剂，尚非末子冲服可比，亦未必皆堕胎。果有急症，不妨借用。此时母命极危，更不当疲药塞责，并此一线可生之机而绝之也。又按"升至胸中"四字，终是言之太过，胎在腹中，必不能撞破膈膜，直犯心主。

璜按：胎气上升胸中，言其气耳。厥阴为病，气上撞心，岂必有物撞破膈膜耶？前说未免着迹。

又按：此等症危在顷刻，恒有胎不堕而陨命者。余治陈氏妇，用前方而竟不效，究之，赭石必不能堕胎。近人张寿甫已力辨之。

李氏曰：子悬症，火盛极，一时心气闷绝而死。紫苏饮连进可救。若两尺脉绝者，有误服动胎药，子死腹中则增寒，手指爪甲俱青，全以舌为证验，芎归汤救之。此外更有气逆之甚，因而作晕，名曰子眩。亦用前紫苏饮治之。然子眩，亦有由脾虚挟痰者，宜用六君子汤。若顽痰闭塞，脾气不虚者，二陈汤加竹沥、姜汁。虚实之间，尤当细辨。

附　案

王孟英曰：戊申秋，荆人妊八月而患咳嗽，碍眠，鼻衄如射，面浮指肿，诸药不应。谛思其故，素属阴虚，内火自盛，胎因火动，上凑心胸，肺受其冲，咳逆乃作。是不必治其嗽，仍以子悬治之。因以七宝散去参、芍、生姜，为其胸满而内热也，加生石膏以清阳明之火，熟地黄以摄根蒂之阴，投匕即安。今年冬仲，亦以八月之娠而悲哀劳瘁之余，胎气冲逆，眩晕，嗽痰，脘胀，便溏，苔黄，口渴，予蠲饮六神汤去胆星、茯神，加枳实、苏叶、大腹皮以理气开郁，黄芩、栀子、竹茹以清热安胎。一剂知，二剂已。凡子悬因于痰滞者，用此法，应如桴鼓。

妊娠肿胀

沈尧封曰：妊妇腹过胀满，或一身及手足面目俱浮，病名子肿，或名子气，或名琉璃胎。但两脚肿者，或名皱脚，或名肥脚。名色虽多，不外有形之水病与无形之气病而已，何则？胎碍脏腑，机括不灵。肾者，胃之关也，或关门不利，因而聚水。或脾不能散精行肺，或肺不能水精四布，此有形之水病也。又腹中增一物，则大气升降之道窒塞，此无形之气病也。病在有形之水，其证必皮薄色白而亮；病在无形之气，其证必皮厚色不变。说见《内经·胀论》，细玩自明。更有痰滞一症，痰虽水类，然凝聚质厚，不能遍及皮肤，惟壅滞气道，使气不宣通，亦能作肿。其皮色亦不变，故用理气药不应，加化痰之品自获效。

张寿颐曰：妊身发肿，良由真阴凝聚以养胎元，而肾气不能敷布，则肾中之输尿管无权，遂致水道不通，泛溢莫制。治当展布肾气，庶几水行故道，小溲利而肿胀可消。此惟仲景肾气丸，最为正治。但附子最是碍胎，苟非症实危急，慎弗轻率援用，以贻口实。其头面肿者，则肺气不降，上源不清，而水道亦不利，则当开宣肺气，复其肃降之常，面即不浮。

璜按：治水肿常法，古人每以填实在下、清肃在上为要图。填实在下，即肾气丸加减是也；清肃在上，即叶天士方所云开降肺气是也。其方用紫菀、苦仁、茯苓、枇杷叶、桑皮、冬瓜子、滑石等类，以治肺气不降而面肿者颇效。但近岁患水肿症，由湿热者十常七八，尤当取用黄柏、知母、绿豆衣等，随宜加减出入，累效。肾气丸竟有全不可用者。

千金鲤鱼汤　治妊娠腹胀满，或浑身浮肿，小便赤涩。

沈按：此治有形之水也。以腹胀满为主，身肿溺涩上加一“或”字，乃或有或无之词，不必悉具。

陈良甫曰：胎孕至六个月，腹大异常，此由胞中蓄水，名曰胎水。不早治，恐胎死，或生子手足软短，宜千金鲤鱼汤。盖鲤鱼归肾，又是活动之药，臣以苓、术、姜、橘，直达胎中去水，又恐水去胎虚，佐以归、芍，使胎得养。真神方也。

当归、白芍各一钱，茯苓一钱五分，白术二钱，橘红五分，鲤鱼（一尾，去鳞肠）。

作一服，白水煮熟，去鱼，用汁一盏半，入生姜三片，煎一盏，空心服，胎水即下。如腹闷未尽除，再合一服。

天仙藤散　治妊娠自三月成胎之后，两足自脚面渐肿至腿膝，行步艰难，喘闷妨食，状似水气，甚至足指间出黄水者，谓之子气。此元丰中淮南名医陈景初制也，本名香附散。后李伯时更名天仙藤散。

按：此理气方也，脚面渐肿至腿膝，并足指间黄水出，是水与气同有之证。不得则谓之气病，必皮厚色不变，方是气病，用此方为对证。

天仙藤（即青木香籐，洗，略焙），香附（炒），陈皮，甘草，乌药，木香。等分锉末。每服五钱，加生姜三片、苏叶五叶，水煎，日三服，肿消止药。

张山雷曰：是方专从气分着想，意谓气得通调而肿可自愈。然方下则谓三月成胎之后，脚肿至膝，甚至喘闷妨食，足指间出水，则水之泛滥甚矣，岂仅理其气所能有效？沈尧封谓必皮厚色不变，方是气病，用此为对症，乃是认症要诀。

璜按：治妊妇之水肿，审其非由湿热者，行气补气，最易得效。余二十余岁时，治西驿林氏妇，年三十许，妊娠七月，而周身肿势甚大，以手按之，肉如烂绵，眼胞肿至不能开合，不见眼睛。余遵《冷庐医话》法，令其每次用生黄芪二三两、糯米三钱煎汤服，日夜数服，竟服黄芪四斤余，不二十日而水肿全消。届胎气临月，竟产一男，母子均无恙。乃叹黄芪能行气，气行则水行二语，的有妙悟。

妊娠经来

虞天民曰：或问妊妇有按月经行而胎自长者，有三五个月间而其血大下，而胎不坠者，或及期而分娩，或逾月而始生，其理何欤？曰：按月行经而胎自长者，名曰盛胎。其妇气血充盛，养胎之外，其血有余故也。有数月之胎而血大下，谓之漏胎。因事触胎，动其冲脉，故血下而不伤子宫也。然孕中失血，胎虽不坠，气血亦亏，多致逾月不产，曾见十二三月，十七八月，或二十四五月生者，往往有之。俱是气血不足，胚胎难长故耳。凡十月之后未产者，当大补气血以培养之，庶无分娩之患也。

张寿颐曰：花溪老人此论分别有余不足，甚是明析，谓逾月不产，因于不足，宜用培养一层，洵是要诀。纵使其人本未漏胎，而既以逾期不生，母气不旺，亦复何疑。

李氏曰：胎漏自人门下血，尿血自尿门下血。

张寿颐曰：此胎漏与溲血之辨别处，一由精窍，一由溺窍。此惟患者有能知之，非善问不可。然闺中人赧于启齿，即问之，亦不易得其详。则下条萧氏一说，尤握其要。

萧赓六云：胎漏下血，频出无时；尿血，溺时方下，不溺则不下。

沈尧封曰：尿血，小蓟饮子妙。

张寿颐曰：溺血多膀胱蕴热，清热利水是也。然在妊身则伤胎之药，宜避。

王孟英曰：怀孕屡漏之后，气血耗伤，有迟至三四十月而生者。若妊娠带下，多主生女，亦大不然也。吴酝香大令五令媳，素患带，婚后带益盛，继渐汛愆，医皆以为带所致也，久投温涩无效。余诊之，脉甚滑数，以怀麟断，清其胎火而愈。及期果诞一子。

张寿颐曰：带下属热者多，是必有脉症凭。俗子辄认为虚，本极可笑。

子淋转胞

妊妇淋曰子淋，小便不出曰转胞。子淋，小便频数，点滴而痛。转胞，频数，出少不痛。淋属肝经阴亏，转胞因胎大压住膀胱，或气虚不举。但投通利，无益于病。

治法

子淋汤

生地、阿胶、黄芩、黑山栀、木通、甘草。水煎服。

转胞宜用人参、川芎、黄芪、升麻，大剂煎服，以举其胎。盖胎一举，则转胞自疏，水道自通利也。

妊身腹痛

《金匮》曰：妇人怀妊，腹中疠痛者，当归芍药散治之。

当归三两，芍药一斤，茯苓四两，白术四两，泽泻半斤，芎劳三两。上六味为散，取方寸匕，酒和，日三服。

又曰：妊娠腹中痛为胞阻，胶艾汤主之。

芎劳、阿胶、甘草各二两，艾叶、当归各三两，芍药四两，干地黄六两。上七味，水五升，清酒三升合煮，取三升去渣，纳胶令消尽，温服一升，日三次。

徐蔼辉曰：严氏用治胎动漏下、经漏腰痛、腹满抢心、短气加黄芪。讱庵亦谓妊娠下血，腹痛为胞阻，主此汤。又曰：又方阿胶一斤，蛤粉炒，艾叶数茎，亦名胶艾汤。治胎动不安，腰腹疼痛，或胎气上逆，漏血腹痛。

张寿颐曰:《金匮》胶艾汤为真阳不足,虚寒气滞之神丹,补阴和血,行气温经,选药精当,不仅专治妊娠之腹痛,凡气血不足,滞而腹痛者,无往不宜。尤在泾《金匮心典》谓妇人经水淋沥,及胎前产后下血不止者,皆冲任脉虚而阴不能守也,是惟胶艾汤为能补而固之。有芎、归能于血中行气,艾叶利阴气,止痛安胎,故亦治妊娠胞阻。胞阻者,胞脉阻滞血少,其气不行也。由血液虚寒而气行不利,故有淋沥腹痛等病。是方温和流动,补而不滞,尽人所知。而腹之所以痛者,亦由阴气耗散所致。在泾"阴不能守"四字,大有可味,芍药纯阴,能收摄溃散耗乱之阴气,故治淋沥下血,非仅为血虚家定痛之良剂。宋人《局方》四物汤,世咸知为女科通用要药,岂非即从此方脱化而来。盖芎劳升发之性甚烈,古用阿胶,恐其太滞,故以芎之灵通疏散者,相辅而行,颇有妙用。若胶艾汤去阿胶,则芎性太走,最宜斟酌。徐氏引用胶艾汤,独用胶艾,亦是太笨,不足法也。

又曰:怀妊六七月,脉弦发热,其胎愈胀,腹痛恶寒者,少腹如扇。所以然者,子脏开放也。当以附子汤温其脏。

尤在泾曰:脉弦发热,有似表邪,而乃身不痛腹反痛,背不恶寒腹反恶寒,甚至少腹阵阵作冷,若或痛之者。所以然者,子脏开不能合,而风冷之气乘之也。夫脏开风入,其阴内胜,则其脉弦发热,且为格阳矣。胎胀者,胎热则消,寒则胀也。然则附子汤温里散寒之意,概可推矣。

张寿颐曰:此妊身内脏受寒腹痛之症治,然附子堕胎,为百药长,必不可轻试,即……[①]

① 以下原缺。

附录　妇科课外读物三篇

一、释症瘕病[①]

（见《金匮要略》妇人妊娠病第二节）

按：《金匮》此节颇费辞解，先儒注释皆以为经断即是受孕，胎动真为胎动，听之实际，症瘕已阻碍于中，何得安然受孕？且胎仅三月，亦无动在脐上之理也。昔同学某君曾以此为问，余当时未之能答，因思此节文字若不明了，则此病不得而识，而桂枝茯苓丸亦终不得而用。爰检古来各家注解，亦不得要领，偶阅时贤高君思潜之著述，乃至此节完全为胎症对勘之文。盖仲景恐人误症作胎、误胎作症，故两两比较之，既借症以明胎，即因胎而识症，有丁宁示人之意至矣。至本节文字，当分三段，今依高君之旨，逐段解之如次。

（一）妇人宿有症病，经断未及三月而得漏下不止，胎动在脐上者，此为症瘕害。

症为子宫之病，由于瘀血停留，郁结成块所致。既久而称宿病，则经水或前或后，或闭或通，原为常事。此其所以经断未及三月而复漏下不止也。云胎动者，非胎动也，乃症动也。症在脐上，故动亦在脐上。若是属胎动，则三月之胎应在脐下，动亦应在脐下也。既为症动，而曰胎动者，以其动之异常，有似乎胎也。故曰此为症瘕害，明其非胎矣。此以胎动应在脐下，勘出动在脐上下者，乃症而非胎，为第一段。

（二）胎六月动者，前三月经水利时，胎也。

经断原有胎与衃之异，若欲知其的证，必由今之三月上溯前之三月，统共以六月为准。若娠六月动者，问而知其前三月经水顺利应时而无前后差，其经断即可必知其为胎也。（以上浅注语）此以断经前经水顺利者为胎，勘

① 《释正瘕病》：又题《金匮要略妇人妊娠病篇第二节新解》，高思潜撰写，刊登于《中医杂志（上海）》1923 年第 9 期。

出宿有症病而经断者为非胎，为第二段。

（三）下血者，后断三月，衃也。所以血不止者，其症不去故也。当下其症，桂枝茯苓丸主之。

妊娠下血，事或有之，然以前三月，既因宿有症病而经水不利，则今之经断后复漏下不止者，为后断三月中所积之衃而非胎明矣。此承第一段而说明之，以与第二段对勘，为第三段。

二、小　产

西医谓妊娠十八星期以后，胎盘与子宫之粘连始坚固，是以小产之事，在十八星期以前为多云云。至其原因分述如下：

甲、中说

或因娠妇冲任气虚，不能滋养于胎，胎气不固，或跌扑闪坠，致气血动损，或因热病湿疟之类，或因悲哀、忧恐、暴怒，或劳力等，皆令半产（半产即小产）。

乙、西说

其病原分属父、属母、属胎三者，兹述产科专家吴陈懿女士之言如下：（甲）属"父"者。因梅毒、体弱、结核病、年老、房事过度等；（乙）属"母"。其原因与父同，另有恐病症而致者，如因病而致体温过高与血改变，或因外伤，或劳力过度，或坐车受震，或因情感，或因屡患小产之习惯性者等。属于局部之患者，如子宫差位，与盘内之组织炎、子宫内膜炎、子宫发育异常等；（丙）属胎者。绒毛膜败变、羊水过多、胎盘位置异常等，均足致其小产。小产之预兆，若无月经而已显孕娠之征状者，忽现腹痛又如行经者，须当防其为流产。

丙、治法

小产之原因，除因花柳病，须实行根本疗法外（小产之原因中，以夹有花柳病为最讨厌、为最难治。其实不但小产，即其他各病，单纯者皆较易治。夹有花柳，则一时不易肃清，感觉麻烦），其余可选下列各方试之，殊有益而无损也。

（A）验方一：有署名玄中者，于诸济医刊发表一文，题曰"小产经验录"，其方至佳，兹介绍其原文如下。

小产一症，世乏良方。拙荆小产共八胎，中西医均乏善策。嗣后由友人介绍一保胎良方，自受服起至过小产时期止，果安好，连产三女，大小平安，产妇身体亦较前清健。嗣后再孕，停止不服，即产一男。据云此方虽保胎，服后多半产女，然产妇大产二三次，本可不必再服，缘小产惯性业已除去也。兹原方抄录于后，请登入医刊，以飨世之同病者，则先生功德无量矣。

党参四两，炒白芍四两，续断一两四钱，首乌四两，炒枣仁四两，野术四两，淮山四两，当归身四两，杜仲四两，枣子二十枚，莲子十五粒。另加入黄牛鼻一个，烘干捣碎，入药为丸。每晨服二钱，忌用铁器。

此方大补脾肾，安和胎元，托住不堕，并可调经种子，虽未孕亦可服。不孕之妇服之，易于受孕，却有奇效，勿轻视之云云。

按：恽铁樵曰：小产方是验方，有效。产女说不通，中不确，当删。惟用此方能使妇人多产则确，大约因大半是补肾药之故。牛鼻，古方确视为神品，自今视之，自殆亦医者意也。缺此品，未尝不可。

(B)验方二：湘莲三十个，白安豆二十粒，日日淡煮食之(自成胎后服起，连服数月，可无小产之虞。此方平淡而神奇。余戚宾君曾试验数人，皆灵效，不可以其平淡而忽视之)。

(C)少腹逐瘀汤

小茴香七粒(炒)，干姜一分(炒)，元胡一钱，没[①]药二钱(研)，当归三钱，川芎一钱，官桂一钱，赤芍二钱，蒲黄三钱，正灵脂二钱(炒)。水煎服。

按：此方为王清任所制，见于《医林改错》内，其功用甚多。凡因子宫有瘀血而小产者，不可不服。

(丁)结论

薛立斋云：小产重于大产，盖大产如栗熟自脱，小产如生采，破其皮壳，断其根蒂也。但人往往轻视，死者多矣！《便产须知》亦云：小产不可轻视，其调养过于正产十倍可也云云。则小产后之一切调理当如产后法，不当忽视。

---

① 没：原作“復”，据《医林改错》改。

三、论产后偏用温补之非宜[①]

自来产后偏宜温补，匪独医者咸守为成法，即病家亦视为当然。考此风之始，始于元朝朱丹溪，继经明清赵养葵、武叔清、王节斋、万密斋辈踪事倡导，大张其义，以致流毒遗风迄今未戢，是不能不归咎于丹溪之始作俑也。

夫产后发热为最多见，故西医特立 *Kindbettfieber* 之名，译义为产褥热，以其热每由产褥中败血性创伤传染而起。故恒用水杨酸及安知必林等之解热剂以治疗。反观吾中医之主治，则非独参汤，即当归补血汤，或四物汤加干姜等方药。诸医一律，询其何以发热之理，则以阴虚阳浮对之。而病家亦觉切合病情，深信不以为异，讵知深受其弊者，产妇轻则其热逗遛不退，甚则致变热厥神昏。就余个人所见闻，已属不少，深慨赵、武等说之沉毒，其甚有如此。初非若辈所能料也，然赵、武辈之所造阴虚阳浮之说，实为倡导丹溪产后当以大补气血为先，虽有他证，以末治之，盖不然即无可用温补之地步矣。不知丹溪之说，由于误解《灵枢》，五禁篇之所谓新产及大血之后不可泻者，盖指针刺而言。丹溪即以其义一变而为方剂上之大补气血，可谓富于误解力者。不料既有误解《灵枢》之丹溪，复有误从丹溪之赵、武等人，以致误祸病家、误害后学，迄于今日而其风犹不少止，可慨也夫！

盖产后发热，每以恶露未降未停作蒸为多，西医原其因为败血性者甚是，投以温补，势必益其凝固，助其蒸热，其不当也甚明。况即以阴虚阳浮而言，亦宜甘寒育阴、咸寒潜阳，决不宜于温补。意者赵、武等人妙悟丹溪之大补气血为十全大补，因遂大倡温补之法。顾又碍以产后最多见之发热，未能断以虚寒，乃不得不造作阴虚阳浮之说以混之，而后学愈蒙蔽矣。他如产后腹痛、烦满及下利等症，漫投温补，更易措辞，是故偏用温补之风竟滋长而不息，岂知先圣立法固不如是也！《金匮》第二十一篇专论产后病脉证治，文凡十一节，共有九方，其为温补者，仅当归生姜羊肉汤，治产后血虚有寒、腹中疼痛者。余如小柴胡汤、阳旦汤、竹叶汤三方为和解剂外，攻泻剂有大承气汤、枳实芍药散、下瘀血汤三方，解热剂有竹皮大丸、白头翁汤加甘胶汤二方。比例而观，足见产后宜温补者少。况后人之温补，已非仲圣之所谓乎。至如石膏、白薇、芩、连、黄柏、白头翁、大黄、桃仁、枳朴、蔗虫等寒凉攻泻之峻品，病家亦觉骇闻，以为产后体虚，岂堪任此？盖其心目中早存舍温外不

---

① 《论产后偏用温补之非宜》：费泽尧撰写，刊登于《医学杂志》1924 年第 21 期。

足以语产后治也，要皆深中异说之毒耳！

余对于产后治疗，恒本仲景法，用经方加减，颇著成效。即如产后发热一端，每用竹皮大丸中之生石膏、东白薇二味为主，另加生杭芍、白茯苓为佐。如兼呕渴者，加用生竹茹、天花粉；如兼汗出者，加用生芪皮、橹豆花。投之辄愈。盖产后每以经血沸腾、脉气扰动之余，气血未复宁静常度，益以恶露未净，蒸热乃起。白薇入血分，石膏走气分，协消其蒸势，蒸不作而热自愈矣。妙在二药之虚性均不达子宫，故无碍于恶露，佐以苓、芍者，分消导下也。因信圣法经方，确有价值，惟有异说发兴，正道掩没，致让后起之西医反出一头地，宁无痛慨者乎！

或曰：若子之言，产后不宜偏用温补固矣，然有形之血不易速生，无形之气所当急固，君将何以为辞？余曰：是何言欤？万物化生，本于天然，女子生阴独多月事一种者，即为养胎乳子之供给料也。无孕之时则为废物，故按月排泄之。明乎此，产之一事，故无气血致虚之理，惟其体羸弱、气血不足者有之，要无关于产也。以言夫补，尔宜遵《内经》云“补之以味”，非取血肉之品不为功，仲景之所以用羊肉，大可法也。

温补非绝对不宜用于产后也，其症其脉苟属虚寒，亦当用之。此仲景所以特立当归生姜羊肉汤之一例也。惟不问虚寒与否，一味偏用，窃以为非宜。总之，医者治病宜以病之现象为主体，不宜以医之观念的标准，随证应变，庶无偏尤，当于圣法经方潜心研索，自得其权。若务求简易，徒以诸家异说之是从，鲜不滋生流弊者，是又不独产后证治为然也。

内科学讲义

吴锡璜　撰述
杨　柳　校注

内容提要

《内科学讲义》为厦门国医专门学校教材之一种。本书编写体例为：先论某类疾病之大意，次言病因、病机、症状，最后论诊断、用药及注意事项。卷首有吴瑞甫序言1篇。全书引《内经》《难经》《伤寒论》《千金方》《玉机微义》等历代医籍50余部，间有个人评论或不同意见，以“按语”形式说明之，并附录部分临床医案。根据吴瑞甫序言中列举的12种疾病，本书应当有12个部分，目前所见厦门国医专门学校油印本仅存“气病、血病、心肺脑病”3个部分，其余部分是缺失还是当时并没有撰写，目前情况不明。本书存厦门国医专门学校，油印本1册，不分卷，无目录。

目　录

内科学讲义

绪　言

传[①]曰：人之所病，病疾多；医之所病，病道少。夫疾而言多，则病情之错杂万变可知；道而言少，则医者之不足以应无穷之变又可知。况夫世代迁流[②]，病菌之媒介，又有加无已，往往昔之所无，而为今之所有者，仅能读《灵》《素》《伤寒》《玉函》《金匮》及汉唐以下诸书，尚未能变通尽利，矧[③]医者并此等书尚不能读，对症茫然，徒凭意想。其临病也，徒取通套之方[④]，勉强塞责，欲求其临床辨析，举天下之病，确有切实把握，难乎其难。此古所以有"学医人费"，谚所以有"肺腑而能语，医师面如土"之说也。今者五洲通市，东西洋各国对于医学，大率以国权[⑤]为提倡，而我国以四千余年经验之学，独不免瞠乎其后[⑥]，即旧学说沿讹袭谬，印在脑髓中，而不知救正[⑦]。如虚里穴为动脉发生，乃心房逼血流行之处，竟以为胃动脉。黄疸病为胆管肿塞，胆汁不通于胃，致溢于肌腠而成，竟以为湿热病。头风由积血作痛，竟以为偏风病。水肿之原，病有在心、在肺、在肾之分，竟谓五脏六腑皆有水病。他如胃痛而以为心痛，脾肿而以为痞块，胆淋作痛而以为腹痛，影响模糊，莫可究诘[⑧]。医学至此，尚忍言哉？窃以为我国如不欲整理医学则已，如欲振兴医学，当先取古今医籍，摘其纰缪，掇其精华，以所试必效之方，阐发其所以然之故，庶轩歧绝学得发挥而昌明之，以为我国光。兹特以管见所及，类次条目如下：

一、气　病

二、血　病

---

① 传：《史记》之《扁鹊仓公列传》。

② 迁流：流动。

③ 矧：何况。

④ 通套之方：惯用的格式的方。

⑤ 国权：政府之权力。

⑥ 瞠乎其后：形容落后极多。

⑦ 救正：纠正。

⑧ 究诘：追问原委。

三、心肺脑病

四、胃肠病

五、肝胆病

六、脾　病

七、肾脏病

八、膀胱病

九、二阴病

十、头部及七窍病

十一、肩臂足病

第一章　气　病

气病大意

第一，气者，氤氲浩火之元气。《内经》谓之宗气，又谓之大气。是气也，外以护卫皮毛、充实腠理，内以导引血脉，升降阴阳，周流一身，运行不息，在人身处最重要位置，故人非此气则无以生。统阅西医书，绝不言气，在西医之缺点也。

第二，不思气在血先。试观人以肺气通于天气，而心之运血即随之。脏腑之所以相生相养，而聚精会神者，悉在乎此。盛则盈，衰则虚，顺则平，逆则病，下陷则气随之亡而多猝死，气不綦重[①]矣乎。

内　因

百病皆生于气也。怒则气生，喜则气缓，悲则气消，恐则气下，寒则气收，热则气滞，惊则气乱，劳则气耗，思则气结，忧则气沉。凡七情之交攻，五志之间发，乖戾失常，清者遽变而为浊，行者抑遏而反止，营运渐远，肺失主持，气乃病焉。

外　候

气之为病，生痰动火，升降无穷，燔灼中外，稽留血液，为积为聚，为肿为毒，为疡为呕，为欬，为痞塞，为关格，为胀满，为喘呼，为淋沥，为便闭。为胸胁胀疼，为周身刺痛，久则凝结不散。或如梅核，窒碍于咽喉之间，咯咽不下。或如积块，攻冲于心腹之内，发则痛绝。

① 綦重：极为重要。

脉　法

下手脉沉，便知是气。沉极则伏，涩弱难治。大凡气病轻者，肺脉独沉；重者，六脉俱沉。又气病轻者，肝脉独弦；重者，脾脉亦弦也。

女人多气

男子属阳，得气易散；女子属阴，得气多郁。故男子气病少，女子气病多。况娇养纵妒，性偏见鄙，或孀媳婢妾，志念不伸，恚愤疑忌，抑郁无涯，皆足致病。

气症总结

调气之法：结者散之，散者收之，损者益之，逸者行之，上之下之，摩之浴之，薄之劫之，开之发之。气虚者掣引之，滞者导之，郁者扬之，热者清之，寒者温之。偏热偏寒者，反佐两行之。挟湿者，淡以渗之；挟虚者，补而养之。虚甚者，补敛之；浮越者，镇坠之。

气病变火

气本属阳，亢则成火，气有余便是火也。故滞气、逆气、上气皆是气得炎上之化。有升无降，蒸熏清道，甚至上焦不纳，中焦不化，下焦不渗，宜清降气道。若概用辛香燥热之剂，是以火济火也。

气病成痰

有寻常外冒四气，内着七情，或偏食厚味，致清浊相干，噫气少食，或痞或痛，此属气也。然有屡用辛温，暂开复结，愈劫愈滞，蔓延日久，为吞酸，为嘈杂，此乃气生痰之症也。若徒用香燥，则津液枯涸，痰凝血瘀，结成窠囊，为痛为呕，乃反胃噎膈之渐也。惟当平补调疏，使脾胃清和，则气道健行，痞塞白解。

气兼痰火

气与痰火，同出异名，三者凑合，重则卒暴眩化，轻则胀痛痞塞。故治气者，不治其火则气不降，不治其痰则气不行。故清痰降火，为治气之关节也。

辛香暂用

辛香之剂，但治初起，郁结之气，借以暂行开发。稍久，气郁成热，便宜辛凉以折之，最忌香燥助火。如明知伤冷受寒而病者，方敢温散，亦暂法也。

气病和血

气主煦之，血主濡之。一切气病，用气药不效者，乃气滞而血不能流行也，宜少佐芎、归活血。血气流通而愈，乃屡验者。故妇人宜调血以理气，男子宜调气以养血。

气虚补脾

气困于中，故中州为元气之母。俗云“气无补法”者，此为气实人言也。如脾虚正气不行，邪着为病，当调理中州，复健运之职，则浊气降而痞满除。如不补气，气何由行？六君子汤加减之。

气虚和肝

上升之气，自肝而出。故性躁多怒之人，肝木必旺。肝旺则乘脾，宜用伐肝之药。然克削太过，肝木未平，而脾土先受其害，脾亦虚矣。况造物之理，太刚则折，肝气过旺，肝亦自伤，不但脾虚而肝亦虚矣。所以气病久而肝脾两虚者，宜调脾和肝，逍遥散出入治之。

气虚补肾

肺为主气之标，肾为主气之本。肾虚气不归元，冲脉之火，主冲清道，为喘呼，为呃忒，为呕哕，为不得卧下，皆当从下焦补敛之法。不知者，泛用调气破气，而终不下降者，气之所藏，无以收敛也，必佐以补肾而气始归元。气喘，用观音应梦散。呃逆，用桂附理中汤。卧不下，用八味丸。大凡纳气归元，用砂仁、补骨脂、五味、胡桃肉之类。

气症用药

主以宽中散。胸满，加苏梗、枳壳。心下满，加枳实。腹胀，加厚朴、大腹皮。胁痛，加柴胡、橘叶。腹痛，加乌药、枳壳。小腹痛，加青皮。郁气，加抚芎①、苍术。怒气，加木香、沉香。挟冷，加干姜、肉桂。挟热，加姜、炒山栀。挟虚，加人参。实满，加大黄。

大约青皮破肝气，多用损真元之气。枳实泻滞气，过服泻至高之气。香附散郁气，须制过。木香调诸气，兼泻肺。橘红专泻，陈皮兼补，厚朴平胃气，前胡下气推陈，沉香降诸气。乌药、川芎、紫苏俱能散浊气，从汗而散。槟榔、大腹皮能使浊气下行而去后重，有积者宜之。莱菔子、苏子、杏仁下气润燥，肺气滞于大肠者宜之。豆蔻、沉香、丁香、檀香，辛热能散滞气，暴郁者宜用，积久成火者忌用，须以姜妙山栀从治之。以②上皆疏肝有余，气病要药。

若兼痰火，兼积滞，兼血有余不足，各随加减。调气用木香，然木香性温上升，如郁气不舒，固宜用之。若阴火上冲胸喉，似有气滞而非气者，则不可用。木香以助火，当加黄柏、知母，少佐枳壳。血虚气滞，四物汤加香附、陈皮。阴虚气滞，地黄汤加沉香、石斛、砂仁。阳虚气滞，四逆汤加肉桂、补骨脂。气虚气滞，六君子汤加益智、苏梗。肥人气滞必挟痰，以二陈汤加香附、枳壳，燥以开之，甚者加苍术、白芥子。瘦人气滞必挟火，宜苏子、山栀、归、芍，降以润之。

妇人性执③属阴，易于动气，痞闷胀满而痛上凑心胸，或攻筑胁肋，腹中结块，月水不调，或眩晕呕吐，往来寒热。一切气候，正气天香汤、四七汤酌用之。

如气不升降，痰涎壅盛者，苏子降气汤。气不归元，以补骨脂为主，取其

① 芎：原用“弓”。

② 以：原作“已”。

③ 性执：秉性。

壮肾气，以收浊气归就膀胱，使气化而出也。或白术亦可，以其能和胃，和胃则气自归元。此为脾肾两虚者立法也。若肺肾两虚，气不归元，喘促不卧者，宜五味子、胡桃、人参之类。气郁久则中气伤，不宜克伐，宜归脾、逍遥二方，佐以抚芎、香附、枳壳以疏郁。

续论气之病症，此篇为何西池[①]所作，能发明《内经》之余蕴，照录之。

《内经》列九气为病：

一曰怒则气上，甚则呕血（暴怒伤阴，血随气逆），飧泄（完谷而出也。怒气上冲则呕血，下郁则飧泄，气郁不运，则水谷不分也）。或血菀于上（不呕则郁积于上焦），形气绝（卒然倒毙），名薄厥（薄，迫也，谓血气厥逆，迫于上焦）。或胸满胁痛，食则气逆而不下。

一曰喜则气缓。志气通畅和缓，本无病，然过于喜，则心神散荡而不藏，为气不收，甚则为狂。有喜极气暴脱而死者，必其人素虚，气浮无根也（所谓暴喜伤阳）。

一曰悲则气消。心志摧抑沮丧，则气亦因之消索，以怒则气盛而张，反观之可见悲则气衰而敛矣。为目昏（悲泣多则目昏），为筋挛，为阴缩（皆有降无升，肝木受克所致也），为酸鼻辛頞[②]，为少气不能报息（报，接续意），为下血（气不能摄血也），为泣则臂麻。

一曰恐则气下，精却（肾精方欲化气而上，因恐则却而退下也。王太仆谓恐则伤精，却而上不下流，下焦阴气亦回环而不散，故聚而胀。未妥）。气还下焦胀，为阴痿骨酸，精时自下。

一曰惊则气乱，心无所倚，神无所归，虑无所定。为痴痫（惊则神不守舍，痰涎入心所致），为不省人事，为僵仆。

一曰思则气结，心有所存，神有所归，正气留而不行。为不眠，为中痞，为不嗜食，为昏瞀，为得后（即大便）与气（嗳气或屁[③]。气郁下陷之屁，不若伤食之屁臭甚），则快然而衰（结气得通而滞减也）。

一曰寒则气收。腠理闭，气不行，上下所出水液，澄澈清冷。

一曰热则气泄。腠理开，汗大泄，喘呕吐酸，暴迫下注。所谓壮火食气。又云热伤气也（气乘风则飘，遇火则散，火主发泄，一夜热作而身俱怯可见）。

一曰劳则气耗，喘息汗出，内外皆越，精神竭绝（经曰：静则神藏，躁则消

---

① 何西池：何梦瑶，字报之，号西池，清代医家，广东南海人。著有《医碥》等书。

② 頞：鼻梁。

③ 屁：原作“庇”。

亡)。为促乏[1],为嗽血,为腰痛骨痿,为高骨坏,为煎厥(五心烦热,如煎熬而厥逆也)。

男为少精,女为不月,按七情皆生于心。以悲则气下,故属之肺;怒则气上,故属之肝;恐则怯而欲藏匿,故属于肾;思则无所不通,故属之脾耳。此义宜知。(惊属心,肝气动,故风火交煽,则病发惊骇。)

清气在下,则生飧泄;浊气在上,则生䐜[2]胀。经谓:清浊相干为乱气(水谷之清气注五藏,浊气注六腑。又清气上升,浊气下行,反之则乱也),邪正相干亦然。于此想见霍乱情状。

气滞必痛。经云:诸痛皆因于气。又云:气伤痛,形伤肿。先痛后肿者,气伤形也;先肿后痛者,形伤气也。丹溪谓:气有余便是火。自觉冷气自下而上者,非真冷也,火极似水耶。不治其火,则气不降(火极似水,犹云热证似寒。气为火所冲突,飘忽若风,故冷也)。气本清,滞而痰凝血瘀则浊矣。不治其痰血,则气不行。

脉

长则气治,短则气病,数则气热,迟则气寒,大则阴伤,弦则气郁,上盛则气高,下盛则气胀,涩则气滞,衰则气少。

诸气论治

经云:百病皆生于气者何?盖由六淫戕于外,七情战于中,则气之冲和者致偏。清纯者化浊,流利者多逆。经又云:清气在下,则生飧泄;浊气在上,则生䐜胀。甚则厥逆哕呃,痞呕噎膈,攻注刺痛,无非气所主病。

治之之法:气虚宜培,用四君[3]、补中、保元诸汤。气实宜泄,用七气、四磨、降气诸汤。新病胀满宜辛通,用半夏、砂仁、枳壳、苏子、杏仁、生姜、蒜。久抱悒郁宜温散,用越鞠丸去苍术、神曲,加木香、玉金、陈皮。肺气䐜郁宜开,用桔梗、瓜蒌、杏仁、枇杷叶、贝母、桑白皮。虚促宜敛,补肺汤。肝气升逆宜降,青皮、枳壳、降香、厚朴、苏子。燥急宜缓,白芍、甘草、木瓜、阿胶、生

① 促乏:喘促乏力。

② 䐜:胀起也。

③ 君:原作“中”。

地、石斛。胆气郁滞宜和，温胆汤。火热宜泄，丹皮、嫩桑叶、连乔[①]、山栀、龙胆草、黄芩。胃气结燥宜疏，苏梗、枳实、藿香、瓜蒌、竹茹、木瓜。㽲痛宜调，乌药、香附、半夏、丁香、广皮、煨姜。木火乘土宜平，胆乘脾，戊己汤。肝乘胃，白芍、陈皮、枳壳、厚朴、乌梅、吴茱萸。腑不宣通宜升降，正气散、降气汤。肾气厥逆宜温，吴茱萸汤。三焦痞塞宜运，丁香五套丸。六气失调，伤暑霍乱，清不升，浊不降，六和汤。七情气郁，喉间如絮，咯不出，咽不下，三因七气汤。气痞，半夏泻心汤。气结，沉香化气丸。气虚挟滞，异功散。寒者，治中汤。挟痰，二陈汤加香附、枳壳。挟火，左金丸、龙胆泻肝汤、戊己丸、火郁汤。挟寒，乌沉汤。挟食，大和中饮或保和丸。挟血瘀，血郁汤。噫嗳，代赭旋覆汤。呃逆，橘皮竹茹汤。刺痛，木香调气汤。膈噎，神香散、秘传膈噎膏。怒后胁满，解肝煎，去砂仁，加山枝、金橘。暴怒气厥，人事不省，苏合香丸灌之。妇女血气攻冲，心腹猝痛，乌沉汤。

大约气行则痛止，气调则血和，清者宜升，浊者宜降，郁则生火，滞则挟痰。辛香暂用开导，燥热又易劫阴，以气本属阳，有余便是火，且上升之气，自肝而出，中挟相火，故气病多属肝逆犯胃，肝阳化风。再若冲脉失镇，丹田失纳，肺肾不交，喘促交至。治气者，当从此际参之。

肝气、肝火、肝风论治

凡上升之气，自肝而出。肝木性升散，不受遏郁，久则经气逆，为嗳，为胀，为呕吐，为暴怒胁痛，为胸满不食，为飧泄，为溃疝，皆肝气横决也。且相火附木，木郁则化火，为吞酸胁痛，为狂为痿，为厥为痞，为呃噎，为失血，皆肝火冲激也。风依于木，木郁则化风，为眩为晕，为舌麻，为舌鸣，为痉为痹，为类中，皆肝风震动也。故诸病多自肝来，以其犯中宫之土。刚性难驯，挟风火之威，顶巅易到，药不可以刚燥投也。经曰："肝苦急，急食甘以缓之。肝欲散，急食辛以散之。用辛补之，酸泻之。"古圣治肝，法尽于此。

夫肝主藏血，血燥则肝急，凡肝阴不足，必得肾水以滋之，血液以濡之。味取甘凉，或主辛润，务遂其条畅之性，营络之热，则升者伏矣。治肝气，先疏其郁，宜逍遥散。因怒动肝，小柴胡汤加山栀、青皮。嗳而吐沫，代赭旋覆汤。呕而胀满，三因七气汤加枳壳、木香。怒伤胁痛，生白芍、金橘皮、枳壳、郁金汁、降香末。肠鸣飧泄，则泄木安土，人参安胃散加半夏曲。溃疝肿硬，

---

① 连乔：疑为"连翘"。

则导滞和肝，橘核丸加减。若气有余便是火，治肝火实，吞酸胁痛，左金丸、抑青丸。胁火痛引腰背，汗泄，忌辛燥耗气劫液，宜甘酸化阴，甘草、柏子仁、杞子、枣仁、阿胶、牡蛎、木瓜、生白芍、五味子、鳖甲、金橘皮。虚痛久痛必入络，宜理营络，旋覆花汤加当归须、丹皮、延胡、桃仁。湿热火盛，胁痛、筋痿、溲血，龙胆泻肝汤。火盛狂躁，胸痞、咽阻、便秘，当归龙荟丸。阴虚痿弱，虎潜丸去锁阳。厥逆，四逆散。痞满，半夏泻心汤。呃噫，橘皮竹茹汤。吐衄失血，犀角地黄汤加山栀、藕汁。

至于肝阳化风，上扰清窍，则巅痛头晕、目眩耳鸣、心悸寤烦，由营液内虚，水不涵木，火动痰升。其实无风可散，宜滋液和阳，复脉汤去姜、桂，或用熟地、白芍、杞子、茯神、枣仁、炒甘菊、霜桑叶、牡蛎、石斛、五味。其由肾虚阳浮者，宜填髓补精，阿胶、别甲、淡菜、青盐、牛膝、萸肉、熟地、磁石。其由土弱木乘者，宜缓肝益胃，酸枣仁汤去川芎，加人参、山药、小麦。其因努劳，致舌麻肢痹、筋惕肉瞤，由五志过极，阳亢阴衰，风从火出，宜柔润熄风，河间地黄饮，子、桂、附、巴戟、菖蒲。其火风上郁，头重脘痹，宜清金肃降，杏仁、鲜菖蒲根、瓜蒌、钩藤、菊叶、薄荷。其年高水亏，风火易升，头晕便秘，宜壮水滋燥，还少丹去杜仲、巴戟、楮实、茴香，加桑叶、黑芝麻、柏子仁、炒甘菊、茯神、牡蛎。其阳明络虚，风火易震，食少知饥，宜填实空际，人参、山药、炙草、牡蛎、枣仁、茯苓、白芍、南枣。大抵肝为刚脏，职司疏泄，用药不宜刚而宜柔，不宜伐而宜和，正仿《内经》治肝之旨也。

大气下陷

大气者，充满胸中，以司肺呼吸之气也。人之一身，自飞门以至魄门，一气主之。然此气有发生之处，有培养之处，有积贮之处。天一生水，肾脏先成，而肾系命门之中，有气息萌动，此乃乾元资始之气，《内经》所谓少火生气也。此气既由少火发生，以徐徐上达，培养于后天水谷之气，而磅礴之势成，积贮于膺胸空旷之府，而盘踞之根成。是大气者，原以元气为根本，以水谷之气为养料，以胸中之地为宅窟者也。夫均是气也，至胸中之气独名为大气者，诚以其能撑持全身，为诸气之纲领，包举肺外，司呼吸之枢机，故郑而重之曰大气。

夫大气者，内气也。呼吸之气，外气也。人觉有呼吸之外气与内气不相接续者，即大气虚而欲陷，不能紧紧包举肺外也。医者不知病因，犹误为气郁不舒而开通之。其剧者，呼吸将停，努力始能呼吸，犹误认为气逆作喘而降下之，则陷者益陷，凶危立见矣。其时作寒热者，盖胸中大气，即上焦阳气，其下陷之时，非尽下陷也，亦非一陷而不升也。当其初陷之时，阳气郁而不畅则作寒，既陷之后，阳气蓄而欲宣则作热，迨阳气蓄极而通，仍复些些上达，则又微汗而热解。其咽干者，津液不能随气上潮也。其满闷者，因呼吸不利而自觉满闷也。其怔忡者，因心在膈上，原悬于大气之中，大气既陷，而心无所附丽[①]也。其神昏健忘者，大气因下陷，不能上达于脑，而脑髓神经无所凭借也。其证多得之力小任重，或枵腹[②]力作，或病后气力未复，勤于动作，或因泄泻日久，或服破气药太过，或气分虚极自下陷。种种病因不同。

而其脉象之微细迟弱，与胸中之短气，实与寒饮结胸相似。然诊其脉似寒凉，而询之果畏寒凉，且觉短气者，寒饮结胸也。诊其脉似寒凉，而询之不畏寒凉，惟觉短气者，大气下陷也。且即以短气论，而大气下胸之短气与寒饮结胸之短气亦自有辨。寒饮结胸短气，似觉有物压之。大气下陷短气，常觉上气与下气不相接续。临症当细审之。

今试取《内经》之文绎之。《灵枢・五味篇》曰：谷始入于胃，其精微者先出于胃之两焦，以溉五藏，别出两行，荣卫之道。其大气之抟而不行者，积于胸中，命曰气海。出于肺，循咽喉，故呼则出，吸则入。天地之精气，其大数常出三入一，故谷不入半日则气衰，一日则气少矣。窃思肺悬胸中，下无透窍，胸中大气包举肺外，上原不通于喉，亦并不通于咽，而曰出于肺、循喉咽，呼则出，吸则入。盖谓大气能鼓动肺脏，使之呼吸，而肺中之气遂因之出入也。所谓天地之精气，常出三入一者，盖谓吸入之气虽与胸中不相通，实能隔肺膜透过四分之一，以养胸中大气，其余三分吐出，既换出脏腑中浑浊之气，此气化之妙用也。然此篇专为五味养人而发，故第言饮食养胸中大气，而实未发明大气之本源。窃尝思之，人未生时，皆由脐呼吸，其胸中原无大气，亦无需乎大气。迨胎气日盛，脐下元气渐充，遂息息[③]上达胸中而为大气。大气渐满，能鼓动肺膜，使之呼吸，即脱离母腹，由肺呼吸而通天地之气矣。

升陷汤

治胸中大气下陷，气短不足以息，或努力呼吸，有似乎喘，或气色将停，

---

① 附丽：附着。

② 枵腹：空腹。

③ 息息：呼吸相续。

危在顷刻。其兼证或寒热往来，或咽干作渴，或满闷怔忡，或神昏健忘。种种病状，诚难悉数。其脉象沉迟微弱，关前尤甚。其剧者或六脉不全，或三五不调。

生箭芪六钱，知母三钱，柴胡一钱五分，桔梗一钱五分，升麻一钱。

气分虚极下陷者，酌加人参数钱，或再加山萸肉去净核数钱，以收敛气分之耗散，使升者不至复陷更佳。若大气下陷过甚，至少腹下坠，更或作痛者，宜将升麻改用钱半，或倍作二钱。升陷汤以黄芪为主者，因黄芪既善补气，又善升气，且其质轻松，中含养气，与胸中大气有同气相求之妙用。惟其性稍热，故以知母之凉润者济之。柴胡为少阳之药，能引大气之陷者自左上升。升麻为阳明之药，能引大气之陷者自右上升。桔梗为药中之舟楫，能载诸药之力上达胸中，故用之为向导也。至气分虚极者，酌加人参，所以培气之本也。更或加萸肉，所以防气之涣也。至若少腹下坠，或更作痛，其人之大气直陷至九渊[①]，必需升麻之大力者以升提之，故又加升麻五分，或倍作二钱也。方中之用意如此，至随时活泼加减，尤在临证者之善变通耳。

① 九渊：深渊。

第二章 血 症

血症大意

《内经》云:心生血。又曰:心之合脉也,其荣血也。又曰:血属于心。又曰:心主身之血脉。曰主血,曰主脉。可见心气所至,已该[1]动脉、静脉二血管矣。静脉由饮食化血而来,动脉由心之化紫血为清血而来,而必赖肺之呼吸,以鼓荡心之跳动,则所谓气在血先也。人身髓、精、乳汁、液、津、涕、泪、溺,皆水也,并属于肾。而血独红者,以血为心火之化,数者皆白,乃兼肺气之化。此乃气血生成自然之妙用。细分之,则精、髓、涕为一类,血与乳为一类,而乳之成较血为易,故曰血者,难成而易亏。髓藏而不泄,涕从鼻黏膜而出,泄多者必病脑热,故古人又有以鼻渊为脑漏者。惟精则藏而弗泄,以阴阳和畅,故能成生育之功。血亦藏而不泄。精子为血化,能藏能泄。此无他,精动血静,精阳血阴也。

《经》言:水谷入胃,中焦受气取汁,变化而赤为血。盖言水谷之精气,藉脾运化成血,故又曰化生于脾。然儿在胎中,未尝饮食,先已有血,可见血为先天之水,不过借后天为长养,非全靠后天也。《经》又曰:脾统血。西说则曰脾主收纳余剩之血,以宽闲动脉,此则血随脾气流行之义也。

《至机微义》云:血者,和调五脏,洒陈六腑。其入于脉也,源源而来,灌溉周身。目得之而能视,耳得之而能听,手得之而能摄,足得之而能步,脏得之而能液,腑得之而能气。生化旺,则诸经由此长养。衰耗竭,则百脉由此空虚。

内 因

天地之道,阳常有余,阴常不足,故人身精血,难成而易亏。女子二七而经行,七七而经断;男子二八而精通,八八而精竭。可见阴气之成,止供三十

---

[1] 该:同“赅”。

年之运用，已先亏矣。况人之情欲无涯，喜怒不节，起居不时，饮食自倍，荣血乱行，内停则为蓄血，外溢则为渗血。

外　候

妄行于上则吐衄，衰涸于内则虚劳，流渗于下则便血，热蓄膀胱则溺血，渗入肠间为痔血，阴虚阳搏为崩中，湿蒸热瘀为血痢，热极腐化为脓血，火极似水色紫黑，热胜于阴为疮疡，湿滞于血为瘾疹，热极沸腾为发斑。蓄在上，令人喜忘。蓄在下，令人如狂。堕恐跌仆则瘀恶凝结，内滞痰污则症瘕积块。

血分经来

从肺而溢于鼻者为衄，从胃而逆于口者为吐，从肾而来于唾者为咯，从嗽而来于肺者为咳。又痰涎血出于脾，牙宣[①]出于肾，舌衄出于心，肌衄出于心肺，腘血[②]出于膀胱。腘音馘，曲脚中也。

血分轻重

大概血病于内，瘀则易治，干则难医。血走于外，下流为顺，上溢为逆。凡血症，身无潮热者轻，有潮热者重。如九窍出血而兼身热不能卧者，死。惟妇人产后瘀血妄行，九窍出血，有用逐瘀之药而生者，不可遽断其必死。若无故卒然暴厥，九窍出血者，死。久病之人，忽然上下见血亦死。所谓阳络伤则血外溢也，阴络伤则血内溢也。

血症脉法

脉者，血之府也。注于脉，少则涩，盛则滑，充则实，衰则虚，虚甚则微细，此其常也。若失血而脉反洪大中空者，即为芤脉。盖阴血既亏，阳无所依，浮散于外，故见此象。所以产后失血后，恒得芤大之脉，设不明辨，误用

---

① 牙宣：病证名。多因胃经积热与风寒之邪相搏，热不得宣，邪欲行而又止，致龈肉日渐腐颓，久而宣露其根。症见牙龈先肿，龈肉日渐萎缩，牙根宣露，或齿缝中常出血液和脓液。在历代医书中有齿龈宣露、齿牙根摇、齿间出血、齿挺、食床等病名。《医宗金鉴·外科心法要诀》曰："此证牙龈宣肿，龈肉日渐腐颓，久则削缩，以致齿牙宣露。"

② 腘血：病证名。临床以腘窝（委中穴或委中穴附近）出血为主证。

寒凉则谬。故崔氏曰:诸症失血,皆见芤脉,随其上下,以验所出。又尺脉滑而疾者,亦为血脉,肝脉弦而紧,症兼胁痛者有瘀血。大凡失血,脉滑小沉弱者生,实大急数者死。

总 治

血症有四:曰虚,曰瘀,曰热,曰寒。治血之法有五:曰补,曰下,曰破,曰凉,曰温,是也。

血虚者,其症朝凉暮热,手足心热,皮肤干涩甲错[①],唇白。女子月事前后不调,脉细无力,法宜补之。血瘀者,其症在上则烦躁,漱水不咽、在下则如狂谵语,发黄舌黑,小腹满,小便自长,大便黑而少。法宜下之。在女子则经停腹痛,产后小腹胀痛,手不可按,法宜破之。血热者,其症吐衄、咳咯、溺血,午后发热。女子月事先期而来,脉弦而数,法宜凉之。血寒者,其症麻木疲软,皮肤不泽,手足清冷,心腹怕寒,腹有块痛,得热则止。在女子则月事后期而痛,脉细而缓,法宜温之。

又有吐衄、便血久而不止,因血不能附气,失于归经者,当温脾肾二经。脾虚不统摄者,用姜附以温中焦;肾虚不归经者,用桂附以温命门。皆温之之法也。

调 气

气血者,同出而异名也,故血随气行。气行则行,气止则止,气温则滑,气寒则凝。凡凉血必先清气,气凉则血自归经。活血必先顺气,气降而血自下行。温血必先温气,气暖而血自运动。养血必先养气,气旺而血自滋生。

血虚补气

阳生则阴长,血脱则益气。凡上下血溢,大出不止者,宜甘补之品,急补元气。盖血病每以胃药收功,胃气一复,其血自止。昧者不知调理脾胃之法,概用滋阴,致食少泻多,皆地黄纯阴泥膈[②]之故也。

---

① 甲错:表皮干枯皱缩或粗糙不平。

② 泥膈:阻塞气机。

血气所本

脾为后天之本，三阴之首也。脾气健，则元气旺而阴自固。肾为先天之本，三阴之蒂也。肾水足，则龙火潜而阴亦宁。故血症有脾虚者，当补脾以统其血；有肾虚者，当壮水以制其阳；有肾中阳虚者，当益火以引其归。能于三法而寻绎[①]之，其调摄血门一道，思过半矣。

血家禁戒

亡血家，不可发汗。汗之，则筋脉失养，变为筋惕肉瞤，甚者必发痓。

血症用药

常法以四物汤为主。血瘀，加桃仁、红花、苏木、丹皮。血滞，加玄胡索、香附、蒲黄、牛膝。血溢，加藕节、柏叶、小蓟汁、童便、茅花、京墨汁。血崩，加续断、荆芥穗、阿胶、艾叶。便血，加地榆、槐角、阿胶。血痛在肢节，加乳香、没药；在心腹，加蒲黄、五灵脂。血虚，加枸杞、苁蓉。血燥，加乳酪、蜂蜜。血热，加天冬、生地。血寒，加干姜、肉桂。活血，加韭汁、牛膝。养血，加丹参、秦艽。其间审择采用，以为佐使，存乎其人。

至于君主之方，当遵虚实大法。实热者，犀角地黄汤。虚热者，四生丸、生地黄散。虚寒者，建中汤、理中汤。细而分之，血症肝虚者，逍遥散；肺虚者，麦冬饮子；肾虚者，地黄汤；心虚者，归脾汤；脾虚者，异功散。

若再进而五脏兼病者，又当推而互之。肾虚而肺气有火者，地黄汤加麦冬、山栀、贝母、沙参。肾虚而肺气衰耗者，地黄汤加麦冬、五味。肺脉虚甚者，再加人参。肾虚而下焦寒冷者，地黄汤加肉桂、五味。

脾虚而元气下陷者，补中益气汤。脾虚而荣卫两弱者，人参养荣汤。脾肾两虚，上焦有热者，清宁膏。脾肾两虚，下焦阴寒者，八味丸。脾肾两虚，中下二焦俱寒者，理中汤加肉桂、补骨脂。

夫血症而用炮姜、肉桂、附子、理中、建中、八味者，因外有假热，内有真寒，孤阳浮露，血不能藏。故用温剂以吸血归元，乃变病变法也。

血症选方

四物汤　统治血症，方见《歌括》。

---

① 寻绎：反复探索。

犀角地黄汤　治上焦实热血溢。

四生丸　治火症吐衄。

理中汤　治血症久不止，属脾胃虚寒，不能统血者。

建中汤　治脾虚、肝旺、中气衰馁而失血，症属虚寒者。

逍遥散　治肝虚内热血症。

地黄汤　治肾阴虚血症。

归脾汤　治劳心过度血症。

异功散　治脾虚血症食少泻多。

生脉散　养脾保肺。

补中益气汤　治失血久而元气下陷者。

人参养荣汤　治血症荣卫两虚者。

八味丸　治血病上热下寒、两足清冷、尺脉微细者。

以上方俱见《汤头歌括》。

麦冬饮子　治肺虚内热血症。

麦冬，黄芪，当归，生地，人参，五味子，阿胶

夹痰加贝母，水煎服。

清灵膏　治血家，脾肺肾三经俱虚，不可寒凉，又不可温燥者。

葳蕤，橘红，百合，贝母，甘草，桔梗，龙眼，薏仁，麦冬，石斛，生地，白术

河水煎膏，空心，滚汤化下五匙。此方亦可作煎剂服。如病人胸膈不宽，食少作胀者，减去生地。如咳痰不清，嗽甚见血者，去白术。

吐血方

蚕豆花　茎上第一朵尤佳，无花用叶，抽去筋，荫干，研末，煎汤服。久服除根，不拘何经，通用。

第三章　心肺脑病

脑神经

《内经》云：脑为元神之宅，精明之所居也。是以人之知觉，皆在于脑，中西学说已成为不易之确论。第考我国方籍，言脑病者绝少。据西说，凡偏枯、癫狂、痫痖、头痛、谵妄、痉挛之属，皆脑病也。兹且以西医之言脑病者，参证中学说，详列于后。

中　风

中风俗名偏枯。西名脑出血。

中风之症，其人忽然眩仆，或昏不知人。其剧者，即不能苏复。轻者虽能苏复，恒至瘫痪偏枯。西人谓此非中风，乃脑充血也。与我国学说，纷歧殊甚。考王焘《外台秘要》、孙思邈《千金方》，皆主张用小续命汤以治风。即陈修园《时方妙用》“中风门”，亦云小续命汤为第一。诸说不足凭也。

余四十年前，曾遵用之。而病者服药后，身热愈炽，神昏痉挛愈甚，且脉象愈躁疾而停至，旋即殒命。治两人皆然。余方悟为古人所愚，后再潜心研究，得熊叔陵[①]《中风论》读之，并参考嘉约翰《内科全书》[②]，始悟此症宜大清大降，以引血下行，用之多效。乃于民九年删改《中风论》，由沪出版，力辟昔

---

① 熊叔陵：名笏，安义人，清代医家。著有《难经辑注》《伤寒金匮合注》《医案一隅录》，惜均失传。《中风论》成书于清道光辛巳年(1820 年)，无刊本。后经陈修园刊行于闽，流传不多。至民国年间，经吴锡璜删补后，于 1921 年刊行。

② 《内科全书》：16 卷，美国嘉约翰(John Kerr，1824—1901)口译，孔庆高笔述，1882 年由广州博济医局出版。

医用小续命汤之误。近嘉定张山雷者《中风斠诠》[1],宗旨亦与余同。

依前法治中风病,其明效大验,较诸西医,尤为切实可靠。乃知此症之名为中风,由我国医者无剖割学,不知脑神之说,任意揣测附会,以立此名,非古圣相传之心法也。

考《内经·调经论》云:“血之与气,并走于上,则为大厥。气反则生,不反则死。”夫所谓厥者,即昏厥眩仆之谓也。大厥之症,既由气血相并上走,其上走之极,必由脑充血,以至脑出血可知。此非中西之理相同乎?至谓气及则生,气不及则死。盖气及则血随气下行,所以可生。若其气上走不及,血必愈溢上行,其脑中血管,亦必破裂出血不止,顷刻而逝。细绎经文,竟与西人脑出血诸论,语语吻合。虽词句稍有不同,而大旨则一。

又《内经·厥论篇》云:巨阳之厥,则肿首头重不能行,发为眴仆。阳明之厥,面赤而热,妄言妄见。少阳之厥,则暴聋,颊重而热。皆脑充血症也。欲治诸症,以清火平气、引血下行为最妙。

论中风之病,汉唐治法皆是外因,金元辨证乃识内因。

张寿颐[2]曰:中风病名,导源《素问》,衍于《甲乙》,并见于《难经》,及仲景之《伤寒论》、《金匮要略》,下逮隋唐,则巢氏《病源》、孙氏《千金》、王氏《外台》,分析各证,言之尤详,而治疗方药亦最明备。此皆治国医者所谓百世不迁之大宗也。似乎后之学者,欲求中风证之纲领,必当守此数家之言,奉为圭臬,而可以探骊得珠[3],生死肉骨矣。抑知言非一端,义各有当。古人立论,各道其道,有不可不分而观之者乎。

夫《难经》所谓伤寒有五之一曰中风,及仲景《伤寒论》,所谓太阳中风之桂枝汤证,因明明外感初步之风寒也。病在皮毛,未尝深入,则与猝然昏仆之中风迥不相侔[4]。是以异病同名,不可相提并论。此其义固人人能知之,而能言之。不意《千金》、《外台》之治猝中风欲死、身体缓急、口目不正、舌强不能语、奄奄忽忽、神情闷乱者,首推小续命汤一方,仍是仲景之麻、桂二方加味。则可知彼时之所谓中风,虽其证与仲景之太阳中风不同,而制方之

---

① 《中风斠诠》:共3卷,成书于1917年。该书是张山雷在《雪雅堂医案·类中秘旨》的基础上,对《素问》深入钻研,同时引证古籍,参考西医学知识,并通过自己大量的临床实践,进一步阐发而成。

② 张寿颐:字山雷(1873—1934),江苏嘉定人,清末民国时期医学家及中医教育家。

③ 探骊得珠:典出《庄子·列御寇》。本指获得极为珍贵的宝物,后引申为写作文章能抓住重点,深得题旨的精髓。

④ 相侔:相同。

意，固以为即是太阳病之外感风寒，所以用药同此一辙。是盖古人所见身体缓急、口目不正、舌强不语之猝然中风，必有外寒见证，则仍与仲景之所谓太阳中风无甚差池。所以金元以来，每谓中风、中经络者，外有六经形证，通以小续命汤加减主治。张洁古氏且有桂枝续命、麻黄续命等，六经加减，号为定法，岂非从风邪在表主治？是又与《伤寒论》六经皆有中风之意同一理论。

更证以《外台秘要》中风一门，首列深师之桂枝汤、麻黄汤，所治之证，所用药，皆与《伤寒论》之太阳中风吻合。益可知六朝、隋、唐之所谓中风，未尝不与《难经》、《伤寒论》之所谓中风，同符合撰。然必非近今所见，眩晕暴仆、痰涎上涌、神志昏迷之中风，可断言也。

寿颐按：《千金》、《外台》小续命汤，所谓治猝中风欲死、身体缓急、口目不正、舌强不能语、奄奄忽忽、神情闷乱等证，其实已无一非内风暴动，气血上菀，激动扰脑，神经失其功用之病，何尝有外来之风邪？且何尝有太阳见证？而制此方者，乃比附于《伤寒论》之太阳中风，合用麻桂二方加味，太不可解。盖制方者，知身体缓急、口目不正、舌强不语等证之名为中风，而又见《伤寒论》有太阳中风之明文，遂误认此之中风即彼之中风，因而依门傍壁[①]，竟用太阳成例，制成此怪不可识之方。试问身体缓急、口目不正诸证，何者有合于麻黄、桂枝之功用？而小续命汤诸味，又何者是身体缓急、口目不正、舌强不语等对证之药？此皆百思而不得其解者，乃方下主治，且谓诸风服之皆验，而后人皆称小续命汤为中风之第一要方，终是莫明其妙。

兹以其既用太阳之药，姑以为必有太阳证耳，究之身体缓急、口目不正、舌强不语之中风，必非仲景之所谓太阳中风。此则阅我此书者，所当注意。

若《素问》、《甲乙》之所谓中风，亦皆外感之风[②]邪，大率由浅入深，由渐驯剧，未尝有昏仆倾跌、痰塞神迷之证。盖外风袭入肢体，为患虽各不同，而皆由表及里，循次传变，亦与忽然暴仆、昏愦无知之中风，见证绝异。此惟景岳张氏曾言《内经》诸风，皆指外邪立论，与神魂昏愦、猝仆痰塞之中风不同。而其他名贤之论中风者，无不以古证今，混而一之矣。

寿颐案：景岳创非风之论，立名未免不正，然能分别外风、内风，见证不同，复申言古人之治中风，皆主外风。其论最为清澈，能使后学从此辨证论治。与他书之不分内外二因者，大有上下床之别。惜其生平惯于温补，亦复以腻补温肾之法，主治内风则亦无。

---

① 依门傍壁：指依附于人而不能自立。

② 风：原作“气”。

若今之《金匮》既名要略，中风一篇，寥寥数节，文义且多不贯串。则是断简残编，未能明了。

寿颐按：《金匮要略》之中风，竟以内风暴动之不遂不仁、昏愦吐涎等证，指为风邪之在经在络，入府入藏，而后之《千金》、《外台》乃无不以祛风散寒之药，治昏愦猝仆之内风。是外因、内因之混合不清，即由《金匮》开其端，最是疑窦，后有专论详辨之。至巢氏《病源》，则分析各证，言之甚详，而《千金》、《外台》中风之方，竟成巨帙。然统观此三书之论证用药，几无一不从外风立法。凡是㖞僻不遂、痿躄不仁、瘫痪不用等证，皆以为邪风之外袭，即至神情瞀乱、昏不识人、痰壅涎流、舌强不语之候。近人所审知为内动之风者，在古人亦必以为外风之入腑入脏，则用药惟有散风泄表之一途，麻、桂、羌、防，千方一律。且皆为风寒设法，则解表之剂，必主辛温，姜、桂、椒、辛、天雄、乌、附，俯拾即是。虽其间亦时有芩、连、石膏寒凉之品，而恒与温中解表，并辔以驰。是皆古人主治中风之定法，固无不以为外因之风寒也。

寿颐按：《千金》、《外台》中风之方，亦间有凉润清热之剂。而如徐嗣伯、许仁则之方论，且发明内热生风之旨，实为河间、丹溪之先导，似不可谓古人皆主温中解表一法。但古方中凉润清热之法，终是无多。兹以其大概言之，固辛温者，十之八九也。其徐嗣伯、许仁则之方论，见第三卷《古方平义篇》。

逮乎金元以降，始有悟于昏愦猝仆之中风，病形脉识，确与外感风邪不类，乃渐变其论调而注重于内因。河间主火，东垣主气，丹溪主痰，持论虽各不同，而同以为病由内发，则与唐以前之皆指为外风者，所见大异。而古人通行之大、小续命汤等泄散风邪之法，必与内因之证，枘凿[①]不入，势必不可复用。然河间之论中风，既知为将息失宜，心火暴盛，固谓内动之风火也。而其论治则又曰：中风既为热盛，治之者或用乌、附等类之热药，欲令药气开通经络，使气血宣行而无壅滞，则又未脱古人专治寒风之窠臼矣。东垣之论中风，既知非外来之风邪，而为本气之自病，故谓内因之虚风也。乃治法又用洁古老人《保命集》旧说，谓中血脉者，外有六经形证，则以小续命汤加减治之。中府者，内有便溺阻隔，则以三化汤等通利之。外无六经形证，内无便溺阻隔，宜大秦艽汤、羌活愈风汤主之，则又用外感寒风之套药矣。

坊刻《保命集》多作刘河间著，且列于《河间六书》中，以刘名完素、张名元素而误也，四库提要已改正之。今称洁古，昭其实也。

---

① 枘凿：枘，(ruì)榫头。凿，榫眼。“方枘圆凿”的略语。方榫(sǔn)头，圆榫眼，二者合不到一起，比喻两不相容。

是以此数家之说，虽恒为近世医书援引，而宗其法者，治亦无效。明之薛立斋亦以内因立论，则倡为真水渴、真火虚之说，遂开赵养葵专用六味、八味之陋。景岳张氏又约之以“内伤颓败”四字，持论既笼统不切，而用药又偏于腻补，则皆蛮钝不灵，终无效果。惟皆从内风自煽着想，一洗古人辛散疏泄之习。或为彼善于此，然当风火披猖[1]、挟痰上涌之时，而遽欲顾其根本之虚，滋补浊腻，适以助痰为虐，奚能有济？独有缪氏仲淳谓：真阴亏而内热生风，猝然僵仆。初宜清热顺气开痰，继则培本，分作两层治法，乃有次序可言。则视薛、赵、景岳辈，独能言明且清。

近来西国医家谓此猝然昏仆之病，乃血冲脑经，失其功用，在彼以剖验得之。据称死于此病者，脑中必有死血或积水，则血冲入脑，固无疑义。惟血在络中，何故而直上冲脑，则亦未闻有精确之发明，因而亦无捷效之治验。

光绪中叶，蓬莱张伯龙著有《雪雅堂医案》[2]，其论内风昏仆，谓是阴虚阳扰，水不涵肝，木旺生风，而气升、火升、痰升，冲激脑经所致。是以顷刻瞀乱、神志迷蒙，或失知觉，或失运动，皆脑神经为之震扰而失其功用之病。西医谓之血冲脑者，正与《素问·调经论》所谓“血之与气，并走于上，则为大厥”之旨吻合。

寿颐谓亦即《生气通天论》所谓“血菀于上，使人薄厥”之意。菀，读为郁。《诗》：“彼都人士，我心菀结。”笺，犹结也，积也。薄，读为迫。左薄诸河，楚师薄于险，皆逼迫之意。小□雅广言：薄，迫也。

其治法，则惟以潜阳摄纳为主，镇定其上升之势，使血与气不走于上，则厥可定，而脑神经之功用可复。无论昏愦暴仆、痰壅气促、㖞斜不遂、瘫痪不仁、舌强不语、痿躄掣痛等证，猝然而起者，皆可猝然而安。此则阐发内风暴动证治，实能勘透渊源，精当切确，如拨云雾而见青天。竟是《素问》以后，无人知此病情，至今而是病始有疗治正法，开后学觉悟之门，至理名言，有如皎日。寿颐屡宗此旨，以治痰壅倾仆、神志迷乱者而效，以治肢体刺痛、手足不随者而又效，乃知伯龙此论最是实地经验，迥非前人之空言涂附[3]者所能同日而语，得此而从古百家方论皆可废。虽谓伯龙为内风暴仆之开山祖师可也，抑寿颐因之而重有感焉。

---

① 披猖：猖獗。

② 《雪雅堂医案》：清代张士骧（字伯龙）编著的医案医话类中医著作，成书于清光绪二十九年（1903年）。

③ 涂附：犹言牵强附会。

《素问》之言中风，非不明析，然皆外因之病。景岳所谓风邪中人，本皆表证，《内经》诸风，皆指外邪，故无神魂昏愦、痰壅僵仆、瘫痪抽搐等证，已是读书得间，信而有征。若内因之昏愦猝仆者，《素问》自有大厥、薄厥等条，而并不谓之中风。在古人各明一义，辨别如分水之犀，本不虑后人之误认，不谓《甲乙经》以击仆偏枯、猝然暴死指为偏中邪风。

而《金匮》之中风篇，又以㖞僻不遂、身重不仁、昏不识人、舌强吐涎，指为贼邪之在经在络，入腑入脏，于是内风暴动之病，皆以为外感之邪风，乱《素问》之例，而内因、外因之风，乃浑镕于一炉之中，纠缠不清，莫衷一是，不得不谓《甲乙》、《金匮》之误。自是而巢氏《病源》，亦以内因诸证作外因说解。《千金》、《外台》诸方，亦惟以解表祛风之法，通治内风诸证。相沿成习，铁铸六州之错者，将二千年。至景岳而始毅然决然，亟为辨别，真知灼见，已是不可几及。而其《非风》一篇，亦知是《素问》之厥，即此昏愦猝仆之病，又隐隐悟到大厥、薄厥之旨。盖景岳有《类经》之作，其于《内经》，用力最深，故能有此神悟。独惜其误以非风立名，反觉言之不顺，然独能识得今之中风，可拟《素问》之厥所见最是有真，而不闻更有人能助之阐发一言者。此则古书之真不易读，而亦可见潜心体会、善读古书者之难其选也。

若西人血冲脑之说，在彼以实验而有此发明，初不与我国古书互为印证，不意《素问》有大厥、薄厥两节，久已明言于汉魏之前，即此可征吾邦旧学自有精凿不刊之至理，且可知医为实用之学，自必有征实之证据。虽中西两家学术，渊源绝不相同，而果有实在之发明，终必同归一致。盖疾病本是实事，陆九芝所谓一个病只有一条理，断不容各道其道，彼此歧异，更不能空谈理想，幻说欺人。世固有诮[①]吾国医学之徒以理论见长，而无当于事实者，试令寻绎此大厥、薄厥之旨，当可恍然于理论果为实事之母矣。惜乎晚近学者，目光不远，不能早悟及此，至令内风暴动之病，久称难治。而今而后，有气升痰升、昏眩猝仆之证，不独汉、唐家法，温燥升散之助桀为虐者，必不可误读古书，反以偾事[②]。即河间、东垣、丹溪、景岳、仲淳诸大家，虽若各明一义，不无可取，然以视今日之大放光明，则皆瞠乎后矣[③]。

璜按：中风一症，自汉至今，各医学家所列证治，均属影响模糊，无一是

① 诮：嘲讽。

② 偾事：败事。

③ 瞠乎后矣：犹言瞠乎其后，追赶不上。

处。《金匮要略》尚有中经、中腑之谬论，自桧以下[1]，更不足言。在古人狃于“中风”二字，概以为感受外邪所自作。虽以东垣主气，河间主火，丹溪主痰，景岳主非风，亦明知此症非由外风所作，然仿其治法，终无一效。后得熊叔陵《中风论》读之，虽未能丝丝入扣，而用竹叶石膏汤、玉女煎及玄参、甘菊、花粉之属，佐以竹沥、瓜蒌、甘菊、钩藤等类，往往获效。盖此症痰热为多，猝中之初，恒见脉数面红、身热头烘、猝然昏晕、手足不遂等症，重者顷刻而毙。设外感症，断无害人如此之速，惟是内风鸱张，挟痰热上迫脑髓，脑筋迸裂，在前脑则昏不知人，在后脑则肢节不动、口眼歪斜、半身不遂，悉由脑筋激扰而来。仅有脑病，并无恶寒身热外感之病候，即有微热，并不畏风凛寒。为问中经、中脏诸说，从何阑入[2]？

今读《素问·通评虚实论》云：仆击偏枯，肥贵人则膏梁之疾也。明言富贵家肥甘太过，酿痰蕴热，积热生风，其病之由于内因，彰明较著。以仲师之撰用《素问》、九卷，讵不知此等之凿空妄谈，断非理论。况《金匮要略》，全系宋人手录之本，就中如黄疸、淋浊诸门，已属效者少而不效者多，足证此书不无年湮代远。流传失真之处，陈氏《书录解题》[3]明谓其得于蠹简[4]之中，则残缺不完，或出于后人之附会，殊可想见。今者中风历节一篇，其论中风原文仅止三节。以如此危急之重症，而仅以数语了之，讵足以发明内风之真蕴？

况“中风”二字，已见于《伤寒》首篇。若谓《金匮》亦仲师原本，断无以中风名称，移属于㖞僻不遂、昏不知人、舌强难言诸症，致大乖于《素问》本旨。即原文中如“邪气中经则身痒而瘾疹”，此等至轻至浅之症，仅属于皮肤病则可，而与“邪入于腑则不识人”并论，殊属不伦不类。至云“心气不足，邪气入中，则胸满而短气”，究竟此病乃猝然而起、昏愦暴仆、痰壅痉厥、㖞僻不遂种种危候，顷刻致人于死，讵得以“心气不足，胸满短气”概括此证之病情？此则《金匮要略》之中风一门，断然无可信者。第就病论病，昏仆㖞僻虽不尽属于热，间亦有冷汗脉绝、面白唇青之寒症。有必须用四逆、参附回阳云能见效者，此必由其人中脏寒生，故从寒化，有热必有寒，乃万病自然之理。第必有寒症可凭，方随病施治。三星饮之治此症，乃变例，非常例也。更有一种痰厥暴作、神志昏迷、目合手撒、蜷卧遗溲，状类真元暴脱之症，亦须用重镇

① 自桧以下：不值评论。

② 阑入：掺杂进去。

③ 《书录解题》：即南宋陈振孙的《直斋书录解题》。

④ 蠹简：被虫蛀坏的书，泛指破旧书籍。

摄纳之法，以潜阳而恋阴，方冀转危为安。设用风燥之品助其上升暴脱，必无幸理。徐灵胎云："病在中风，古人必兼用风药。"亦因当时无脑神经之说，认为外感风邪，乃揣测之谈，非正论也。

中风脉法

按《金匮要略》云："脉微而数，中风使然。"王氏《脉经》亦云："脉滑者，中风。"巢氏《病源》"中风篇"以虚弱缓大、浮虚滑数，皆谓之中风脉。依诸家学说，是以外感风热或挟痰者，混入于偏枯昏仆之中风门中，界限不清，使后学何所依据？不思中风一症，多挟痰热而发，有弦劲者，有弦滑者而数，或弦洪而大者，良由其病本于肝。肝风一动，则气逆火升，直冲脑髓。故见此等脉象，微特[①]唐宋诸医家论脉未能清晰，即《金匮要略》所言脉微而数，在偏枯症中尤为绝无仅有，未可举一以概其余。即下文所谓"血缓则为中风"，又与猝然半身不遂之病状，火逆气升、来势凶猛者，绝然不同。盖此症一发，顷刻间即知觉、运动失其常度，脑筋立时迸裂而出血，亦安有血缓之可言？

今试读《金匮》之第五篇，开章便曰："夫风为病，当半身不遂。"是明明指脑筋出血之偏枯症而言。而又曰："或但臂不遂者，此为痹。"又明明以《内经》所谓风、寒、湿三气合而为痹者，混入于中风门中，已属不伦不类。其第二节云："邪在于经，则重不胜；邪入于腑，则不识人；邪入于脏，舌即难言。"是即为《内经》所谓蒙昧暴喑之重症。乃第三节又云："邪气中经，则身痒而瘾疹；心气不足，邪气入中，则胸满而短气。"夫在经已体重不胜，身痒瘾疹，不过皮肤病至轻至微之一种，何得与半身不遂之中风症相提并论？即云"邪入于脏，舌即难言"，已属中风难疗之痰，而"心气不足，邪气入中"之说，又明明指中脏而言，何仅以"胸满短气"四字了之？同一病候，而轻重缓急之悬殊，已判若霄壤。再四思维，殊难索解。曾是仲师撰用《素问》、九卷而有此罅漏百出之文字，故知此篇必系后人掇拾于残。残篇断简之余，以致全无机绪，其断非仲师手笔，彰彰明甚。

今再以《素问》之言脉法者证之。《脉要精微论》云：浮而散者为眴仆，固谓眩晕昏仆，即肝风之上扬，故脉为之浮。甚者，气上不反，而有顷刻危亡之变，故脉为之散。又谓夹疾去徐，上实下虚，为厥巅疾，则明言气血奔涌于上，故脉亦奋迅而出，其来甚疾。气上而未反，故几几有出无入。其去若徐，

---

① 微特：不但。

且气于血并走于上，则为上实下虚之厥巅疾。可见古人论证辨脉，至为精切，彼新学家血冲脑髓诸说，亦不能出《素问》之范围。后之学者倘能知中风确为脑神经之病症，则一切中经、中腑、中脏诸谬说，不攻自破矣。

论中痰、中气本同一原，因以辟古人别分类中之谬

昔朱丹溪以痰热生风、卒然麻眩、舌木强直、痰涎有声、四肢不举、脉象洪滑、神昏不醒为痰中，李东垣以猝中乃气病。许学士以悲怒太过，逆气上升，每多卒厥。其候牙关紧闭，身冷脉沉，谓之中气。后贤因之，乃别立类中一门。不思脑筋迸裂，皆由内风暴动，腹中之气与痰，无不奔涌而上。其病机本同条共贯，前人琐分类中各证，由未识《调经论》"血与气并走于上"之大旨也。

夫以猝然昏仆危症，其肝风暴动，气升火升，无不挟其胸中痰浊，壅塞气道，即或因悲怒上逆，以致脑筋出血，亦因脑动脉管生瘤，藉悲怒上冲，速其破裂，则气病乃其诱因。则无悲怒，而脑积血病机已潜伏于不觉，不久亦能猝中。我国医者无破割学，见其痰声曳锯，遂谓之中痰，见其悲怒突然昏倒，遂谓之中气。试问中痰、中气，不过痰塞喉间，及五志过极，又何以手足瘫痪？当亦爽然自失。但既有痰气诸症，便当于中风当用药中，加入涤疾调气诸品，方能所投必效。此时审症，贵在察其虚实。症之实者，其脉必洪大，其面必红赤，其唇舌亦多焦燥。中风症，宜用下法者甚多，若滚痰丸、青州白丸子之类，以之荡涤宿痰，奏功甚易。形气较馁者，宜于柔润熄风药中，加入天竺黄、花粉、胆南星、竹沥诸品，渐次清泄，以收涤痰降气之效。肝气上逆，若赭石、石决、旋覆、桔红、青皮、乌药，皆可随宜选用。须知镇逆即以调气，确治此症之无上之妙法。

中风将息法总论

病至脑筋出血，昏不知人，病势已甚鸠急。此时头及背宜高于身，勿令平卧，因平卧则舌易缩也。初病期间，肝风每挟痰上逆，高举其头背，痰较易降，血之上冲，亦每随气而降。更于两足以温水袋熨之，以引血下行为妙，此则《内经》"气反则生"之大旨也。

痰壅于胸臆，喉中每痰声漉漉，气逆息高，面赤唇红，脉息洪大，已成种

种内闭之现象。此时汤药茶水且勿速进，虑碍及气管，致作喷嚏，而脑筋迸裂愈甚也。旧诀用吹鼻药以引其嚏，殊大错误。

疗 法

（一）开 闭

中风之来[①]势正急，痰气上逆，壅蔽清窍，最多神昏目瞪口呆，是名闭症。此时病人自觉头痛甚而不能言，其一边手足恒不能动，每以一边能动之手抚摩其头。其昏沉较重者，并抚摩亦不常见。盖脑筋一经冲破，则腹中痰热尽奔喉膈，呼吸为之不利。塞闭甚者，顷刻云亡，斯时不惟无可救，亦不及救，但医者当抱救人无已之苦心，审其病势略缓，亦不能不勉为施治。盖气反则生，经有明训，而病机危在旦夕，尚在不可知之数，不惟尤在泾所引《圣济》之白矾散、《本事》之急救稀涎散，亦第姑存其说法。即雪雅堂所立之潜阳镇逆诸方，尚属第二问题。何者？病既急于星火，其喉间又因气逆挟痰上冲，服药既感觉因难，开关吐痰，又虑脑筋牵引迸迫，惟有急施针法以回复其神明，庶为得之。盖针家实验，中风病每刺水沟、合谷等穴（水沟，督脉穴，在上唇正中刺入三分；合谷，手阳明穴，在手大指及次指两歧骨间，俗名虎口。侧手张两指取之。刺入寸余，必透过手心正中之劳宫穴，左右旋转，猛力补泄之，回复知觉，甚验）。此乃开关之捷诀。

另以猴枣二三分为末，同蝎尾三分、九节菖蒲二钱水煎，和猴枣末，每用半匙，徐徐灌之，亦能回复神明。盖痰降则神清也。俗医对于此症，每用安宫牛黄丸、清心牛黄丸、至宝丹等类，冀可大展神明，不知此系香窜之品，惟风温症热伤包络，及湿热症秽毒重者，用之以辟邪解秽，斯为万举万当。独中风症，气升火逆，殊为大忌。不审病情，张冠李戴，妄用辛香开散，必至气火愈浮，为害愈甚。喻嘉言《医门法律》谓“猝中之症，灌药宜用辛香”，大谬！

济白矾散 治急中风，口闭涎上，欲垂死者。

白矾（生，二两）、生姜（一两，连皮捣，水二升，煎取一升二合），二味合研，滤分三服，旋旋灌之。须臾，吐出痰毒，眼开风退，方可服诸汤散救治。气急力弱及有虚脱象者，勿服。

尤在泾曰：此方以白矾涌泄为主，佐入生姜，辛以开之。

---

① 来：原作“束”。

事急救稀涎散 治中风涎潮口噤，气闭不通。

猪牙皂角(四挺胞实者，不蛀，去黑皮)、晋矾(光明者，一两)

上为细末和匀。轻者半钱，重者一钱七。温水调灌下，不大呕吐，但微微冷涎出一二升，便得醒。次缓缓调治，大服，恐过伤人。

按：《圣济》白矾散，义取辛开除痰，然中风症血热为多，且值痰升火逆之时，生姜客宜慎用。

又按：许叔微制稀涎散，自谓猝暴涎生，声如引锯，气闭不行，汤药难入，命在须臾，用吐法，每每有效。究之，中风乃脑出血，引吐最易助其升腾，必系不得已时间或一用，然惟症之实者颇合。倘若势近虚脱，则此等方万不可用。

(二)固　脱

尤在泾云：猝中之候，但见目合口开，遗溺自汗，总属脱症。不先固其脱，顷刻云亡，从何施治？古人于浊阴上泛、虚阳外越之时，概以固脱主治。参附汤、三生饮加人参，去浊阴而养真阳，皆固脱也。兹再类集如次。

参附汤 按此方为急救之法，药仅二味，取其任专效速。

人参、制附子。用人参须倍于附子，或等分，不拘五钱或一两，配宜用之，薄姜水煎服。有痰，加竹沥。

暴中之症，忽然肢冷汗出，气怯神疲，目合口开，二便不禁，皆阴阳离决之象。稍缓片刻，虽欲救而无可救，故取用人参以回元气，附子以镇浮阳，务使元气归根，方有调停之余地。此时大剂急救犹恐不及，倘误用风药及一切芳香开窍诸品，则祸不旋踵。第附子一味，阳未尽越者，可用熟附。倘冷汗淋漓、阳神将离者，尤以生附子力量较大。

三生饮(《局方》) 治卒中痰塞，昏仆不醒，厥沉无热。

生虎掌、生白附子、生川乌等分，加木香、生姜水煎服。

王晋三曰：三生者，一本而用其三，不炮不制，故名，即《肘后方》名三建汤是也。《大明本草》云：大者为乌头，中者为附子，小而丛生者为虎掌。悉是天雄一裔，古方并用之。取其小者，力能搜其隐曲；大者力雄，破其冲要；中者力缓，荡其余邪。佐以生姜、木香。

李时珍云：苦辛泄肺，芳香悦脾，又能通大肠、膀胱之气，为三焦气分药。复入三生饮中，乘其至刚至锐之气，直上直下，为斩关夺门之剂。故非寒痰气厥，昏不知人，证偏于实者，不可轻用。但后人方中虎掌皆用南星，以南星亦名虎掌，乃相沿之误，实非南星也。

璜按：张寿颐谓此方治寒痰壅盛而脉已沉，且身无热。则其唇舌淡白，可想而知，是为寒痰上涌，胸中清阳之气已为浊阴蒙蔽，非刚燥雄烈，不能开泄。则此方乃为痰寒气厥、昏不知人者而设，非中风正治之法也。然中风症苟寒痰壅盛者，亦可借用暂用，录之以备一格。

三建二香汤 方与三生饮略同。治男妇中痰风，六脉俱虚，舌强不语，痰涎壅盛，精神如痴，手足偏废。此等不可攻风，只可补虚。

天雄、附子、乌头各三钱（俱去皮脐，生用），沉香、木香各一钱（俱水磨汁）。

上作二服，每服水盏半，姜十片，煎七分，食前服。

喻嘉言曰：此方天雄、附子、乌头并用其生，不加炮制，惟恐缚孟贲之手，莫能展其全力，必其人阴邪暴盛、埋没微阳，故用此纯阳无阴，一门三将。领以二香，直透重围，驱逐极盛之阴，拯救将绝之阳。乃方中妄云“治中风六脉俱虚”，又云“不可攻风，只可补虚”，全是梦中说梦。当知此证其脉必微而欲绝，不可以“虚”之一字，漫无着落者言脉；其方更猛悍毒厉，不可以“补虚”二字，和平无偏者言方。此方书所谓以盲引盲耶！

地黄饮子 河间《宣明论》

治喑废，肾虚厥逆，语声不出，足废不用。

熟地黄、巴戟天、山茱肉、金石斛、肉苁蓉、附子（炮）、五味子、官桂、白茯苓、麦文冬、菖蒲、远志肉各等分，每服三钱，生姜五片，大枣一枚，水煎服。

张寿颐曰：河间是方，用意极为周密，是治肾脏气衰，阴阳两脱于下，而浊阴泛溢于上，以致厥逆肢废，喑不成声。其证必四逆支清，或冷汗自出。其脉必沉微欲绝，其舌必清滑润淡白。正与肝阳上冒之面赤气粗，脉弦或大者，绝端相反。故以桂、附温肾回阳，萸、戟、苁、地填补肾阴，麦、味收摄耗散。而又有浊阴上泛之痰壅，则菖蒲、远志之芳香苦温为开泄，茯苓之纳气为镇坠，庶乎面面俱到。果是肾虚下脱，始为适用，徐洄[①]溪之治验可征。若气升火升之猝然喑废者，此方万万不可误投。

资寿解语汤 喻嘉言自注：治中风脾缓，舌强不语，半身不遂。

防风、附子（炮）、天麻、酸枣仁各一钱半，羚羊角、官桂各八分，羌活、甘草各五分，水煎。加竹沥二匙，生姜汁两滴。

张寿颐曰：嘉言自注，谓此方治风入脾脏，舌强不语之症。至于少阴脉萦舌本，肾虚风入舌不能言者，则用此方去羌、防，加熟地、何首乌、枸杞子、

① 洄：原作“回”。

甘菊花、胡麻仁、天门冬，治之获效。可见喻氏之论中风，只认作外感之风，深入五脏，而绝不知有内动之肝风。所以《医门法律》中风一篇，方论虽多，全是乱道，妄不可听。此方连竹沥九味，杂乱无章，本是摹做古人诸续命汤而为之。温凉并列，或散或收，亦升亦降，全无法度可言。其方所谓中风脾缓、舌强不语、半身不遂云云，其意盖谓脾主四肢，风邪入脾，因为舌强不遂之病，都是理想所虚构，究竟无此病情。且“脾缓”二字，尤其向壁杜撰，试问脾脏而缓，其病理如何？其病形又复如何？欺人之尤，最是可笑。总之，古人不知有气血上菀脑神经之病，乃欲自抒所见，幻出空中楼阁。强不知而为知，妄作聪明，原为国医著作界中一大黑幕，误尽后学。

惟嘉言于此方之后，谓少阴肾脉不萦舌本者，以此方去姜、防，加熟地、首乌等治之获效。则是肾气衰脱之病，故用药与河间地黄饮子相近，而功用略同。然嘉言于此，尚谓是肾虚风入舌强不语，终误认为外风之直入肾家，不知既是外风，何以方中反去姜、防？既去姜、防，则方中桂、附、熟地、首乌、枸杞诸物，何能祛外入之风？岂非药不对病，仍在云里雾中，痴人说梦。今录是方，取其加减而去姜、防，有合于肾虚下脱之治，非欲以疗外风之入脾入肾也。然果是肾气下脱，则方中羚角、竹沥亦所不宜，不若用河间之方为佳。盖嘉言制为此方，本是胸无定见，随意谈谈，复何能选药纯粹，切合病理？固远不如河间之地黄饮子，尚有一种实在证情，可以见病治病，一丝不紊耳。

璜按：嘉言此方毫无法度，张寿颐讥之，良是。观其方下自注，蒙混不清，尤不可为训。夫舌强不语、半身不遂，原为中风恒有之症。既无寒症可凭，又何以用附子、官桂？既用附子、官桂，则为寒症可知，又何以用羚羊角、竹沥？且此症乃内风，并非外风，舌强肢废，其脑筋固已受病，再用防风、羌活，引附、桂直冲顶巅，肝阳一升，脑筋之迸裂，不益甚耶？此方较小续命汤之寒温并进者，方法尤杂。附识于此，以见习医者万不可为古人所愚。

（三）清　热

中风之症，其元阳虚脱，浊阴蒙蔽，宜于温补及辛开者，既如上述。第此病热症居多，往往由肝风挟热气上攻顶巅，以致脑筋迸裂出血。气升血升，面红身热，呼吸息粗，脉象弦大而数，不急清其热，则脑血凝聚，下降愈难。处方如下：

竹叶石膏汤加法　治中风，热痰上升，面红身热，神气昏沉，脉神弦数。

丹参一钱，竹叶三钱，生石膏八钱，半夏一钱，麦冬二钱，菖蒲二钱，粉草一钱，生石决八钱。水煎服。

方解：中风，由肝风挟热上升，非大清大降，热不除则血之奔腾益甚。本方用丹参行瘀，竹叶、麦冬凉心，即以清血。用石膏、石决、半夏降逆镇肝，即所以引血下行。又佐菖蒲以开胸膈，上焦开，则痰开血降而神自清。

玉女煎　治中风头痛，舌紫或绛，脉数身热。

玄参二钱，生地三钱，生石膏八钱，知母三钱，粉草一钱，天竺黄三钱，牛膝三钱。水二杯，煎八分。

方解：玉女煎为张景岳手定之方，陈修园《新方砭》极力痛诋，以为服之无不逰阴[①]。其实此方用处颇多，修园未经实验耳。锡璜借用以治齿痛，加甘菊、石决以治头痛之因于热，及肝风上升而头晕者，服之效如桴鼓。近竟更借以治中风危症，尤有左宜右有[②]之妙。盖中风由于血升、气升、火升，石膏、知母重镇以清其热，则火自不升。玄参、生地凉降以清其血，则血不自升。天竺黄、淮膝降痰以遏其逆，则气自不升。若再加梨汁以定肝风，为效尤速。修园自谓生平最恶寒凉，无怪其痛诋不遗余力，殊非实验，锡璜不取也。

（四）潜　降

猝中之症，既知为肝风上逆，则潜阳镇逆降肝，自属当务之急。统阅各医书，多采用续命汤升散温散，殊多不合。但如《金匮》风引汤、《外台》寒水石散诸方，及熊叔陵之取用白虎加生地黄法，则古近名医家亦知潜降清降为治此病切要之图，但多杂以风药，则未免有蒙混不清之弊。兹再采录如下。

风引汤（《金匮》附方，除热、瘫、痫）　大黄、干姜、龙骨各四两，桂枝三两，甘草、牡蛎各二两，滑石、石膏、寒水石、赤石脂、白石脂、紫石英各六两。

上十二味，杵为散，取三指撮，井花水[③]三升，煎三沸，温服一升。

《千金》作紫石散。治大人风引，小儿惊风痫瘈疭疭，日数十发，医所不疗者。桂枝作桂心，甘草、牡蛎各三两，余同。

寿颐按：《金匮》附方，以风引为名，甚不可解。据《千金》、《外台》谓治大人风引，盖谓由于内风之引动耳，不如千金作紫石散较为明显。《外台秘要》作崔氏疗大人风引，少小惊痫瘈疭，日数十发，医所不能疗，除热镇心紫石

① 逰阴：同“归阴”，指死亡。

② 左宜右有：出自《诗经·小雅》：“左之左之，君子宜之；右之右之，君子有之。”形容多才多艺，什么都能做。

③ 井花水：亦作“井华水”，清晨初汲之水。

散，六石作各八两，余同《千金》、《外台》。此方后云：永嘉二年，大人、小儿频行风痫之病，得发例不能言，或发热半身掣缩，或五六日，或七八日死。张思惟合此散所疗皆愈。

方解：寿颐按《金匮》此方，本是后人附入，非仲景所固有。《千金》载徐嗣伯风眩十方，此其第二。《外台》则作崔氏，可见古人用之者众。方以石药六者为主，而合之龙、牡，明明专治内热生风，气火上升之病，清热镇重，收摄浮阳，其意极显。若引《素问》气血并走于上而为大厥之病理，而以此等药物降其气血，岂不针锋相对？《千金》引徐嗣伯自注："风眩之病，起于心气不足，胸上蓄实，故有高风面热之所为也。痰热相感而动风，风火相乱则闷瞀，故谓之风眩。大人曰癫，小儿则为痫，其实则一。此方疗治，万无不愈云云。"固已说明内热动风，热痰上涌，则六朝时人已知此病之本内因。初不待河间、丹溪而始有痰火之论，惟遍读《千金》、《外台》，能发明内热生风者，仅仅徐嗣伯、许仁则二家，此外绝少同调。而后人读之，亦复不甚注意，遂致古人良法，泯没于无传，医学荒芜，能无感慨？且是方久附《金匮》，习医者当亦无人不知，然制方之意，皆不能领悟。对此龙牡六石，谁不瞠目而莫名其妙？则以今本《金匮》此方之下，止有除热瘫痫四字，语焉不详，何能识得此中微蕴？而绝不知《千金》、《外台》说之已极详析，此则俗子自安谫陋，不能多见古书之蔽。惟此方既已专用潜镇清热为治，则风是内动之肝风，且多是蕴隆之风火，确然无疑。而方中犹杂以姜、桂二物，究属不类，必宜去之，而加以升痰泄化之妙品，则完善矣。

张文仲疗诸风寒水石煎散方（《外台》） 寒水石、石膏、滑石、龙骨各八两，桂心、炙甘草、牡蛎各三两，赤石脂、干姜、大黄各四两，犀角一两。上十一味捣筛，以水一升煮五六沸，内方寸一匕药，煮七八沸，澄清，顿服。

张寿颐曰：此方即上方去石英、加犀角，更可见此类镇坠清热之法，固亦盛行于当时。再加犀角者，谓非治内热之病而何，则方中仍用桂心、干姜，终是不伦不类。药剂学中宁有此冰炭一炉之理，且犀角专清心热，以治肝火内风，不如羚角之捷效。

璜按：此等方去桂心、干姜、赤石脂，加入生石决、桑椹子、甘菊花，以清肝风而降血逆，屡有殊效。《西医全书》于此症，每用大黄通大便，以降其上逆之势，于理亦合。但无宁肝风之品，故收效甚微。方中牡蛎必须生用，方能沉降，用熟则不宜。

《广济》疗风邪[1]狂乱失心安神定志方（《外台》） 金银薄各一百，生石羔、龙齿、铁精、地骨皮、茯神、黄芩、生地、升麻、茯苓、玄参、人参各八分，虎睛、夏牛黄、生姜各四分，麦冬十分，枳实、甘草、葳蕤、芍药各六分，远志、柏子仁、白藓皮各五分。

上二十四味捣筛，以蜜和丸。食后少时，煮生枸杞根汁，服如梧子二十丸。日二服，渐加至三十丸。

璜按：此方张寿颐以风邪而曰狂乱失心，实即气血上冲脑神经，失其知觉之病。古人不知有神经之病理，乃致有认作失心之奇语。然仆治李姓偏风，发热月余，忽神情颠倒，骂詈不论亲疏，虽身不能起床，而语言舛错，至于不可思议，乃知神经症之变幻多端。其云失心，即神经之错乱也。余用生石膏、生石决、生铁落、知母、天竺、菖蒲、花粉、炒龟板、桑枝、羚羊角、钩藤等，出入为方。神渐清而偏风渐愈，改用润血、熄风、豁痰诸药，月余全愈。广济此方亦有用处，但药味太难，宜去天麻、人参、虎睛、牛黄、生姜、枳实、葳蕤、藓皮等味，加入生石决、桑寄生、生石菖蒲，则气味精纯，厥功当历历[2]可纪。

（五）涤　痰

内风上扰，每挟胸中，固有之浊痰随气而涌，是以膈间痰声曳锯，或掉摇、眩晕、倒仆、昏迷。是以古人治此症者，无不以涤痰为首务，方法颇多。

枕中方《千金》 常服，令人大聪。

鳖甲、龙骨、菖蒲、远志，四味等方，酒服方寸匕，日三。

张寿颐曰：此方以龙骨、鳖甲潜阳熄风，菖蒲、远志开痰泄降。古人虽以为养阴清心，聪明耳目之方，实即潜藏其泛溢之虚阳，泄化其逆上之痰浊，则心神自安，智慧自益。窃谓借治肝风内动，挟痰上升之症，必以此方首屈一指。

治多忘令人不忘方 猝中之症愈后多善忘，宜此方久服。

菖蒲、远志、茯苓、茯神、人参，五味水煎服。

璜按：患中风之病者，愈后大都神情恍惚，且无记性。虽由智觉脑筋，愈未完全，然究其实，乃兼停痰积湿，锢蔽性灵也。俗医遇此等症，每指为心血之虚，天王补心等方，后来居上。试细绎《千金》此方意义，用菖蒲、远志、茯神诸化痰开窍之药，以治多忘，可悟其理。

---

① 邪：原作“那”。

② 历：原作“沥”。

正舌散 治惊痰堵塞窍隧,肝热生风,舌强不正。

蝎尾(去毒,滚醋泡炒,三钱),茯苓一两,姜汁拌晒为散。

每服二钱,开水调服,并擦牙关,日三度。面赤,倍蝎尾。

方解 张寿颐曰:痰垂壅舌蹇,皆肝阳上激脑神经之病。镇肝潜阳,其效立见。蝎尾走窍迅速,古人所谓主搜索经络之邪风,则与气火之升浮,激动脑筋之旨不合。乃此方主治,明谓是肝热生风而痰塞窍隧,舌强不正,确是古人已有成效之方剂,其理何在?盖此方只用其尾,专于下达,则降逆开痰,正赖其迅利之力。观其方后云:面赤者,倍加蝎尾,岂非阳气上浮之症?而以其尾之下行者利导,亦与镇逆潜阳之意暗合。且已去其尾,而用醋制,又隐隐有收摄浮阳之法,所以自有效力。并用以擦牙者,因走窜能开,而又酸以收之,则可为痰壅喉关之夺门上将,以此见古人制方之妙用。

指迷茯神丸 治中脘留伏痰饮,臂痛难举,手足不能转移,背上凛凛恶寒。

半夏制二两,茯苓一两,枳壳五钱,风化硝二钱半,姜汁打神谷丸梧子大,每服三五十丸,淡姜汤下。

璜按:此方乃治痰饮溢于筋络,以致臂痛难举,手足不能转移,本非为中风四肢不遂者立法。然中风多挟痰饮而发,痰饮流于经隧,则关节为之不利,一举手,遂牵引而痛。方以半夏除痰饮,茯苓去痰,风硝软坚,枳壳利气,俾其痰饮一清,脉络自然流利。以治风痹痛,自能渐次取效。

青州白丸子 治风痰壅盛,呕吐涎沫,手足瘫痪,及小儿惊风。

白附子二两,半夏七两,去衣南星二两,川乌(去皮脐)五钱,皆生用。上为末,绢袋盛,于井花水内澄出粉末。出者,揉令出渣,再磨再澄,用磁盆日中曝夜露,每日一换新水,搅而澄之。春五夏二,秋七冬十日,去水曝干如玉片,以糯米粉作稀,糊丸如绿豆大。每服二十丸,生姜汤下。无时如瘫痪消下,小儿惊风,薄荷汤下三五丸。

方解:喻嘉言曰,此方治风痰之上药,然虽经制炼,温性犹存,热痰迷窍,非所宜施。

张寿颐曰:此方本用青州范公泉之水澄粉,故方以地名。如阿胶之类,取水性之沉重者,以开痰降浊。乌、附、星、夏,皆用其生,而澄浸其毒,又是制炼之法,然本性犹存。诚如嘉言之论,要为知制方之意,必为阴霾猝乘,真阳欲亡者立法,犹之三生饮,而其毒稍减,此其性较和。虽曰专治风痰,须知风非外风,而痰是寒痰。本非通治热痰之剂,用生姜汤下者,仍是为星、夏、乌、附解毒之计,非初欲以疏泄外感风寒。若曰瘫痪酒下,则苟是肝阳,温以温剂，殊非良法。而小儿惊风，尤多热痰上壅，更非所宜。乃用薄荷汤下，是又为外感之风，而欲其疏泄，甚非立方之旨，惟中气虚寒之慢脾风，其痰上塞，自可用之。然更取薄荷泄散以为导引，亦是未妥。凡用古方，皆宜细心探讨，自有权衡，必不可人云亦云，囫囵吞枣。

控涎丹 治胁下痰积作痛。

甘遂、大戟、白芥子等分为末，面糊丸，姜汤下十五丸至二十丸。

方解 张寿颐曰：此攻逐痰涎之峻剂。古书主治，谓忽患胸背、腰胯、手脚痛不可忍，牵连筋骨，坐卧不能安宁，走移无定，是痰涎伏在胸膈上下，变为此症。或头重不可举，或神志昏倦多睡，或饮食无味，痰唾稠黏，口角流涎，卧则喉中有声，手脚肿痹，疑是瘫痪，但服此药数服，其病如失云云。是即痰塞中州，气逆上壅，神经不用之证，故有以上诸恙忽然而起。古人立法，不治其肢节之痹痛，而专逐其痰涎，剿破巢穴，去其凭依，则机关自利。正是手眼之独高处，与指迷茯苓丸，用意同而用药更猛，当随其缓急轻重而择用之。

张石顽谓形盛色苍、气壮脉实之人，有以上诸证者宜之，后以六君调补。若气虚皎白、大便不实、小便清利者，误服之，则不旋踵而告变。

（六）顺　气

内风猝动，痰气每多上逆，此喻嘉言所以有中风多挟中气之说也。气病则肝气之升腾，愈升逆无制，或头痛，或目疼，或脑痛彻目，眼泪往往而起翳，头常眩晕。因肝热者，宜清火平气；因湿痰舌腻津盛者，宜燥湿除痰。方法列后。

清火平气汤 治肝气上逆，脑痛目痛，起翳眩晕。此症西医名为脑充血。

怀牛膝一两，生杭芍、生龙骨、生牡蛎、生赭石各六钱，玄参、川楝子各四钱，龙胆草三钱，甘草二钱。磨取铁锈浓水煎服。

瓆按：肝胆之火，挟痰气上冲，致头疼目痛。凡怒后或服温燥之物，引动肝风而得此者，服此方，无不灵验如神。此症西人名为脑充血，其痛甚者，脑筋遂以破裂，而猝中之病作矣。方取牛膝以引血下行。症属内风，无滞邪之虑，用龙骨、牡蛎、赭石，从风引汤套出。重镇肝逆，用芍药、川楝之苦降以平肝，用龙胆草大清肝热，用铁锈水入血，用甘草和合诸药，以折其上冲之势。肝火既清，肝气自平，而头痛目疼诸证悉愈矣。

八味顺气丸 严用和，凡患中风者，先服此顺养真气，次进治风药。

人参、白术、茯苓、陈皮、青皮、乌药、白芷各一两，甘草半两。

璜按：张寿颐云：此方为正虚而痰气上逆者立法，故用四君加以行气之药。严氏谓：内因七情而得者，法当调气，不当治风。其意以为七情气逆，皆属正虚，故必以参、术、甘、苓，先扶其正。方下所谓先服此顺养正气者，其意未尝不善，而岂知痰壅气升之时，已是实证，参、甘、白术反增满闷。且白芷芳香，上升颇猛，既谓不当治风，则此物已是矛盾。夫芳香上升，于此症不宜。寿颐所论，自是精切不磨，但谓参、甘、白术反增满闷，在气逆上升者，良为不合。以璜经验所得，舌白苔而厚，津液满口，脉象虚而手足不遂者，非六君子汤加附子、天竺、菖蒲，万不足以起死回生。拘执一端，断难以应无穷之变也。

（七）寒　降

猝中之病症，往往热升气逆，其原因于肝阳鸱张，上干膈上，至心火亦随之亢盛。非用寒降之法，则热气升腾无制。石药之重镇，终嫌力重浅薄，故寒降之方，殊不可少，清心火而除肝热，亦切要之图也。选方如下：

凉膈散（《局方》）　治温热时行，表里实热，及心火亢盛，目赤便秘，胃热发斑。

大黄二钱，芒硝一钱，甘草六分，连翘一钱，黄芩一钱，山栀一钱，薄荷七分为散，每服四五钱，加竹叶十五片，蜂蜜少许，水煎温服，日三夜二，服得下热退为度。一本无竹叶，有姜一片、枣一枚、葱白一茎。

张寿颐曰：此方为热聚膈上而设。芩、栀、连翘、竹叶专清上焦，硝、黄以导热下行，本非欲其直泻，故以蜜、草缓大黄之性，令其留恋迟行，不遽下泻，则上焦之热与药俱行，一鼓而膝廓清之绩。命名凉膈，具有至理。又曰《和剂》此方虽非为中风而设，然内风暴之症，亦多膈热如焚，以至上干君主，昏眩无知，惟以泄导其热，则气血之上郁者，得凉泄而安。喻嘉言《法律》录凉膈散于“中风篇”，称其治心火上盛，膈热有余，目赤头眩，口疮唇裂，吐衄涎唾稠黏，二便淋闷，胃热发斑，小儿惊急潮搐，疮疹黑陷。大人诸风瘛疭，手足掣搦，筋骨疼痛，且谓中风大势，风木合君相二火主病，多显膈热之症。古人用凉膈散最多，如清心散即凉膈散加黄连，转舌膏即凉膈加菖蒲、远志，活命金丹即凉膈散加青黛、蓝根。盖风火上炎，胸膈即燎原之地，所以清心宁神，转舌活命，凉膈之功居多。

当归龙荟丸（河间宣明论）　治肝经实火，头痛晕眩，顶巅热痛，耳胀耳聋，惊悸搐搦，躁扰狂越，大便秘结，小便涩滞，或胸胁搘[1]撑，膜胀结痛。脉弦大有力数实者。

当归、龙胆草、黄芩、黄连、黄柏、栀子各一两，芦荟、大黄、青黛各五钱，广木香二钱半，麝香半钱为末，神曲和丸。

璜按：此方治肝胆积热，凡脉来弦劲数实、舌苔浊垢、火逆痰升者，举可用之。虽非治中风之剂，然由肝热至头痛眩晕、惊悸搐搦、燥扰狂越、大便秘结，则明明为脑神经之症。此方大苦大寒，直清肝热，又加大黄汤涤其热，使之从大便而出，躁扰自安。借治中风实症，用处殊多，西洋医治猝中风，多用泻法，能有此伟大之魄力否？

(八)通　络

谨按：张寿颐云，内风暴仆，忽然支体不随，经络掣痛，皆气血上菀，脑神经忽然不用之病，此非通经宣络、活血疏风之药所可妄治。古人不知此理，每于暴病之初，治其支节，则走窜行经，反以扰动其气火，更能激之上升，为有大害而无小效。惟在旬月之后，大势已半，而支节之不用如故，则神经之功用已失，支节之偏废已成。痼疾难疗，调复岂易？古来治痹之治，大率为此立法，则通经行络亦医者不可不知。是说也，体会入微，语语实际，洵足补古人所未备。但既云气血上菀，则明明为脑神经积血，调其气逆，以散脑中之血，兼佐通络以舒筋活血，则偏废之病未始不可渐渐复元。璜治此症，尝有一二月手足不动，服清血降血而肢节渐以灵治。此正未可决定其痼痰难瘳。

降瘀煎　治猝中日久，手足偏废，不能活动者。

丹参三钱，桑椹三钱，海藻三钱，石决明一两，怀牛膝六钱，生地三钱，西藏红花五分，天竺黄三钱。左瘫，加鹿骨茸一钱，或鹿胶八分；右痪，加虎骨胶八分。无鹿骨胶者，加续断、菟丝子各二钱。无虎骨胶者，加正虎颈骨五钱。觉热者，加天花粉四钱；头觉痛者，二胶缓用。

方解：按张寿颐采用通络诸方，多谓与内热生风之症不合。惟《外台》张文仲二方，方法较纯，足为宣通经络者之要药。但此症由脑筋出血，从未有脑血不下行分散，而手足可复原者。璜治中风病多矣，二十年来，大率以清降热瘀取效，即肢节不能复元者，虽间有之，必因其人为医者误治，迁延日久，以致难于取效。本方以丹参、红花活血行瘀，海藻消脑筋之小瘤，桑葚

---

① 搘：同“支”。

子、石决明、生地以镇肝定风而凉血,使火不上逆,天竺黄以清其痰热,重用牛膝混合诸药,以引血下行,降血清热,凉肝镇风。一方而数扼其要,而偏风之在左者,稍佐鹿胶以运掉左边之气血;在右者,稍佐虎胶以运掉右边之气血。气血行则偏废立起,以鹿之性行于左,虎之性行于右也,惟二物峻补,为猝中所忌,必审其头不痛、筋不急者,方可用之。倘尚头痛筋急,降血清痰,尤不可缓。此又治此症者,所宜慎之又慎也。

治偏枯　衷中参西录方　此方治偏风之由于气虚者。

生黄芪一两五钱,当归五钱,天花粉四钱,天冬四钱,甘松三钱,生明乳香三钱,生明没药三钱。偏在左者,宜用鹿角或鹿角胶另炖[①]同服作引。病在右者,宜用虎骨胶另炖同服作引。

璜按:此方多用黄芪,乃从王清任补阳还五汤套出也。归、芪升提,用之猝中症,绝对不能符合。服之,每每气升头痛,璜试验多矣。惟是猝中,症中原有兼寒湿蒙蔽上焦,其人必舌苔白厚、润而有津,神气半明半昧,还五汤亦间可用,第非佐以除痰不可。余每用六君汤加黄芪、当归屡效。此方据张锡纯氏,谓甘松气香能通,故善助心脏之兴奋;味酸能敛,故善制脑筋之妄行。是性善化湮瘀、活血脉,故善治一切血症,以及风痹痿废。究竟猝中气血奔腾,心主行血,自不宜奋兴心脏以助气血上奔,且偏瘫处其脑筋业已迸裂痿废,安用制其妄行?张氏此治,似未妥当,但症偏于气虚湿盛而成偏枯者,此方加天门冬,用之以行气舒筋,亦尝有效。

桑枝煎　《外台》引张文仲方,疗偏风及一切风。

桑枝(剉一大升,不用全新嫩枝)一味,以水一大斗,煮取二大升,每日服一盏。

方解　张寿颐曰:桑之为用最多,枝叶、根茎都无弃物,能通血气,利经络,治支节之病,桑枝尤有奇功。不用新嫩枝者,欲其力之厚也,于此可见古人体会物理之细密。宋张李明谓尝患两臂痛,服药失效,以桑枝一小升切细炒香,水煎服,数剂而愈。

张文仲疗一切风,乃至十年、二十年不差方(《外台》)　牛蒡根一升,生地黄、怀膝、甘枸杞各三升,上四味,取无灰酒三升渍药,以绢袋盛之,春夏一七日,秋冬二七日,每空腹服之。

方解　张寿颐曰:此方以生地、杞子滋养阴液,牛蒡根、牛膝宣通经络。药止四味,而朴茂无华,力量浓厚。后人通络诸方,药虽不通,然其理不过

① 炖:原作"朕"。

如斯。

璜按:猝中久不差,必有痰滞,否则误补使然。原文言久病,未言病因,谓之降血熄风则可,非能面面俱到也。

(九)滋 养

内风既定,滋养宜先,必使水能涵木,方能镇定肝风,庶气血免有奔腾之虑。乃世之患此病者,旋止旋发,甚至再发,则不可复救。由肝气鸱张、狂飙未定故也。博考各方籍,对于此病,全无把握者,实居多数。即初患之时,治疗尚影响模糊,调养法更无论矣,即病者幸而不死,大抵因缠绵日久,参、术、归、地,补住痰火,以致支节不灵,抱废疾以终其身,良可叹也! 兹特取讲滋养肝阴方法,为治此症者握要之图。

一贯煎 魏玉横治肝肾阴虚,气滞不运,胁肋攻痛,胸腹䐜胀,脉反细弱,或虚弦,舌无津液,喉嗌干燥者。

北沙参,麦冬,生地,归身,杞子,川楝子。口苦燥,加黄连。

方解 张寿颐曰:胁肋胀痛,脘腹支撑,多是肝气不疏,刚木恣肆而为病。治标之法,香燥破气,轻病或暂可得效。然燥必伤阴液,阴液愈虚而气愈滞,势必渐发渐剧。设脉虚舌燥,津液已伤,再服香燥之方,直与饮鸩无异。柳州此方,虽从固本丸、集灵膏二方套出,而以川楝一味调肝气之逆,顺条达之性,是涵养肝气之第一良药。凡血液不充、络脉窒滞、肝阳恣肆者,皆可用之。苟无停痰积饮,此方最有奇功。且此方不徒治胸脘支痛已也,即肝肾阴亏、腿膝酸痛,或环跳诸症。锡璜于猝中内风已定后,加入石决明、炒龟板、怀牛膝,多服以养肝阴,复发者绝少。要知治大病须有结硬寨、打实仗手段,徒读古书而不通变,非良法也。

加味四斤丸 治愈后两膝无力,有停痰积饮者,勿服。

泡淡苁蓉五钱,金钗石斛三钱,川萆薢四钱,石决明一两,怀牛膝五钱,水煎服。

方解 锡璜按:此方古人以治足痿不能起于床之病,余治卒中内风既熄,手足能举而尚无力者,用之每每获效。盖治偏风,全在引血下行,足有力则手亦随之灵动。方用苁蓉、石斛,润血而滑大便。大便愈通,则脑筋之血滞亦愈下降。加以石决镇肝,淮膝引诸药直达下焦,俾两膝强健,则两手自不偏瘫,此所以不治手而手自灵活也。设素有停痰积饮,则此等方不能取效。又当于六君子汤、真武汤等加入重镇之品,以除水饮。活法变通,存乎其人,所以治病贵乎识症。

(十)善　后

猝中治愈,自当谋善后之法。盖患此病者,脑既充血,肝阳又多恣肆,调养不得其宜,则偏风遂因之复发。余治此病至内风已熄,每劝人吃素,少服猪肉,以免生痰。至鸡、犬、虾、鳗及牛羊等,凡属于温补者,概宜禁忌。洋酒尤宜畏之如鸩。盖猝中既由脑充血而起,举凡刺激脑筋及生痰助火诸物,既不宜食,宜多食蔬菜以改良血质,饭后加食水果,以助消化而通二便。梨汁最佳,能定肝气,常服,甚为有益。

常服食之方:桑葚子三钱,甘枸杞二钱,石菖蒲八分,怀膝三钱,竹沥酌用。此等方时常服食,亦有用处。

附[1]　治猝中变例

余弱冠时,友人陈子德于五月初间患猝中,左手不能运掉,天柱骨倒,头不能举,眼视物旋转如循环,身如浮在空中,目不敢开,一开视,则全座屋宇如倾如旋,小便点滴自出,似此者几日夜,惟神气不差。余察其舌有薄黄苔,六脉颇数,知为夹热猝中,兼肝肾虚而督脉受病。适其子永思方入泮[2],殷富之家,贺客盈门,举家望愈颇急,商于余,谓有急治之法否?余沉思良久,谓天柱骨倒,非鹿茸不效。时正在涉猎西医书,意谓脑筋溢血,似非可用峻补,乃以白虎汤加麦冬、甘菊、花粉。连服二剂,舌苔退而脉平,越日令朕鹿茸二钱服之,服后二时许,再服白虎汤加法,头能举而小便如常,视物尚觉摇动,乃改用潜阳镇逆,调理而痊。后年余复发,病势殊轻,左手足不能灵动者,仅二日。余投以润血养肝,并令多服梨汁,遂永不再发。

癫　狂

古时癫、狂,皆同一病,因"癫"与"颠"通。《说文》:顶也。谓顶巅之病,即脑病也。顾氏《玉篇》:瘨,都贤切,则曰狂也。《战国策》注,《广雅》皆云瘨狂。《广韵》:一先都年切,瘨病也。巅上同。可知后世言癫,古书只作瘨,则癫即是狂,无可疑义。独至《难经·二十九难》忽云:"重阳者癫,重阴者狂,

---

① 附:原作"付"。

② 入泮:古代学宫前有泮水,故称学校为泮宫。科举时代,学童入学为生员称"入泮"。

则阳狂阴癫。"按之实验，又确有是病理。大概由动而之静，则谓之癫；由静而之动，则谓之狂。一癫一狂，每每互见，即或偏于静、偏于动者，亦所恒有，而属脑筋之失其常度，至今殊有定论。昔人治此症，愈者绝少。余曾以一月治愈六人，兹特将采用之法录后。

治癫狂龙虎丸

专治阴癫阳狂，不省人事，登高弃衣，笑歌不寐等症。或神呆静坐，语言不发，皆痰入包络之患。

方用：西牛黄三分，巴豆霜三分，水挥辰砂一分，白砒三分，酌加米粉为丸。每一小料，分作二十丸，或三十丸，辰砂为衣。（十日量）

方解：癫狂一症，多由痰迷心窍。白砒专能燥痰，以之为君。巴豆辛热破痰，导之下行，使白砒之性，过而不留，以之为臣。反佐以牛黄之甘寒，通窍辟邪，清心改毒，制白砒、巴豆之猛烈，合朱砂为之镇摄。真治癫狂之圣药也。患此者，轻则用药一丸，重则二三丸，以半温开水送下。若不肯吃者，纳药于粉糕中，使其不觉而食之。食后约半小时许，非吐即泻，逾时再服一丸，以俟之。年远者，须服数丸。病极重者，前后用至五十余丸。愈后，忌服猪肉一二年。孕妇忌服，体虚者不忌。夫阳狂阴癫，见症或有不同，而其为痰迷心窍则同。病者多误于初起时，不知去痰，或去痰未尽，辄疑元气亏损，遽用滋补，谓可培养心神，不知愈补则痰愈固结，势必静则目瞪神呆，动则发狂觅死。可治之症，卒至不治，良可悲也！

此方奏效神速，活人无算，用之者勿以猛烈为疑，勿以吐泻为惧，勿以病人畏服之故，少投辄止，致药力不足而不效。或暂时见效而病根不除，终于不效，以贻后悔。

再此症年远者，痰窍坚闭，宜先猪心丸，次日再服龙虎丸，见效尤捷。

猪心丸方

猪心一个（男用牝猪心，女用雄者），用竹刀剖开，纳麝香三钱，外用黄泥封固，以丝绵裹之，文火煅成炭。去泥研末，开水吞服一钱。

王清任癫狂梦醒丹

治癫狂苦笑不休，詈骂歌唱，不避亲疏，许多恶态，乃气血凝滞，脑气与脏腑气不接，如同作梦一样。

桃仁八钱，柴胡三钱，香附二钱，木通三钱，赤芍三钱，半夏三钱，腹皮三钱，青皮二钱，陈皮三钱，桑皮二钱，苏子四钱。研，水煎服。

璜按：癫狂多由痰瘀凝滞而发，此方试用，亦有殊效。方下云“脑气与脏腑气不接”，此语耐人寻味。

又凡人癫狂皆由痰迷心窍，致信口乱道，切不可疑为鬼为魔，延僧祈祷，亦不可令庸医及妇人妄治，反致误事。此疾多由饮食起，食滞即变痰，生风生火，必先用二过淘米水对芝麻油同服，宽肠理气，败除风痰。后饮以大黄汤，再用手摸疯人肚腹，若按住有包，仍将二过淘米水对芝麻油令服。随令人将包向下推赶，务须赶过下膈为度。曾医治疯疾，饮以大黄汤，酌病之轻重，随时加减，或大黄加至四五钱不等，屡有效验。

大黄汤方

治癫狂之因于实者。

厚朴五钱，瓜蒌仁二钱五分，秦艽一钱五分，半夏二钱，枳实一钱五分，防风一钱五分，陈皮一钱五分，黄芩一钱五分，甘草五分，云苓一钱五分，神曲二钱，大黄三钱(用开水泡)，芒硝二钱，二三过俱用一钱。此方可服至三四剂，忌食生冷面食、桐油煎豆腐，只可食炒米粥，以调元气。

癫狂之病因

张锡纯曰：颠者，性情颠倒，失其是非之明。狂者，无所畏惧，妄作妄言。人抵此症初起，先微露颠意，继则发狂。狂久不愈，又渐成颠，甚或知觉全无。盖此症由于忧思过度，心气结而不散，痰涎亦随之凝结，加以思虑太过，则心血耗而暗生内热，痰轻热炼而胶粘益甚。热为痰锢而消解无从，于是痰火充溢，将心与脑相连之窍络尽行瘀塞，是以神明内乱也。其初微露癫意者，痰火犹不甚剧也。迨痰火积而益盛则发狂矣，是以狂之甚者，用药下其痰，恒作红色。痰而至于红，其热可知。迨病久，则所瘀之痰皆变为顽痰。其神明济乱之极，又渐至无所知觉，而变为癫症。且其知觉欲无，从前之忧思必减，其内热亦即渐消，此所以变为癫也。然其初由癫而狂易治，其后由狂而癫难治。若延至三四年之久，则治愈绝少。

荡痰汤

治癫狂失心脉滑寔[1]者。

---

① 寔：同“实”。下同。

生赭石一两，朴硝六钱，大黄一两，清半夏三钱，郁金三钱。

璜按：此方大黄太重，量宜减半。

荡痰加甘遂汤

治前症顽痰凝结之甚者，非其症大实，不可轻投。其方即前方加甘遂末二钱，将药煎好，调药汤中服。

凡用甘遂为末，水送服，或用其末调药汤中服。若入煎剂，必然吐出。又药中用甘遂，不可连日服，必隔两三日，方可再服。不然，亦多吐出。又其性与甘草相犯，闭者切记。本方中重用赭石，藉其重坠之力，摄引痰火下行，俾窍络之塞者皆通，则心与脑能相助为理，神明自复其旧也。

启迷奇效汤

治癫痫经年不愈者。

人参一两，南星三钱，鬼箭三钱，半夏二钱，附子一钱，肉桂一钱，柴胡三钱，白芍三钱，菖蒲三钱，丹砂末二钱。

先将前药煎二碗，分作二次服，将丹砂一半调入药中，与病人服之。若不肯服，令人急灌之。不听，不妨打骂，以动其怒气，怒则肝火起，反能去疾矣。

癫与痫之分别

《内经》言颠症甚详，谓瘨即痫也。其实颠与痫亦当有辨。

辨之法：颠则不仆，而痫必眩晕僵仆。颠则言语不伦，左顾右盼，如见鬼神。痫则风动痰升，目睛上视，睡在地上不省，倏愈倏发。

治法：先服少神丹数厘或一分，以涌吐痰涎，后服大狂汤，或次狂六味汤。

癫狂痫特效离火少神丹制法（重症酌服）

以成件公信石一两，用疏粗白夏布缝袋装妥，吊大瓦罐中。用水豆腐二十两、绿豆四两、大粉草四两，清水满大罐子，以文武火煎至只余净信石四钱五分为度。如不足四钱五分，不可用。假如文多，尚剩六钱，以六乘各拌制之。药量则用水豆腐十二两、绿豆二两四钱、大粉草二两四钱，清水三十二两同煎，至净信石四钱五分为的。如剩多少，照此类推。

癫狂痫特效坎水少神丹制法(轻症照服)

以成件白信石一两,夏布袋装妥,即大瓦罐内,用水豆腐二十两、绿豆四两、大粉草四两,清水满罐,以文武火煎之,煎至净信石重二钱为度。如不足二钱,不合用。倘多剩四钱,以四乘各件制药量,则以水豆腐八两、绿豆二两六钱、大粉草一两六钱,煎至净信石二钱,乃合用。

少神丹服法:少神丹,性猛烈,用之最宜少心。诚恐偶一太过,则呕吐不已也。

兹举其服[1]法于后,须依法使用,乃不致误。

狂　病

假如服少神丹一分,用清水一碗煎至半碗,倒出澄清,去净渣滓。取清净水分五杯,候冻冷,先饮一杯,至两二小时不见呕吐痰涎,然后再饮第二杯。如此服法,至第四五杯服完。倘仍不呕吐,是必顽痰格塞心窍,以人参牛黄丸一个或两三个,清水燉烊,加童便少许冲服。无论呕与不呕,明天酌次服大狂汤。

治痫良方

干熊胆若黄豆粒大一块,约重一分半,凉水少许,浸开服之。冬月宜温水浸廾,温服数次而愈。

一味铁养汤

治痫及肝胆之火暴动,或胁痛,或头疼目眩,或气逆呕吐,上焦烦热,至一切上盛下虚之症,皆可用其汤煎药。又兼能补养血分。

方用长锈生铁和水,磨取其锈,磨至水皆红色,煎汤服之。

化学家名铁锈为铁氧,以铁与氧气化合而成锈也。其性善镇肝胆,兼治上盛下虚之症。以其体质重坠,故能引逆上之相火下行。相火为阴中之火,与电气为同类,此即铁能引电之理也。其能补养血分者,因人之血原有铁质,且取铁锈嗅之,又有血腥之气,此乃以质补质、以气补气之理。

西药治痫风,皆麻醉脑筋之品,强制脑筋使之不发,鲜[2]能拔出病根。然

---

① 服:原作"脉"。

② 鲜:原作"解"。

遇痫风之剧而且勤，身体羸弱，不能支持者，亦可日服其药两三次，以图目前病不反覆，而徐以健脾利痰、通络清火之药治之。殆至身形强壮，即当停止西药，而但治以健脾利痰、通络清火之品，或更佐以镇惊。若朱砂、磁石之类祛风，若蜈蚣、全蝎之类透达脏腑，麝香、牛黄之类，因证制宜，病根自能拔除无余也。

兹采西药之可用者列后。

臭剥：系貌罗谟与加留谟化合，故亦名貌罗加留谟，为光白色，亦形结晶，无臭气，有辛咸味，乃麻醉镇坠药。在神经系统能呈镇静作用，故为神经诸病及癫痫病之特效药。至因神经不眠、妊娠呕吐、男子梦遗等症，用之皆效。每服一瓦，可渐加至三瓦。久服伤脾胃，昏人神智。

按：颠狂痫诸症，西医以为神经症，我国独主痰涎为病，多主肝胃挟痰热上冲顶巅而发。且并分虚实而施治，较诸西医治疗，愈病尤为神速。余友何廉臣考究治颠狂诸法尤精，兹照录之。

何廉臣云：前哲皆谓"胃热蒸心乃发狂"。余独谓胃热蒸脑则发狂，胃热蒸心则发厥。盖头为诸阳之会，脑在其间而为元神之府。包络为手厥阴经，心居其中而为藏神之脏，神明被逼而内乱，故邪热入阳则狂，入阴则厥。前哲仅谓"阳盛发狂"，余谓胃阳盛则发狂，肝阳盛则发狂，何者？胃为脏腑之海，其清气上注于目，其悍气上冲于头，循咽喉上走空窍，循眼系入络脑，脑被胃热蒸腾，故发见神经诸病。肝脉挟胃贯膈，循咽喉上目系，与督脉会于巅顶。巅顶之内，即脑之神经中枢，脑被肝火熏灼，故亦发神经诸病。

狂，特神经病之一证耳，其发时种种不同，有杀人狂、自尽狂、放火狂、忧闷狂、情欲狂、快乐狂，总由于神明内乱使然。其致病之由，外感多因于阳盛。《内经》曰："阳盛则四肢实，实则能登高，热盛于身，则弃衣而走。"《难经》所云："重阳者，狂也。"故通称为阳狂。内伤多由于郁怒，石顽曰："阳厥暴怒发狂者，以阳气暴折，郁而多怒则发狂。"《内经》所谓"狂病，善怒也"，故通称为狂怒。李氏《入门》[1]以大承气加黄连主之，治怒狂法。张氏《绪论》以承气汤加铁落主之，此即龚商年所谓"狂之实者"。以承气、白虎等汤，直折阳明之火，生铁落饮重制肝胆之邪是也。

俞东扶曰：发狂实证，十居八九。故余治狂，多用吐、下、清、镇四法。

吐法以紫雪丹九分，品三物白散一分，通神明以涌痰涎；下法以尤氏泻狂汤，生大黄、生龙齿、煅牡蛎各三钱，炒蜀漆一钱，小川连五分，泻实火以劫

① 《入门》：即《医学入门》，明代李梴撰著，刊于万历三年(1575年)。

惊痰；清法以羚熊清狂汤，羚角片钱半、老竺黄三钱、寒水石四钱、小川连八分、九制胆星五分、金汁一两、大石菖蒲汁两小匙同冲，熊胆一分，药汤调下，消痰热以熄风火；镇法以生铁落饮平肝火以坠痰涎，吐下并治法。轻则遂心丸，煨甘遂二钱，猪心血一枚为丸，分作四粒，鲜石菖叶一钱、鲜竹叶心五十支、灯心三小帚，煎汤调下。重则龙虎丸（方见前）温开水送下，吐尽胸膈之痰浊，攻下肠胃之宿垢。

此治实狂之方法，历治多验，然虚狂亦不少。余每因神经衰弱，骤有感触，五志之火，上烁脑髓，神经顿失其常性，遂发似狂非狂之症。东医所谓性情之狂，通称为精神病是也，与感症之阳盛发狂迥异。

自制牛马二宝散，西牛黄、马宝各一钱，共研匀细。每服二分，一日两服，用人参竹沥饮调下，历治多验。

此外以六味地黄丸加犀角汁、清童便一杯同冲，治快乐狂。其人时发狂笑，手舞足蹈，倏而狂言，倏而狂跳，以新加甘麦大枣汤。

生白芍、山萸肉各钱半，淮小麦、红枣肉、白石英各三钱，炙甘草一钱。此叶氏治验方。

治悲苦狂。其人数欠伸，喜悲伤，欲哭，象如神灵所作。妇女最多此病，男子亦间有之。《金匮》名曰脏躁，以加减散花去颠汤。

生白芍一两，当归、麦门冬各五钱，焦枝、玄参、辰茯神、杜牛膝各三钱，川柴胡二钱，生甘草、白芥子、生石菖蒲各一钱，当门五厘，冲。

治情欲狂。妇人思慕男子不得，忽然发狂，见男子抱住不放，以为情人，罔顾羞耻，甚至裸体奔走，脉必弦出寸口。此名花颠，俗称发花呆。前方皆有特效。

惟忧闷狂多由失望而来，必如其愿，而病始痊，非无情草木所能疗也。然亦有忧戚而自愿寻死者，虽非狂，仍为神经症。

昔老医臧枚吉云：凡人无故自缢者，为扣颈瘟。昔有一妇人无故自缢，几死，救之始免。询之毫无所为，惟日郁郁不乐，藏绳袖中，无人处即自缢。获救得免，询之毫无所为，罗守月余方求治，知其由忧戚而来。《刺疟论》云：肝疟者，善太息，其状獐狂[1]。又肺疟善惊，如有所见。疫可类推，因处一方，用香附、郁金合七气汤，开胸中之郁，再加二陈，以开膈上之痰。更加羌活温肝逐风，鬼箭羽、丹参、赤小豆以通心胞兼泄火邪，生姜调服，竟头痛发热身痛，瘟疫症患具。自出其袖中之绳曰：谁纳我乎？告以自缢，茫不记忆，寝疾

① 獐狂：张皇、慌张。

七日，发汗而解。敬告仕宦幕友，不可不知。倘遇犯此死者，而顾执其言为人所逼勒，其可乎？

耶溪胡在兹先生，善治狂症，其言云：狂病，或善食，或不食。若声色壮厉，面色黄赤，目神郁念，气力逾常，二便秘涩黄赤者，只须引其气机之清浊而决治法。

面色清皎者，多从忿郁暴怒上逆，而为狂躁笑哭。若大便通调者，宜加味铁落饮。

生石膏三两，青龙齿、辰茯神、青防风各一两五钱，元参、秦艽各一两，生地四两。先用铁落八两，长流水一斗，煮取五升，并以上七味加竹沥半升。羚羊五钱，入铁汁中煮取二升，去滓，加入竹沥，分温五服，一日服尽，以泄肝阳。

如面色浊闷、二便结涩者，多从醇酒厚味，种热遂痰，或乘天气极热，盛怒不释，而为狂妄、骂詈、歌笑，甚则逾垣上屋，宜加减大承气汤。

生川军、风化硝、枳实各五钱，煅礞石、皂荚各二钱，煎成，冲入猪胆汁、米醋各两小匙调服，西牛黄二分，以下浊秽。

若面色板钝，目神滞顿，迷妄少语，喜阴恶阳，饮食起居无病者，多从屈郁不伸，而为失恶痴呆，宜癫狂霹雳散。

雄黄、雌黄、冰片、西牛黄各五分，山枝二十枚，白急性子一钱，生白砒四分，生绿豆一百八十粒。将绿豆冷水浸少顷，去皮，同余各生晒为末，另研入冰黄。大人可服一钱，十五六岁者用四分白汤下，再令食粉面糕饼等少许，当吐。如一时未吐，以硬鸡毛蘸桐油搅喉、探喉，吐后人倦，安卧半日，饮食少少进微温米饮，切勿多，亦勿热。越日方可进米粥，吐后每多口渴，不可饮茶，即取清童便饮之，或服自己小便，名轮回酒。皆能洗涤余浊，兼解毒药。

此方较龙虎丸稍烈，比张天池红白断狂丸稍轻。方用生白砒、巴豆霜、朱砂各一钱，面糊为丸，如芥菜子大。每服七八丸，新汲井花水送下，以吐顽痰浊涎。

如面色赤亮，或色青赤不常，日夜不寐，月余遂发狂言，逾墙上屋，经闭三月，脉搏长大有力，多从心火炽盛、燔胃扰肝而为狂惑哭詈，宜犀羚三黄汤。

犀角、川连各一钱，羚角、铁粉、桃仁各二钱，鲜生地、丹参、石决明各五钱，琥珀、青黛各五分，西牛黄二分，调服。

此方治男子多五六日而愈，治妇女必半月经至而还。

以清心而泻肝，发狂虽有阴阳虚实、经络脏腑新久之异，要旨必经心肝两脏而发。以心藏神，主知识；肝藏魂，主云为。未有神魂清醒而昏迷狂妄至于此极者。

胡君能立此镇、下、吐、清四大剂，甚为周到，即补法两方亦合。

一、参茯安神丸

人参、茯神、炒枣仁、当归、生地、酒炒黄连、橘红、姜南星各一两，天竺黄五钱，雄黄、西牛黄各二钱，为末蜜丸，梧子大，朱砂为衣。米饮下五十丸，忌动风、辛热、晕浊、甜腻之物。

治失志惊狂，经吐下后大势已瘥。尚有目神昏钝、迷妄无定之状，以此镇心安神、涤痰清火而愈。

二、柔肝熄风煎

制首乌、黄甘菊、辰茯神、归身、石斛、川断、广郁金各三钱，白蒺藜、远志肉各钱半，以川芎、明矾各八分，治肝阴虚，内风上冒神明，兼挟涎沫而为失心癫狂，延久不愈。以此柔肝育阴，熄风除涎而瘥。

惊悸怔忡健忘

《丹溪心法》云：人之所主者，心；心之所养者，血。心血一虚，神气不守，此惊悸之肇端也。惊者，恐怖之谓；悸者，怔忡之谓。心虚痰郁，则耳闻大声，目击异物，遇险临危，触事丧志，心为之忤，使人有惕惕[①]之状，是则为惊。心虚而停水，则胸中渗漉，虚气流动，水改上乘，心不自安，使人有怏怏之状，是则为悸。惊者，与以豁痰定惊之剂；悸者，与以逐水消饮之剂。所谓扶虚，不过调养心血，和平心气而已。

健忘，由精神短少者多，亦有痰者。此症皆思虑过度，神舍不清，损其心脾，《内经》所以有思伤脾之谈也。然亦有兼除痰清血，设仅以调理心脾主治，窃虑效者少而不效者多也。

此症据西说，皆以为由神经系统易受感激而起，触动感情及受惊，系心悸怔忡之普通原因。

病状轻者，如鸟之微振翼，而人自觉虚弱不安；重者，心搏动极强而速，心之冲肋，可以窥见。脉搏极猛，且有因之停至者，或仅暂时即止，或缠绵至一小时，亦有因用力……（以下缺页）

---

① 惕惕：忧心、恐惧。

卫生学讲义

吴锡璜　撰述

吴丽君　校注

内容提要

《卫生学讲义》是私立厦门国医专门学校教材的一种，吴瑞甫撰述，其子吴树萱、吴树潭和侄孙吴庆福整理。书前有海军厦门要港司令林国赓题词“国医吴瑞甫先生医林名宿”，后有吴锡琮、余少文序言各一。除序言外，全书共分六十八目，以个人卫生和公共卫生为纲，论及个人道德修养、饮食卫生、环境卫生、人体器官生理卫生、现代防疫等问题，主张卫生学不仅在于保障身体之生理健康，更要涵养个人之德性。挚友余超评价此书：“以哲理卫生冠于篇首，次则融会古今中外诸卫生学说，折衷至当。欲读是书者养成高尚人格，锻炼健全身体以保国而强种，粹然儒者之言，其功非浅鲜也！”其子吴树萱在书后跋语中认为“此书出，以之作学校课本，于世道人心不无裨益。”该书现存1936年私立厦门国医专门学校铅印本、1985年台湾新文丰出版公司影印本。本次整理校注以1985年台湾新文丰出版公司影印本为底本。

目　录

卫生学讲义

序 言

《系辞》云：天地之大德曰生。生者，万类孕育之所自出也。吾人受天地之中以生，而尽性立命之学寓焉。形者，生之舍也；气者，生之元也。修真之士，持满御神，专气抱一，以神为车，以气为马，神气相合，可以长生，道生之要也。亦越近代欧西学说输入，拘于形质之末，遂不名道生而名卫生。曰清洁，曰运动，曰防疫，曰消毒，莫不确信为能保持健康延益筹算[①]，而不知上古惟挈道生之要，故能度百岁乃去，今之卫生家能享期颐[②]者几人乎？稚子弄影，不知为影所弄。狂夫侮像，不知为像所侮。无他，狃于耳目之近，而无道义之学故也。况今之世界何若乎？口言卫生，而杀人之武器百出不穷，充其弊，不至举人类而尽歼之。不止杀人之术愈讲愈精，而尤以卫生为口头禅，是养其一指而失其肩背之谓也。林之性静而风摇之，水之性清而土浑之。卷云飞石，卷水橛木，天柱折，地维裂，日月有薄蚀[③]之变，五星有孛慧之灾，戾气弥满于大虚，风云变幻于俄顷[④]。三能[⑤]明而妖氛蔽之，地不危而崩竭随之。徐偃王软而国灭，鲁商公懦而身亡，阳处父以刚而遇害，郑子杨严猛而遭殃。荆棘遍地，铜驼满目，血肉可以横飞，身命危若朝露，似惠蛄不知春秋，如浮蝣不知朝夕。吾人何辜，遭此毒厉，徒讲卫生，抑末已。然天道无往不复，世道无平不陂，鹰隼高飞而弓矢射之，虎豹狞恶而姬旦驱之。介虫之悍也，以坚去其甲，而坚不足恃。螫虫之动也，以毒制其毒，而虫亦终亡。从知强者弱之基，弱者强之渐。顾所以处之者，为何如耳？矧夫忧患乃人之所以生，安乐乃人之所以死。地之于车，莫仁于羊肠，莫不仁于康衢；水之于舟，莫仁于瞿塘，莫不仁于溪涧。戒险则全，玩平则复。为问今之卫生，能见及此乎？卫生之道，劳逸有准，此广成子之遗范[⑥]也。然古之圣贤，神农憔

---

① 筹算：估算、谋略。

② 期颐：百岁之人。

③ 薄蚀：薄食。日月相掩食。

④ 俄顷：片刻。

⑤ 三能：星名，即三台。《史记·天官书》："魁下六星，两两相比者，名曰三能。"

⑥ 遗范：前人遗留下来的可做楷模的法式、规范、标准等。

悴，尧瘦癯，舜微黑，禹胼胝[①]，孔子无黔突，墨子无暖席[②]，又何以说？吹呕[③]呼吸，吐故纳新，卫生家以为吸收新空气，而不知此法实创于王乔、赤松子。散无方而求盐[④]，中道之卫生也；轶玄妙而后无，忘物之卫生也；杭澄幽而思谨，守正之卫生也；婴儿不剔首[⑤]则腹痛，不擿痤[⑥]则寝，保赤之卫生也。盛暑炎蒸，必藉凉风；寒交冰结，必处温室。夏不御毡，冬不卧簟[⑦]，应时之卫生也。见朱橘一子蠹，因剪树而弃之，睹缛锦一寸黑，乃全疋[⑧]而燔[⑨]之，防传染之卫生也。乃知卫生学者，为人人固有之理道，而亦人人所必循之轨道。特我国卫生由道生而来，西人之卫生由物质而来，此则其不同之点耳。今者显微镜学已盛行于世，微生物之防疫检查有加无已，然据日医渡边熙有言：用仲景法，不必从事杀菌而病菌自然消灭，德人康德谓：德医食细菌而无恙，则所谓微生物学尚非不磨之定论。又况道高一丈，魔高十丈，蝇钻纸窗，喜寻光而反为光所迷，奔蜂爱螟蛉，引藿蠋[⑩]而蠋不为之化。宇宙间事事物物，不予人以可测者甚多，安能凭幺微[⑪]之体态，确信为原因所系？矧今日所检查以为然者，到后此科学进化，未必不力矫前失。翠以羽残，龟以智败，其大彰明较著也。究之，履霜坚冰大易，垂戒慎微谨小，圣学所基可见。卫生亦躯命所关，自不得不参今古以通其变。昔伯阳至西戎而效夷，言夏禹入裸国，忻然[⑫]而解裳，非忘礼也，随俗所宜也。世界大通，既尽趋于清洁消毒，则公益所关、万国之观瞻系焉。第必舍固有精微之学术，尽步武[⑬]他人之后尘，能否合于国俗，能否得以消灭临时发生、所不经见之疫疠，尚属第二问题，故知道生之方法仍不可少也。吾兄瑞甫先生有见及此，所著《卫生学》，可中可

---

① 胼胝：手脚因长期劳动摩擦而生的厚茧。

② 孔子无黔突，墨子无暖席：原意是孔子、墨子四处周游，每到一处，坐席没有坐暖，灶突没有熏黑，又匆匆地到别处去了。后用于形容忙于世事，各处奔走。

③ 吹呕：道家谓呼吸吐纳。

④ 盐："监"之讹字。

⑤ 剔首：剃头。

⑥ 痤：原文作"座"。擿痤，剖疮。

⑦ 簟：竹席。

⑧ 疋：同"匹"。

⑨ 燔：焚烧。

⑩ 藿蠋：生长在豆类植物上的毛虫。《庄子·庚桑楚》："奔蜂不能化藿蠋。"

⑪ 幺微：微小、细微。

⑫ 忻然：欢喜。

⑬ 步武：跟着别人的脚步走，比喻效法。

西，可经可权，可儒可医，其书融会经、史、子、集暨中、东、西学说而参以己意。盖顾炎武、魏默深[①]一流人，讵[②]寻常医家所得同日而语耶？呜呼！千生万劫，只在此生。一生百年，又在却疾，始能历万古而不磨，度百年而若梦。士君子当开乾坤之双眼，窥先天之天，阅人中之人，寤物外之物，思身后之身，则卫生之道蕴与天无极。区区形质之学，尚未足以语此也。

中华民国二十五年六月

闽同安吴锡琮[③]珣甫氏序于翠云小舍

---

① 魏默深：魏源，字默深，清代著名思想家。

② 讵：岂。

③ 吴锡琮：吴瑞甫胞弟。

余 序

生理卫生，关于政治与学术者也。有卫生之学理，而非由政治以督促进行，亦不无窒碍难行之处，此各省会、各地方卫生局之设施所由愈推而愈广也。顾仅就政治上以言卫生，曰清洁、曰防疫、曰消毒，不过数端，已灿然大备，而以言学理则未也。吴君瑞甫奉中馆命，创设国医专门学校，所编纂《卫生学讲义》，分道生、卫生二类。道生以崇尚因有之道德，卫生则参酌中西学说以通其变，又能融会我国经史子集之有益于卫生者，崇论宏议，以发挥固有之道德，使读者知卫生学足以变化气质、熏陶德性，养成大用人材，以供国家驱策[①]。盖有关于世道人心治化为不少，余不禁为之击节而叹赏矣。

中华民国二十五年六月

余超[②]少文氏序于厦门图书馆

【少文按】 以上(目录)各条大端悉备，总其要素有二：一曰理道之卫生，即《大学》所谓心广体胖，孟子所谓善养浩然之气是也；一曰身体之卫生，如孔子言鱼馁而肉败不食，及近世衣食住行注意于卫生规则是也。名孝廉吴瑞甫奉中馆命，创办国医专校，编撰卫生讲义课本，予细为批阅，以哲理卫生冠于篇首。次则融会古今中外诸卫生学说，折衷至当。欲读是书者养成高尚人格，锻炼健全身体，以保国而强种，粹然儒者之言，其功非浅鲜也！

少文再识

---

① 驱策：驱使。

② 余超：(1885—1967年)，号少文，厦门人。余氏毕业于全闽师范学堂，后创办励业女校，1919年与社会人士共同创办厦门图书馆，曾担任该馆主任、馆长，主编《厦门图书馆声》。

卫生学讲义

闽同安吴锡璜瑞甫氏撰述
男树萱　树潭　侄孙庆福参订

卷　上　哲理之卫生

近世科学昌明，学新学者动谓我国人不讲卫生，其实非不讲卫生也。我国卫生纯粹由哲理而讲求实际，其宗旨概原于性道。故《素问》云：上古之人，其知道者，法于阴阳，和于术数，食饮有节，起居有常，不妄作劳，故能形与神俱，而尽其天年，度百岁乃去。可见上古惟有此哲理之卫生法，是以多享大年[①]，非后世讲求形质者所及也。《素问》又曰：上古圣人之教下也，虚邪贼风，避之有时，恬淡虚无，真气从之，精神内守，病安从来？是以志闲而少欲，心安而不惧，形劳而不倦，气从以顺，各从其欲，皆得所愿。故美其食，任其服，乐其俗，高下不相慕，其民故曰朴。是以嗜欲不能劳其目，淫邪不能惑其心，愚智贤不肖，不惧于物，故合于道。所以能年度百岁，而动作不衰者，以其德全不危也。审是则上古之卫生概根于道德，独能浑朴恬淡，以葆养其精神，则风俗之醇厚为之也。即以卫生之实际论，《乡党》云：食饐而餲，鱼馁而肉败，不食。色恶不食，臭恶不食，失饪不食，不时不食。肉虽多，不使胜食气，惟酒无量不及乱。古圣人于养生之法，大体悉备，谓之不讲卫生可乎？

一、论卫生宜有守静制动之学

《内经》云：静则神藏，动则消亡。祝茹穷曰：其身好动，其神去；其身好静，其神居。《七部要语》曰：神静则心和，心和则形全；神躁则心荡，心荡则神伤。可见静者卫生之要诀也。世人于声色货利，一意钻营，一或失望，反

---

① 大年：高年。

为戚戚[①]，以此而丧失身命者不知凡几，由其不知有守静之学故也。《大学》云静而后能安，宋儒为学，由静字得通禅理，由禅理得窥道妙，故濂洛关闽诸书每云惟静故明，可知静字之关于涵养德性者，为甚大也。讲卫生学者，能从静字用功，便有无穷之美。李一亭先生云：人能心静神恬，则虚灵之体得所培养，日渐生明，其美一；凡动少则交少，不狎匪人，则无意外之祸，其美二；动少则费少，用可常足，寡求于人，品行亦端，其美三；静则志不纷，乃凝于神，读书必能想见圣贤心事，见地亦高，脚跟不致随人转移，其美四；静则动必以理，又必审时度势，不敢以身试险蹈危，故无妄动者，必无陷阵之虞，其美五；又吉凶悔吝生乎动，静则周旋处少，破绽处亦少，其美六；又静则物来顺应，事过心宁，物不能伤于我，我不能伤于物，各相安于无事之天，其美七；又静则精神收敛退藏，葆固不竭，可以致寿，其美八。此皆道德之卫生，而学者之所宜遵守也。

二、《素问》四时养生法

《四气调神大论》曰：春三月，此谓发陈。天地俱生，万物以荣，夜卧早起，广步于庭，被发缓形，以使志生。生而勿杀，予而勿夺，赏而勿罚，此春气之应，养生之道也。逆之则伤肝，夏为寒变，奉长者少。夏三月，此谓蕃秀。天地气交，万物华实，夜卧早起，无厌于日，使志无怒，使华英成秀，使气得泄。若所爱在外，此夏气之应，养长之道也。逆之则伤心，秋为痎疟，奉收者少，冬至重病。秋三月，此为容平[②]。天气以急，地气以明，早卧早起，与鸡俱兴，使志安宁，以缓秋刑；收敛神气，使秋气平；无外其志，使肺气清。此秋气之应，养收之道也。逆之则伤肺，冬为飧泄，奉藏者少。冬三月，此谓闭藏。水冰地坼，无扰乎阳，早卧晚起，必待日光，使志若伏若匿，若有私意，若已有得。去寒就温，无泄皮肤，使气亟夺。此冬气之应，养藏之道也。逆之则伤肾，春为痿厥，奉生者少。

逆春气则少阳不生，肝气内变；逆夏气则太阳不长，心气内洞；逆秋气则太阴不收，肺气焦满；逆冬气则少阴不藏，肾气独沉。夫阴阳四时者，万物之终始也，死生之本也。逆之则灾害生，从之则苛疾不起，是谓得道。道者，圣

---

① 戚戚：忧惧、忧伤貌。

② 平：原文作“年”。

人行之，愚者佩[1]之。从阴阳则生，逆之则死。从之则治，逆之则乱。反顺为逆，是谓内格。是故圣人不治已病治未病，不治已乱治未乱，此之谓也。夫病已成而后药之，乱已成而后治之，譬犹渴而穿井，斗而铸兵，不亦晚乎？

三、身体之养生

善养生者，清虚静泰，少思寡欲。知名位之伤德，故忽而不营，非欲而强禁也；识厚味之害性，故弃而不顾，非贪而后抑也。外物以累心不存，神气以守白独著。旷然无忧虑，宁然无思虑。又守之以一，养之以和，和理日[2]济，同乎大顺。然蒸以灵芝，润以醴泉，晞[3]以朝阳，和以五弦，无为自得，体妙心玄。亡欢而后乐足，遗生而后身存。若此以往，庶可与羡门比寿，王乔争年。[4]

广成子云：毋劳尔形，毋摇尔精，毋使尔思虑茕茕[5]，乃可以长生。

四、饮食之卫生

饮食之宜，举其大略。当候已饥而后食，食不厌热嚼，仍候焦渴而引饮，饮不厌细呷。无待饥甚而后食，食不可太饱；或觉微渴而引饮，饮不欲太频。浆不欲甘酸，肉无贪肥脆，食不厌精细，饮不厌温热。饭无令少于面，菜常令称于肉。肉不厌软暖，菜不可生茹。五味无令胜谷味，肉味无令胜食气。滋味欲淡而和，食时当谨其度。故得饮食常美，津液常甘，身轻而不倦，神清而少睡，胸府通畅而少噫，胃腕宽舒而不胀，省解带摩腹之劳，免食药耗气之失，皆目前近效也。

五、居处之卫生

《素问·玄珠》曰：起居不节，用力过度，则络脉伤。伤阳则衄，伤寒则下。养性之士，唾不至远，行不疾步，耳不极听，目不极视，坐不久处，立不至

---

① 佩：通“倍”，违反。

② 日：原文作“自”。

③ 晞：晒干。

④ 此段文字引至嵇康《养生论》。

⑤ 茕茕：同“茕茕”，忧愁貌。

疲，卧不至厌。先寒而衣，先热而解。

《太上日用经》曰：饮食餐完，禁口端坐。莫起邪念，世事俱忘。存神定意，眼不视物，耳不听声，息心内学，调息绵绵[①]，呼吸自在，似有似无。心火下降，肾水上升，口中津生，灵真附体，得至长生，与天齐寿。

六、孙真人养生杂诀

人生四十以上，勿服泻药，常弭补药，大佳。人有所怒，血气未定，因以交合，令人发痈疽。远行疲乏，来入房室，为五劳虚损，少子。善养生者，常少思少念，少欲少事，少语少笑，少愁少乐，少喜少怒，少好少恶。此十二少者，养生之都契[②]也。

养性之道，常欲少劳，但莫太疲及强所不能堪耳。且流水不腐，户枢不蠹，以其运动故也。

① 绵绵：连续不断的样子。

② 都契：要义、要领。

卷 下 新法之卫生

一、天然卫生法

我国卫生之学不讲已久，以致传染流行，各病无岁无之。所幸苍天爱赤，仍以天然之法助减传染之症。如风雨寒热，均能有减灭微虫之功，盖一经风雨淋漓，已将各微虫洗涤不少。推之，春令发恙之微虫，不能耐冬天之寒气。至若岁时大热，或日光普照，则微虫之能害人身者，恒因之而死灭，此所谓天然之卫生也。夫一岁之间，必有疾病沿门阖境相同之一时，吴又可先生谓之非其时而有其气，其实皆应时发生之微虫为之也。故仅恃天然之卫生，吾人之处尘寰间，实不免危险，则因时防患之方安可不讲乎？

二、空气之卫生

天空之气，为人类动植物呼吸之所必需。其在人也，尤为改换血质之原料。是气也，充塞于天地之间，所在皆有，虽坚如金石，气亦潜入其间。世界凡有空位，气必充焉。视不可见，听不得闻，而气之充周自若。《素问·宝命全形篇》所云：天地合气，命之曰人，见其乌乌①，见其稷稷②者是也。据西人考察，空气内含轻、淡、养、炭，并些须别气，互合而成。在动物中，尤为需要，死生系之，呼吸赖之。人身血脉运行，由肺过心，分布四体，复返于肺，出肺者为鲜血，色艳红，流行遍身。复返于肺，为旧血，色瘀黑，须赖吸入之清气，吐出炭气，方复为鲜血。时刻如是，方存生命。我国修养家有吐故纳新之法，正谓此也。空气为人身切要之品，大缺必死，少乏必伤。睡房船舱多人拥挤，则空气混浊，身体便觉不安，或眼花头晕，或胸闷作呕，即其据也。倘再多时少吸空中清气，则肺病生，而血质不活。若清气断绝，则百体随之而

---

① 乌乌：王冰注“叹其气至”。

② 稷稷：王冰注“叹其已应”。

坏。是以欲免身体之患害者，于空气之卫生，尤不可不讲。

空气中之清净者，固能养人，而其杂有混浊者，尤足害人。今试观日光之下，窗隙簾[①]罅[②]之间，其浮游往来，飞扬若微尘者，何物乎？则空气中之杂质也。吾人一日口鼻呼吸中，其含有此杂质者，实居多数，如系腐物灰尘，便足致人疾病。况一有秽毒微虫，则祸尤惨酷。时疫流传，其苗实基于此。每见疫症盛行之际，人家或问疾，或吊丧，所沾之病，往往与病者死者相同。此非由空气混杂中之传染乎？气非清洁，无论如何杂质，皆能致病。故知吾人居处须天气清、养气盛，便能压制微虫而免受其害。西国创立医院，必择郊外清幽雅洁之地，正为此耳。

三、地土之卫生

卫生家之所谓土者，非仅指泥土而言。凡地球上或沙或石或山，皆土也。其分别处有形式高低平坦及洁净污秽之不同，所以择地建屋，不可不讲究该地之土是否洁净。或松或实，或水多，或松沙，最为切要。若土松，气可藏，水可入。若水多，地必湿。若松沙太多，水气可入，微虫即从此而生，微虫即生长于其中。别种生物，寻微虫而食，日久死生必多，变为秽物质，则成不洁之土矣。且土最易生贱物，如毒苔蒿草，易招微虫聚于其中，由贱物微虫之多，生死物亦必多屯聚，最易霉烂，化出臭味，变成秽气。若屡闻之，便足生病，而有害卫生。故瓦砾堆积之地，人工填平之松土，秽土筑成之屋地，为害最烈。因此土已变污秽，不洁之质，多在其中，易招微虫麇集[③]其内，加以不洁微虫之来侵，发生恶气，冲起屋房，运入屋内，呼吸间一吸此毒入肺，终能遗害，故不如不用此地为妙。且不但立地建屋，宜择洁净之土，即砂泥砖瓦灰木石各料，亦宜择洁净之质，可免秽气发生之患。

四、屋宇之卫生

屋宇之为用，人尽知之，独至关于卫生事件，则未大明了者，实居多数。

① 簾：同“帘”。

② 罅：缝隙、裂缝。

③ 麇集：聚集、群集。

我国旧俗，但凭地脉建筑，兼取用罗经[1]以定方向，意以为风水有关丁财福寿，而于最重要之空气及水土漠然不讲，此则大谬也。夫人之饮食居处，在屋内之时间最久，必须建造得宜，方有益于卫生。何谓得宜？一须纳太阳之光，而不至热度过高；二须能接清气入户，俾清新空气时常改换，则令人心旷神怡；三须择方向材料，令风日清和，雅洁有致。最妙者乃山水休嘉[2]，园林清趣，足令居住之人精神爽快为好，切不可贪龙脉而失好方向也。我国地居温带，方向宜取东南为上，西南最不合。若长向东方，该屋由辰至午，日光直照，难免热度过多；向西则日光由午后直照，至入暮乃已，暑天每多热气熏蒸。如向北，则少得日光照耀；如正南，则得日光太多，常由上午九点钟至夕阳乃息；若在东南方向，则日出始照，午后便息。故四向相较，以东南方向为最宜，缘该向虽值蕴隆[3]，而凉飙[4]一至，暑氛全消。且统计一年中，正南风入户无多时，独东南风为多，乃知东南方向尤胜西南也。至北向，则日光太少，薰风解愠无期，夏时热度加增，寒时朔风凛烈，良可畏也。能知气候与屋宇相关，不但令人壮健，即疾恙亦可少除。

五、水之卫生

飞潜动植，非水不生，而在人为尤重。查水乃由轻、养二气互合而成，始由日之热力，吸引地面上山川湖海、江河池沼诸水气，上升空中成云，遇寒冷空气，凝结水气，又遇大风撼簸，乃坠散为雨，注于地面，为井泉所自出。吾人日用饮食，一日而不可离，然必取无杂质、无微虫、无毒气、无异味，方无损于人身，余则供盥濯、涤器、洒扫、沐浴等用而已。凡欲检水之合用与否，有非眼目口鼻所能辨别者，故西人必以显微镜窥察之。惜我华人失卫生之道，以致疫疠、霍乱、痢疾、虫积等症，流行遍处，皆由水之传染而来也。或者因此遂以雨为最清洁之水，不思未雨时，炭气、微虫、毒物散漫空中，雨初下坠时有沾洽牵混于内，其不洁也可知。必待滂沱大雨二三点钟后，垢秽涤荡无余，方足为至洁之水。若夫井泉，则必须清冽流行，滔滔不竭，查无矿质，方合用，是乃所谓地脉泉也。彼夫浅掘土面，浑如沟洫，秽污溷聚，色黄浊，味

① 罗经：堪舆家用磁针测定方位的一种仪器，亦作“罗盘”。

② 休嘉：美好嘉祥。

③ 蕴隆：暑气郁结而隆盛。

④ 凉飙：秋风意。

咸涩。此等水用之盥濯洒扫，尚恐不宜，况供人之饮食而有不传染成病耶？然则以何水为最合？曰：最好大雨后之雨水，及实土之泉水，或用甑蒸出之汽水，庶乎近焉。

兹将不宜饮食之水，逐条列下：

（一）久停贮不流通之死水，如池塘湖水、壅滞沟洫与积聚罕汲之井水，切不宜饮食。

（二）经田园种植或矿场、机器厂、制造局流出之秽水，概不宜食。

（三）近坟墓或畜牧之所，或贮藏或流过之臭水，皆不宜饮食。

（四）泥皮浅井之水，多收纳沟渠秽水，每有毒质，食久多伤人。

（五）虽深井如有异味，宜细心考察，防有矿质，故不宜食。

（六）近厨厕、阴翳渠道之井水，亦不宜食。

（七）存贮日久之水，因有吸力，凡空中微虫炭气，皆可吸入。若人饮之，最易生病，切不可食。

（八）如水喉[①]或干或满，空气藏喉内，亦能令自来水不洁，亟应随时考究。且水喉多系铅质造成，铅能化混入水，变为铅毒，更当详察。

可供饮食之水列下：

（一）地脉水如考究无矿质者可饮，若铁质些少不妨，但不宜以之泡茶，必变黑色。水内若有矿质，常饮之，令人肚痛腹疾，因矿质中有小尖硬利角微屑，能刷伤肠胃内皮。且矿质每有信石、硫磺诸毒物，服之均有伤生，不可不慎。

（二）长流水如瀑布、山溪清水、清净河水，自漂力足以化去污浊，仍须用沙漏隔过，方为万全。

（三）大雨后之水。

（四）沙漏水，即西人所制隔沙漏隔过之水。

（五）用机汽甑出之蒸水，宜防炭气太多及铅质、铁质为要。

辨水质四法

（一）水质不清冽，知含泥质。

（二）水味咸涩，必有盐质或灰质。

（三）水虽清洁而味不轻淡，必含杂质。

（四）水有酸味者，定含矿质，或腐坏生物，或阿摩尼亚，以显微镜窥之

---

① 水喉：水龙头。

可见。

验水法有三要

(一)欲验水有无灰矿等质,先以盆盛水,和肥皂校[1]匀。少停,若水面起有硬皮镜面一层,则知有灰矿质也。

(二)若取水在贮樽中,三四天无变色,无生浊,无异味,可为合用之水。

(三)水有可疑之处,或色不美,或味酸咸,宜用沙隔净。倘经沙漏,其可疑之点仍存,则水不可饮。沙漏有数种:曰炭精,曰散沙,曰蠣枝,近日新造之沙漏尤适用。

六、论食品之有关于卫生

人之生长,莫不资于食品,如机器然,一乏煤燃烧,便不灵动。人若无食,血则不足,初尚能借肌肉筋骨之血,以助行动,久则筋弱肉瘦,难以生存。食品之有关于卫生不綦重[2]耶?虽然,徒知食而不知审查,小则微恙发生,大则百病丛集。凡肠胃病,概由饮食不宜,有以召之也。肠胃之功用若何?自幼至长之变更若何?人都习焉不察。不思人自囦[3]地一声而后,便知饮食。初尚未有牙齿,不能消化米肉,仅依赖乳类以养生。至六七月后,渐生小牙,乃能食米浆,然其消化力尚未全备。近世医学家立法,准于一年方可食粥,若未有牙齿,强进米肉,作残忍不合养育小儿之法论。我国育儿,初生牙齿,便与以食,所以发生肠胃病而泄泻恒多,是不可不加意也。吾人自少至长,饮食须有定期,尤须有节制,方不失卫生养身之益。若徒恣口腹一时之欲,不计肠胃消化与否,抑或及时不食、饥饿过度,必致酿成胃病,作痛、作呕、作胀,发生噫腐,然则饮食亦安可不慎乎?慎饮食矣,而食品之有益于人身如何关系,尤不可不讲。

兹将人身备有之质料分列如下:炭气十二分,轻气九分,养气七十二分,硫质一分,磷质一分,灰质一分,盐质、苏打、硝质、铁质、钙质(即石灰质)、骨质,合共一百分。

以上所分之质,乃化学家细察而知,由各质和合而成者。

---

① 校:疑“搅”。

② 綦重:极为重要。

③ 囦:同“渊”。

第一节　乳之原质

人之初生，饮食在乳，吸乳中之精质，方能发生智慧。兹再将乳中应有之质，略分于下。

	人乳	牛乳
水	八八	八七
胶质	三	四零六
油质	三	三零五
甜质	五	四零二
灰质及别微质	一	一
合共	一百分	一百分

乳之为用于婴孩，最为有益。比渐长，尤以他物品为宜。老人用乳以助粮食尤佳，但须纯乳。倘有杂质或变味变色，饮之则有害于卫生。

第二节　论谷米原质

假如米八两，内含胶质五钱，油质五分，浆质六两一钱，水并别微质一两一钱五分。米为吾华人日食所不可缺，若烹之不熟，则质靭而难消化，故必须煮透为妥。熟饭不可久存，一变酸味，质变腐坏，微虫必滋生其中，勿食为要。

第三节　论鱼肉之原质

鱼有肥瘦之分，肥则油质多，瘦则油质少，略分如下。

	肥鱼	瘦鱼
胶质	一八分	一八分
油质	六分	二分
咸质磷质	少许	一分
水质	七二分	七九分

凡食鱼须取及时而肥壮者，方有益于人身。

凡鱼虾必须于生活时烹煮而食，则鲜甜美味，大能益人。

凡鱼虾本质腐坏者，食之常多呕泻，难免疾患。

第四节　论畜肉

肉类不熟者不食，不易消化者不食。肉不新鲜者不食，染病之畜不宜食，自死肉尤不可食。

兹将牛、羊、鹿、猪原质比较如下：

	猪	牛	羊	鹿
胶质	一八	一七	一八	一九
油质	二二	六	六	四
水质	五九	七六	七五	七六
灰粉杂质	一	一	一	一
以上各项	一百份	一百份	一百份	一百份

凡油质多之肉，易生积滞，须煮极熟为妥。

食猪肉之油，尤易积滞，以其难消化也。天气炎热时多食之，令人觉热而多汗；隆冬天寒，食之能稍加温暖。欧洲人夏天少食猪肉，谓其品性喜秽，每食不择美劣，且夏天微虫发生最盛，猪多食秽，最易发生传染病，故以少食为佳。

用显微镜考察猪肉，谓其藏匿微虫于肉丝，甚至一两肉中，常能寻出三四千微虫。若略炒而食之，间有微虫未死者，常能生长于人腹中。且此虫非一百二十度之热，不能令其尽死。若一两肉微虫如此之多，虽藉柴炭煮熟该肉，万一或存一二微虫未死，即为人害，而为起病之原。望卫生家于煮肉时，切宜加意。

牛羊肉亦有微虫，惟较猪肉则减少。羊肉油多，仍于寒天食之为有益。

鸡、鸭、鸡蛋、腊肉，其原质之比较如下。

	腊肉	鸡	鸭	蛋
胶质	九	一九	六	一二
油质	七四	三	五	一
灰粉及杂质	三	一	一	一
水质	一四	七七	八八	八六
以上每项各	一百分	一百分	一百分	一百分

鸡肉与鸭肉不相同者，胶质多寡之分。鸭肉多油，甜质略少；鸡肉精液倍多，于人身最有补益。食鸡肉者，以幼嫩为佳，若久畜之鸡，则肌肉坚，骨节硬。鸡蛋以半生半熟为易消化，若煮至熟时，入胃须五六点钟方能化净。鸡鸭有疾病者，不宜宰食，当择其精壮肥雄者为上，其气味亦必鲜甘。六七月食鸡肉者，亦恒生病，缘夏天时微虫、毒物、蚯蚓、蜈蚣等，鸡最喜吃，且遍搜田宅之虫类而食之，其腹中未免多藏虫类毒气，人宰鸡而食，每沾其毒而不自觉，疾恙随以发生。故嗜鸡者，宜审察此义。

鸟雀之肉，食之亦有益，但必审其是否因火药、枪炮、毒箭射之，虑伤处隐伏毒质也。鸟雀肉腐坏，微虫即便发生，食之宜慎。

第五节　论　酒

酒之为用，少饮能行血，多则行血过度，心房用力急速，逐渐脑部贮血过多，遂失却灵觉，而名之曰醉酒。若少饮之，可助周身运动血脉之益。惟嗜酒者，每受其害，读《小雅·宾筵》一章，可以知戒。

西人造酒，每用果子汁酿成，如葡萄酒性纯美味甘香，饮之益人，其酒中亦多养生之质。若威士忌、没白兰地类，酒性猛烈，不宜多饮。

我国售酒如高粱酒、玫瑰露等类，近多杂以酒精，饮之过多，往往心停或口角流涎而死。卫生家其无忽诸。

古之药酒，以治病也。今则售药酒者，动辄自夸补益，嗜之者，又如家常便饭，不思药有偏性，皆能害人，何堪久饮？余生平最恶之。

第六节　论面粉

面粉，北人服之能强固，南人服之多积滞，以体质不同也。此粉浆质最多，每易变坏，酸味渐生，微虫随之而发，误食则能生病。西医近查面粉中有微虫数种，置显微镜中，头脚爪牙，尖利无比。食之入腹，其爪牙最易刷损肠胃。凡诸变酸之米面，不宜入口，各宜自爱。

第七节　论果品

果品成熟，其味最为适口。饭后食之，有助胃消化之功。若饥时恣食果品，最能伤人脾胃。凡食生果，宜吸其原汁，不必吞渣，可免多食致生积滞。果有香甜美味，鸟雀昆虫皆喜啄食，及腐坏质变，微虫随之发生。误食此等果品，亦易生病。卫生家宜于餐后少食熟果，一可令口生香味，二可助胃汁消化之功。因熟果每带有少许酸质，能使胃中加增酸汁，以助胃得消化之益。

第八节　论瓜菜

瓜菜配煮得宜，服之可助胃以消化肉食。人若食肉不食瓜菜，则大肠常多结热，大便亦因以干燥。肾亏之人，肝燥之症，其肠胃津液绝少，不宜多食肉，须多食瓜菜，助生胆汁，以化油质。瓜菜有酸甜苦辣辛各味，和肉食之，最适口而有裨益，惟须煮极热，勿使菜根坚质入腹难化，致生后患。生瓜菜，人每喜食，无非取其爽口，究竟无益。况若含有微虫杂质，则霍乱、吐泻等症，常因之而发，不可不慎。

七、体　育

体育之说，在近世以为强健体质，为卫生新发明之学理，而不知此即古者舞勺[1]、舞象之遗法也。古人之学，声音以悦其耳，采色以养其目，舞蹈以养其血脉。故孔子于兴诗立礼之外，尤必以五声八音更唱迭和，而后为德之成。盖必如此方能血脉贯通，使体魄筋骸得以声为律而身为度，此乃所以涵养其品质，薰陶其德性，使之有体有用，造成健全大勇之国民，以服务于国家，裨益于社会。顾炎武先生云："天下兴亡，匹夫有责。"正谓其有此健全大勇之学问，方能当此艰巨也。若仅以此为强健体质，俾其膂力过人，乃乌获、孟贲之勇耳，于体育何所取义耶？

无已，请再进一解。熊罴[2]虎豹，其勇力之伟大，讵吾人之所能几？而兽性未除，纵极威猛，适以长其狞暴而为杀身之阶。故言体育者，非徒尚强武之精神也，必先有义勇之体魄，方能成强健之国民。从知道义未健全，徒恃血气之勇者，非卫生家也。

八、嗜　欲

嗜欲者，人生之所不能免，但须有节制、有调摄，方能合于卫生之常轨。若喜乐过度，寝食失时，皆伐性之斧斤也。昔仲长统云：王侯之宫，美女兼千；卿士之家，侍妾数百。昼则以醇酒淋其骨髓，夜则以房屋输其血气。耳

---

① 舞勺：指未成童者学习文舞。

② 罴：棕熊。

听淫声,目乐邪色,燕内不出,游外不返,王公得之于上,豪杰驰之于下。及至生产不时,孕育太早,或童孺而擅气,或疾病而媾精,精气薄恶,血脉不充,既出胞藏,养护无法。又蒸之以绵纩,烁之以五味,胎伤孩病,而脆未得坚。刚愎纵情欲,重重相生,病病相孕,国无良医,医无审术,奸佐其间,过谬常有。会有一疾,莫能自免。当今少百岁之人者,以所习不纯正,不知卫生之调摄故也。

九、官　能

抱朴子曰:人之一身,犹一国之象也。胸腹之位,犹宫室也。四肢之列,犹郊境也。骨节之分,犹百官也。神犹君也,血犹臣也,气犹民也,知治身则能治国也。夫爱其民,所以安其国;惜其气,所以全其身。民散则国亡,气竭则身死,死者不可生也,亡者不可存也。是以至人消未起之患,治未病之疾;慎之于未事之前者,不追于既逝之后。夫神难养而易危也,气难清而易浊也,故能审威德。所以保社稷,割嗜欲。所以固血气,然后真一存焉,精神守焉,百病却焉,年寿延焉。

按:抱朴子此言,正《素问》圣人不治已病治未病之说也。此与刘勰《文心雕龙》所言"元神宜葆,素气资养"大旨悉同。可见我国所讲之卫生,悉从固有之道德,自然之血气着手,乃性与天道之学也。

人之有生,气血而已。而气血得诸有生之初,必赖后天之食品以继续滋养之,而后人类得以生存,故《素问》曰:天食人以五气,地食人以五味。喻嘉言曰:人身天真之气,全在胃口,为其消化系所关,得吸取食物之精,输送于各脏腑,而化气生血也。则以言卫生,消化系尤为重要。今试就消化之各官能,类列如下:

(一)牙齿之卫生

口、食管、胃、小肠、大肠五者,为饮食滋养身体、变化渣滓出入之门户。而牙齿尤为首要,以其咀嚼食物,先当其冲也。故能保护牙齿使不蛀蚀,则食品入口,得以尽其功用。胃与肠因牙齿嚼物糜烂,消化力亦因之强盛,自然不致生病。故卫生家每注重保护牙齿,稍有锈坏,遂即修补,以其为饮食生命之所系也。

不洁净及破坏之牙齿,最为生病大原因。以牙齿一经破坏,便有窟隙,微生物得以生殖于其间。等到牙齿嚼物时候,微生物即与之混合而吞入于胃里。此种微生物，一经入胃，便能发生胃酸，腐蚀胃之粘膜，而十二指肠与大小肠均受其害。以此见牙齿与胃肠，均有重大连带之关系。

牙齿之保护

吾人食物，每有细屑粘连于牙缝，不急去之，则为剥蛀齿质之原因。卫生家每吃饭后必先刷齿，正以保护其牙齿也。纵不能膳后频加洗刷，至少晚饭后亦须洗刷一次。洗齿之牙刷，其刷毫以软而稀者为佳，不宜太坚而密，虑日久伤其牙磁，稍有裂纹，则锈坏甚快。即齿粉亦需择其精细者，若有粗糙，切宜弃去。倘无此细粉，用淡盐水洗齿亦甚佳，以食盐亦能除其细菌也。

牙痛龈肿，半由齿质之侵蚀而来，俗云风火痛，此大误也。此等症最易起骨槽风，倘微虫吞咽，口臭胃败，犹属轻症。

(二)咽喉之卫生

咽喉之官能，分气管、食管二种。呼吸则启，咽吞则闭，故食物时，如因笑谈之故，零星食屑偶坠入于气管，立生咳嗽。《乡党》言孔子之卫生，所谓食不语者，见圣人一言一动，无不有深意所存也。咽喉为呼吸饮食之孔道，在人身扼重要位置，病则发生危险。未病之先，欲加意防护，避免喉疾，须时常以淡盐汤或硼砂水漱口。又常常洗齿，并养成勿开口呼吸之习惯，庶免为微生物所侵害。然不过卫生之法当如是，能否发生效力，尚未敢必。因近岁喉疫盛行，咽喉之病候，若白喉、单双蛾喉、癀锁喉、风喉疔等不下数十种，最易触患。且一病有一病之治法，精于喉科者确有转危为安，所投必效之良法。西法除白喉有实验外，余症绝少见效，奉劝病家，若遇喉症，切宜请我国著名喉科治之，方免危险。谚云“走马看咽喉”，言其症甚急，不堪久缠，以致蔓延难愈，变成种种不治之逆症也。

音管之位置

音管者，位于喉根、气管之间，为发音器。此管系软骨所成，有甲状骨一，指环骨一，金塔骨二。管之上端，附于舌根骨，其管有会厌软骨为盖。此盖呼吸则启，咽食则闭，故食管虽居音管之后，而物屑自不至堕落于音管中也。

音带，金塔骨系微细小管，藏于甲状骨之后，系附于金塔骨与甲状骨之间，有白色筋二，横布音管之内，名曰音带。音带随微细之肌肉动作，而宽紧粗细自如，即声音之高下抑扬，遂得假肺气之力，而一一发扬于外。司辖音带之肌肉，最关重要，稍不灵动，则音带宽弛，遂有阻塞音管之患矣。

声音之雅俗，而人品即于此分。故应对果抑扬得体，则措辞之腴妙，自足动人。辞辑辞怿，且足为万民式度，则音节之卫生，殊不可不讲也。夫声音之发，关于吉凶荣辱，为往来酬酢[①]所不可缺。苟肺气不舒，营养不宜，则呼吸器中有痰沫之阻隔，其声必嘶涩不扬，而不足以动众。至若粗厉迟钝，品斯下矣。故研究卫生者，必须呼吸得宜，营养适当，以舒肺气，自无声带失常之虑矣。

声音之嘶哑，在新学家每以为声管发炎，而不知确由肺伤风热、痰唾稠粘而起。若用清肃风热之品，疏肺气以润其喉，俾粘痰易于咯出，未有不愈者。叶天士生芦根、薄荷、瓜蒌、牛蒡、冬瓜子、白茅根、甘草之属，轻煎服之，往往获效。惟肺痨病音哑，为最难治，方书虽有通声煎等法，试用诸多无效。

（三）胃之卫生

经曰：胃为水谷之海。《伤寒论》曰：阳明为中土，万物所归。可见胃之容纳食物，为水谷归宿之处也。然胃中空虚无物，则必知饥，可知其以消化为职也。

胃中之消化，由胃液而来，我国医者谓之胃阴，而其变化食物，究有分辨。故不能食有二病：一为胃阳不足，即胃中热力减少，不能于食时分泌液体，以致不能食。《内经》谓之精无俾，言精即言胃液也。一为胃阴不足，因食时液体减少，不足以敷分泌，故不能食，宜用酸甘发生胃液，以助其消化者是也。

胃液，由胃粘膜中多数之腺分泌而出，其状与清水自地中涌出同，故又名之为胃汁。胃汁含有盐、酸二质，而须有一定之量。其量适度，则胃自健康，消化亦良。若其量一乖常度，一或过多（即胃阳不足）或较少（即胃阴不足），失生理上之平均，则消化力弱，而嗳腐胀痛之病情，每从此而起。

胃液之功用，在以盐酸化物，故食品中若有微生物，多为胃汁所杀灭，以保存其健康之身体。但若饮酒至醉，或食物过多，则此少量之胃液，不足以资分布，胃遂失去杀灭害人诸微生物之功用。以此知善于卫生者，一切暴饮暴食，最宜切戒。

---

① 酬酢：泛指交际应酬。

（四）小肠之卫生

《素问》云：小肠者，受盛之官，化物出焉。何以谓受盛之官？以新学说证之，即饮食入胃，经五小时即输送入肠内者是也。胃既以消化为职，则化物又何以专责诸小肠？依近世医学剖验，以胃之受食，仅能腐作稀糜，精液尚未吸收，渣滓尚未分泌，必须递入小肠，始有吸直收食物精液之管，以变化而生血。据此说，则《内经》化物出焉一语，在古圣人对于胃肠之消化，分别已极明澈，特古人立说至精至简，非有欧西之剖割以为证明，后学尚无从认识。从知小肠既有此大功用，则肠中消化诸液体，自当参互考证，庶于化物之原委，愈见明了，而愈以见《内经》立说之精。

肠消化液中之最要者为膵脏，旧译本谓之甜肉经。我国身体学无此，而以消化属诸脾。究之，甜肉经即附属于脾，以司消化之作用。其中有消化米豆诸淀粉质之成分，有消化肉类诸蛋白质之成分，又有分解脂肪之成分。胆汁在肠中，与肠液无显著之作用，仅能辅助甜肉汁之消化力而已。然胆汁亦有一种之奇能，乃刺激肠管，使其蠕动以助其消化，而吸收诸精液，非徒以输送食物之渣滓已也。

吸收物品诸精液，其作用若何？盖以其所化诸液体，通过肠之粘膜，乃入血管及水脉管中，分送于全身之各部，而为维持生命之本也。吾人既有此肠胃，以吸收食物之精华以为安全身命之根本，则对于保护肠胃之法，自刻不容缓。

一、坚硬之物不宜食。

二、饮料不宜太多，以致胃肠化物之液体不足敷用。

三、有毒及变质之物，尤不可食。恐肠胃一溃烂，则吸收之机能废绝，而日用消耗之补给亦微，必陷于肢体瘦削之状态，而驯至于危亡。

我国医者每言六腑以通为补，胃肠即腑也。饮食入胃，吸收机能甚微，故必传送于肠，而吸力始充足。第营养分吸收之量，总有一定，其不能全数吸收者，则必藉运动官能以排泄于体外，助胃肠运动，以促其排泄，此正所谓以通为补也。运动官能之实验若何？乃由肠中受胆汁之刺激，于是肠壁发生一种巧妙之蠕动，蜿蜒曲折，一步推进一步，使秽物先输入于大肠，以排泄而为出路。倘此腐败物仍旧积胃肠，则秽恶之气上干，或头痛，或精神不爽，或热度过高，种种诸障害，必接踵而起。故肠胃之卫生，在吾人固一日而不可缺也。

（五）大肠之卫生

《素问》云：大肠者，传导之官，变化出焉。此变化二字，指食物至大肠时，变成固形之秽粪而言也。饮食入胃，其初稀薄如糜，至小肠则液体被其吸收，及至大肠终部，乃消化而排出。《神农本经》谓小便能自还神化，谓其仍化为小便也。孟子且比化者一语，指死者言，粪秽至大肠，已成死质无用之物，必排泄以使其外出。此即《素问》“大肠，传导之官，变化出焉”二句之意义也。

变化二字，不仅俗子未晓，即医师亦多不注意，不思变化即排泄之义。吾人大便，每日必排泄一次，方能保身体之健康。盖排泄者对营养而言，有营养必须有排泄，否则大便不通，腐败物实有害于身体，卫生家不应漠然视之也。

究之大肠之卫生，宜常谋通利大便，俾一日排泄一次，有一定之规则。反是则宜多服饮料，以养成每日上厕一次之习惯。吃鸦片之人，大便多日一次，于卫生甚不合，故往往气体羸弱；血虚之人，其肠液亦少，故大便数日一次，亦多服养血剂，以谋通利大便之习惯。

（六）肝胆之卫生

多饮酒者，其肝必结硬，甚至肝漏血液而成膨胀。故善卫生者，饮酒恒未敢过量。《论语》所谓不为酒困，即此理也。

头晕耳鸣，肝风上升，由肝血燥，致肝气逆而上攻顶巅也。此际乃过劳阳升之候，卫生家之平心和气，即所以制肝逆也。

头晕一症，恒因肝胆之气上逆。其为病，必两肋作胀不舒，以少阳经气行身之侧，环耳前后，直达顶巅故也。第非肝阴不充，肝阳不藏，则胆气亦不至上僭。遇此者，惟养津潜阳，可以理之。

怒气伤肝，此医者常有之名词，而其所以然之故未悉也。嘉约翰《内科》谓因脑系受病，致连累及肝盈血，恒觉胃弱不舒，向左卧则牵扯不安，向右则稍快。因忧愁惊惧过度而患此者，虽无牵扯不舒，而皮渐黄，无精神，脉缓尿浊，往往兼见，且与胆病之发黄疸，甚易混乱，因其病状相同故也。医学家谓宜常运动，慎饮食，戒恼怒，即为免病之法。《鲁论》形容圣人之仪节曰：子之燕居，申申如也，夭夭如也。是何等气象，卫生家最宜取法。

论肝胆

《素问》云：肝者，将军之官，谋虑出焉。又曰：胆者，中正之官，决断出焉。《内经》此言，颇难索解。然披腹心，输肝胆，语出《史记》。《汉书·路温舒传》亦言：大将军受命武帝，股肱汉室，披肝胆，决大计。《蜀志》云：赵子龙一身是胆。唐诗亦云身大不及胆，可见以肝胆为谋虑决断，已成昔贤习用之名词。历来注《内经》者，随文敷衍，于所以然之处，亦难明了。今以西学证之，于理似亦可通。西说云肝于制出胆液外，更有其他之作用。例如当消化时，入于肝之血液中，若含糖质太多，肝能将多余之糖质，暂时贮存，待消化作用毕，再将此糖质分布各处，与氧气合，以放出热力，使全体热度，不致因乏食而低降。是其总揽消化血液、保护体温之全局，已有绝大计划，则《素问》所谓"将军之官，谋虑出焉"，借喻[①]之精，殊非后贤所及，况更有谋虑决断之实际处。西说云血液中若有杂质，肝能除去之，假如食物中有金类毒质，入于胃之血液，一进肝回管入于肝中时，肝能将此毒质扣留之。是其扬清激浊，俨与将军之除暴安良，同其性格，则《素问》此言，其罕譬而喻者，诚为不磨之论。合信氏《全体新论》云：肝与胆，同其体用，谋虑决断，正体用相同之处也。

肝以制造胆汁也，其功用能将由血液所制出之胆汁，导入胆囊中，俾多数之血液，在肝中经过，故肝中常满血液，色亦常红。此则《素问》所谓肝藏血者，亦可借证而明。

（七）心与血之卫生

血由饮食之各物品化成，尽人而知。倘若所用之食物不洁，血必因之受病。所以若要血清洁壮健，必须用清洁易消化之食物，俾脾胃输精化血，以入于心，则心得所养，而循环不穷矣。

有养心之法，还须要识得害心之物。何谓最有害于心之物？则烟草、酒、茶茗是也。烟草中含尼可清，其毒本能杀人。吃烟者，吸其毒入肺，则肺受其障碍，幸吃时用火燃烧，虽有毒，尚无大害。然往往肺燥痰升，染受烟毒。肺既有此毒质，则呼吸中化血入心，安能洁净？自然由此血管分散而及于全体，不但身体不安，即脑神经亦受其害。且肺中得烟草之气，每煎熬肺液，以化为顽痰，最宜戒吸。

---

① 借喻：比喻的一种，是以喻体来代替本体。

酒性入脑，又善入肝，故善饮酒者，往往头痛而肝亦结硬。然其剧烈之气，心肺首当其冲，故饮酒之人，类多痰多咳嗽。在神经衰耗者，更易引血冲脑而有中风诸危证。至血管之受其冲激，更不待言，从知饮酒宜于适可而止，过多则心肺脑诸多患害，或惑觉肺热，或驯致肺痨，十人中总有二三。至中风，尤危险万状，言卫生者其鉴诸。

茶以淡为主，可可、咖啡皆有刺激神经之效力，多服，恒令人不寐。至茶茗面寻常日用之所服食，然多饮浓茶日久，亦属有弊。考《本草》云："茶，苦寒下行，能上清头目。"《冷庐医话》[①]谓宜饮淡者为佳，缘过浓则亦有刺激性，而恒起心跳，且能使心力常弱。苟跳动过急，则咽喉或将闭塞，欲望天君[②]泰然[③]，百体[④]从令，难矣哉！

心力衰弱之人，患心跳尤觉难堪，曾有人于大怒之后，忽然猝死。忧思太过者亦然。是则养心之法，尤当急讲。

吾人从高跌下，气血乱则精神为之昏耗，此时切勿扶起，虑身体摇动，则血行愈促，而心体为之不安，病变亦速。须缓一二刻，俟其心气稍安，方可扶起而免生他变。

人身以气血为本，若血管受伤，致血流如注，危亡即在顷刻，宜通晓止血各方法。无论或刀伤，或其他各器伤，血既喷出，就要先将血管压住，以止其血。法用大银一锭，就伤口紧紧扎住，可令血不流出。或用一条手巾或布子，将一块有鸡蛋大之硬物，包在手巾中，就这条手巾挪扎，紧捆在受伤之肢体上，则那块硬物，亦紧按在伤口上近伤处，自然把血管压住而血自止。扎毕，方赶紧请医生调治，免致流血太多，以致危险。

论心与血之关系

《素问》云：心之合脉也，其荣血也。可见心为百脉之主，握全身血液循环之总司，其有门有户，即血管之出入处也。试将手按在胸膛前略左，便觉肌肉里有跳动。此即心之跳动，以逼血行于周身也。人自有生以来，此跳动无一刻之停，以时表计之，每一瞥眤，心跳七十五次，血之经过心房者，约计一百五十两。中人之体，以重量一百斤为率，共有血二十斤。以每脉一动，

---

① 《冷庐医话》：晚清医家陆以湉所著，成书于公元1858年。

② 天君：心。《荀子》："心居中虚以治五官，夫是之谓天君。"

③ 泰然：闲适自若貌。

④ 百体：身体各部位。

行血一两六钱除之，则脉动二百至，而全身之血运行一周，为时仅三分钟耳。据此则《灵枢》所谓：一日一夜，营卫之气五十周于身，及一呼一吸，脉行三寸，周身之脉九十六丈二尺者，皆不足信。古人立言，大都有揣测处，此亦其一也。惟心与血之运行不息，此则自周秦以前，已极明晰。《素问》又云心主血，即其据也。

血之总论

英合信[①]氏云：宇宙之内，一切生类，凡有脊骨者，血色皆红。固人所共知，目所共睹。惟血中有微妙之物，则目力所不能见，西国以显微镜窥之，见血中有二物：一为明汁，一为粒子。粒子者，其形圆扁如轮，中空而赤，内贮红液，浮游于明汁之中，名曰血轮。精壮之人，血轮多，故血色浓而赤；虚弱者，血轮少，故血色淡而稀。假定以千分血计之，壮者血轮得一百四十分，明汁得八百六十分。若人渐弱，血轮渐少，弱甚者血轮只得二三十分，余皆明汁。明汁之内，又有数物：一为蛋清，一为肉丝，一为肥脂，一为卤物，一为铁锈。比如明汁千分，大约蛋清得七八十分，肉丝得三四分，肥脂得二三分，卤物得六七分，铁锈约一分之间，皆能用法取出，确凿有据。

璜按：合信氏此说，于血中所含之质，至为明晰，得显微镜之功用也。但其中所云血轮，即血之精华；所谓明汁，即血之液体。凡血之得以循环周身，皆赖此明汁以融和血轮，俾血之精华，不致凝结，方能运汇流行于微丝血管之中而无处不到。血轮多者，其面色必光彩；血轮小者，其面色必皖白[②]。而究其所以化血之原，则在于元气。所谓气能生血也，血不能自运行，必借气以运行。气血自和，则身体自然健壮。人之一呼一吸，即为推促血运之大原，故气在血先。为问心房逼血发出。脉至跳动，则周身百脉齐应，何物为之乎？则气为之也。无此气，则心房何以能开阖？周身脉管，何以能流行贯通？血轮、明汁何以能和匀正等？人身之紫血，何以得空气而能化为清血？从知气与血为人身最宝贵之物，缺一不可也。西医于血中各质，辨析精矣，而所以生血、运血之原因，尚未能彻底晓悟，不过物质文明之学耳，以言卫生，抑末也。夫太和元气，流行四时，此天地之气化而人身应之。孔子之《系

---

① 合信：合信（Benjamin Hobson，1816—1873），英国入华传教士。其编译出版的《全体新论》，是传教士向中国介绍的第一本比较系统的西方医学著作。此外，他还编译出版了《西医略论》、《内科新论》和《妇婴新说》等书。

② 皖白：面部因气血虚而发白。

易》也，曰：夫大人者，与天地合其德，与四时合其序。《素问》云：必先岁气，毋伐天和。盖言天地万物，本吾一体，中和位育之功，正卫生学登峰造极之处。庄子曰：曲士不可以语道，拘于墟也。愿世之言卫生者，体念及之。

（八）皮肤之卫生

皮肤有内皮、外皮二层，且有毛孔，能泄肌肉中之秽气，并有新陈代谢之作用。试观洗濯时，水面浮有皮屑，即其据也。最妙莫如冷水浴，璜自十余岁时喜洗冷水，届今已行之五十余年，皮肤未尝一次发疮，可知冷水浴有强健皮肤之效果，且有改换肌肉中血质之功能。世人每好温水浴，谓其能使皮肤松快，但必须助以好肥皂，以化除皮肤上带油之胶类。若徒用温水，效力较微。

皮肤又有分泌油脂汗腺之作用，又能变形成为毛发及爪甲，其随呼吸以排泄废物，又与肺同。故《素问》有云：皮毛者，肺之合也。可知古人于肺与皮肤之机能，已极明澈。惟其功用与肺同，故能保护身体，呼吸炭养气，调节体温，感觉物体之温冷与疼痛等。从知皮肤不徒与肺有特别之关系，即血管神经，亦有天然之妙用。今且言皮肤之卫生法。

皮肤之卫生，首重洗浴。盖不洗浴，则汗臭、油垢及尘埃等，易于阻塞汗孔，致肌肉中之废料，仍存留在身体上而为种种之病原。古人于沐浴之盘，铭之曰：苟日新，日日新，又日新，不徒洗涤污秽，寓有卫生妙用，且有涵濡德性之遗意在，卫生家最宜取法。皮肤之卫生，其次重在运动，运动所以强健身体也。《易》曰：天行健，君子以自强不息。孔子曰：逝者如斯夫，不舍昼夜。大造①往过来续，无一息之停，君子即取之以为身心之借镜。故运动不徒使身体强健，血脉贯通，增加皮肤功能，亦即天地之大道所存，吾人之修省所系。《论语》于圣人之一言一动，必详志之以为法。矍②相之射，投壶之歌，此即古人之运动，以养其身体也。今之体育，犹此意耳。

皮肤之卫生，尤次莫若衣服。《传》曰：衣服附在吾身，可知衣服于皮肤，最为密切。皮肤时常排泄污秽，其接触污秽，即衣服也。《诗》曰：薄污我私，薄浣我衣。即清洁衣服之意也。夫衣服不清洁，即发生虮③虱，而皮肤大受其害。然清洁矣，而不以寒暖为增减，过少则令体温放散，过多亦令皮肤抵

---

① 大造：谓天地自然。

② 矍：音“决”，惊慌急视的样子。

③ 虮：即虱卵。

抗力柔弱，均非所以保护身体也。观《乡党》一篇，当暑有絺绤[①]之制，御寒有狐络之居，即此可悟衣服卫生之大法。

（九）肺之卫生

徐灵胎云：肺为娇脏，一味误投，即能受害。可见肺之受病最烈也。肺之功用在循环机关，所吸收之一切废料[②]，由肺而排泄于外。在腹中处最高之位置，在呼吸握重要之位置，则卫生大法尤为紧切，兹规定如下。

一、不宜吸受灰尘。肺体最为洁净，灰尘一接触其间，即入肺而生病。且灰尘含有传染之物，接受之则为肺痨之媒介。

二、不宜紧束衣服。肺体之涨缩，乃自然之功用，能大涨大缩，以舒肺气，尤佳。若紧束衣服，使肺脏不能发育，则肺受压迫而百病丛生。

三、不宜接近病人。患疫之病人，其病室恒有微生物飞扬其间，肺司呼吸，最难避免。试观探问病家之人，多染同一之疾病，即此可见。

四、不宜欹斜坐立。坐立姿势，如不正直，则胸部发生畸形，肺脏不得扩张，呼吸殊觉不便。暂时尚无大碍，若时常欹斜，轻则感受咳嗽，重则因空气较少，于改换血质不能充量，遂蕴毒于血中，而发生咳血各症。故坐立姿势宜力求[③]正直。

五、不宜多食烟酒。烟酒均有麻醉性，易于刺激肺脏，且心与脑往往受其大害，卫生家总以不吸烟、不饮酒为合。

论　肺

《灵兰秘典》云：肺者，相傅之官，治节出焉。此"相傅"有二义：人身之气，与天气通，有天气而后肺之呼吸得以改良血质，即治节所自出，此其一义也。心主血，肺主气，心房受病，则肺为之喘促不宁，是心为君主，肺辅相之以佐君行令也。《刺禁论》以父母比心肺，曰膈肓之上，中有父母，以心肺互相为用，故尊为父母。《刺禁论》比之父母，而《秘典》比之君相，其尊一，此又一义也。《易》曰：天地氤氲，万物化醇。此氤氲之气，即天地之生气也。惟天地有是气，乃能化醇万物，虽虫鱼草木，亦必有是气，乃能以生以育。朱子曰气以成形，即此理也。惟我国仅言气，而西国则就天气之中，分而为二：一

① 絺绤：葛布的统称。葛之细者曰絺，粗者曰绤。

② 料：原误作"科"。

③ 求：原缺漏你，予补字。

曰养气，二曰淡气。第养气少而淡气多，以百分计之，养气得二十有一，淡气得七十有九，必互相调和，始能养育万物，故合此淡、养而言之。又谓之生气，肺司呼吸，必须有是氤氲之生气，以改换血质，而吾人乃得以生以育，此所以为治节所自出也。治节者，调节也。肺惟有此调节机能，故能吐故纳新，以养成精纯之血质。故者何？炭气也。新者何？生气也。生气能养人，故又谓之养气。吾人血液流通全体，其精者化为骨肉，其不合用者，必由血而输送于外，故血分清血、紫血二种，而紫血又含有炭气在内。《脉书》以一呼一吸合为一息，西人谓“呼者吐炭气，吸者接生气”，是说也，与我国道书所言吐故纳新不谋而合。而其由肺之呼吸，以供给血液之交换，其作用当无少异，此即“治节出焉”之义也。肺既有此呼吸以司治节，则排除废料，以成养化之功，必惟呼吸是赖。而呼吸之官能有三：曰鼻，曰喉，曰气管。鼻以司嗅，故能嗅各物之臭味，而呼吸之气与肺相通，则尘埃与细菌传入亦易，是鼻之卫生，亦不可不讲。今约举如下：

一、宜调节空气。过寒过热之空气，于鼻各组织，最易发生刺激。故呼吸时候，于天气之过冷过热，宜加慎重。

二、宜呼吸清气。嚣尘湫隘[①]暨臭秽之区，空气不洁，不但有害呼吸器官，并且易生疾病，宜设法避免之。

三、宜隔离病人。凡传染病多由呼吸触患而来，不但疫症流行，不宜接近，即与肺痨人对话时，亦宜相隔较远，以免传染。

气管与喉之卫生。气管位于食管前部，上与喉接，下达胸腔，分左右两气管，以达左右肺部。其功用以司空气出入，及使食管扩张，则其接触于微生物，不知凡几。此微生物入于其中，若身体健康之人，虽有细菌，亦能抵抗。若在孱弱之时，抵抗力弱，则微生物亦最易患，如流行性咳嗽及喉疫是也。气管咽喉既有是患，则卫生之方法，尤为首要，兹分述如下：

一、起居宜慎。起居不慎，则气管易于伤风而发生咳嗽。咳嗽流行之时，凡化痰清肺诸食品，若萝卜、绿豆等类，宜常服之。

二、嬉笑宜戒。食饮时，恣情嬉笑，食物容易误入气管，以致咳嗽，甚至肺脏亦受其害，而为肺病猝死之原因。故食时嬉笑宜戒。

三、宜戒口吸。鼻司呼吸，赖有鼻中细毛及粘膜，故微生物不能为害。若用口呼吸，则细菌尘埃易入气管，不但肺脏易受疾患，且为起喉痛之原因。所以用口呼吸，最宜切戒。

---

① 湫隘：低洼狭窄。

四、预防喉疫。咽喉为饮食之道路，此处有病，最易伤生。谚云“走马看咽喉”，即此理也。若喉疫盛行，慎勿与病人接近，且时常以萝卜、橄[1]榄代茶，可免喉疫。宜速延著名喉科治之。

经又云：皮毛者，肺之合也，是不但肺之呼吸，能吐炭气外出，即皮毛亦随呼吸以排泄秽气外出。此所以保体温之常度也。人但知肺能排泄血中之炭气，而不知皮肤亦能排泄血中之秽气。吾人皮肤出汗，不专在出气力之时与天热之运动，即安静时与寒冷时，亦常出汗，但甚少，且遂出遂干，以此竟不知不觉耳。

论肺痨之原因

胸膈不正，肺部狭窄，至不能改换血中之毒秽，其于易成痨。既如上述，胸部正矣，而或空气不洁，微生物之由口鼻咽喉而入者，不知凡几，微论色欲过度、营养不良者，最易染受。即身体健康之人，或因身体过劳，精神疲乏，抵抗力少，一染此菌，在肺中滋生发育，即足以引起肺痨之病因。病菌在肺内，初仅小部分，后必辗转而侵袭于他部，日起日重，驯致不救。病菌若滋生在颈项，多起瘰疬，设滋生在骨节，就成为骨流疽，其患害实不可弹述。我国医家不知瘰疬病等即属肺痨，亦一缺点也。

肺痨之病状

肺痨之状态，不必一定咳嗽。初患时，类多不知不觉，迨知为肺病，已属于第二期。较重时而始求医，诸多费手[2]，故与其求治法于肺病已成之后，不如察病态于肺痨将成之先。今且言肺痨诸病状：一、咳嗽；二、吐痰；三、胃口不佳、不思饮食；四、身体渐渐羸瘦；五、不耐考虑、动作容易疲乏；六、下半天发热、身体极疲倦；七、盗汗自汗、夜间为甚；八、行动易发喘；九、吐血；十、胸痛。

肺痨之预防

肺痨之病，近世医学家莫不谓由病痨人任意吐痰，干而成屑，就掺杂在尘埃中飞扬，有时为风所扇，或舟车经过，鼓动播扬，微生物合尘埃飞在空中，一由平人之口鼻中吸入，遂起肺痨。千篇一律，以此为传染之大原因。

---

① 橄：原误作“撤”。

② 费手：麻烦。

文明各国遂有禁止在道路咯痰，以免传染，而为扑灭痨菌之要务。夫肺痨由痰秽微生物之传染，确有是事，禁止咯痰，未尝不是。然无论何病，必有其起因，其首先患痨之病人，究竟伊谁所传染？仅以此痰菌之播扬为主因，决非根本之论。徐灵胎云伤风不醒变成痨，至言也。又肺疟日久，气血衰弱，咳而上气，亦多成痨；色欲过度，精髓枯竭，一患外感，咳嗽带血，往往成痨。若能依法调治，使其重转轻，而轻转愈，则患痨之人日减，传染亦因之大减。加之禁止咯痰以弥传染，方为扑灭痨菌之实际，否则防无可防，欲肺痨之不潜滋暗长，其可得耶？

依新学说，谓痨病之微生物，在幽暗潮湿温暖之处，发生最快。所以人若住在幽暗潮湿、空气不流动的房屋，最易发生痨病。是说亦不尽然，夫痨病以市镇为多，乡村山林则绝少，试观乡居之人，房屋短小，幽暗潮湿，触目皆是，甚且窗户蔽塞，惟恐不密，空气绝不流通，何以患痨者甚少？市镇则洋楼大厦，光线充足，空气易于流通，绝不幽暗潮湿，何以痨症独多？此何以故？窃谓市镇之人，虽居宅爽朗，毫不幽暗潮湿，然嗜欲日深，饮食娇养过甚，厚味生痰，欲火煎熬，痰秽亦愈固结，加以舟车经过，尘埃四起，空气愈流通，而灰尘随空气播扬，愈无所不达，微生物因得随人呼吸，以发生痨病。西人之禁止咯痰，以防传染，正为此故。若乡村房屋，虽然幽暗潮湿，然村居者饮食甚淡，嗜欲甚少，早睡早起，耕作田园，常与日光接近，血质优良，山林风景，又极休嘉，所以痨症较少。此理已为凡有医学知识者所公认，第当疫痨盛行之际，则此等村屋殊多未合，尤不可不注意也。

传染之痰沫

肺痨之成立，不必尽由于传染，而由痰沫之传染以发生肺痨者，实指不胜屈。吾人对于肺痨病者之咳嗽或谈论，虑空气中之喷雾，有时含此细沫之毒质以为媒介，则呼吸间应自遮掩口鼻，以免染受。即罹此肺痨病者，亦应自行留意，于咳唾期间，稍以巾掩口，以防他人受病。此近世所谓公德心，亦即所谓忠恕之道也，况益人即以益己。咳唾细沫，落在手巾中，无论何时，均可消毒洗净。则此等微菌，不至再吸入，而使他肺受病，庶免于蔓延而至不可救。

剧烈之运动为肺病所忌

我国青年，步武西人，每谓运动可以强健身体，而不知太过亦能为患。夫轻举妄动，猛急奋进，最善伤肺。每见吹号角者诸多咯血，竞走斗力，恒患吐血。盖用力过猛，则肺管多爆裂，而种种血病，遂因之而起。故运动虽为有益卫生，而亦当有规则，以调匀其呼吸，俾不至耗力而伤肺。古人以乐导和，于五声十二律，具有节奏而总其大成，则曰舞蹈所以养其血脉，是何等用意，卫生家最宜体察。

运筹决策之士，操奇计赢之人，虽其智谋较高，其膂力恒忧不足，汉高祖之言曰："吾宁斗智不斗力。"盖自知膂力远逊于项羽也。为国民者，欲担宇宙之大任，决国家之大计，非智谋不可。而欲养成文武全器，如岳少保之精忠报国，又非有智谋而兼膂力不可。是必取聪颖过人之辈，加意体育，使其为有规则之运动，庶机体质较优，奇谋百出，可储为国家有用之人材。若夫智慧早发，胸部平坦，颈项过长，此乃肺痨之体质。其传染肺病恒易，急宜从事体育，作有益之运动，庶望血脉调匀，本元巩固，否则肌肉瘦削，体魄不良，一染痨病，为害最烈，可畏之甚也。

肺痨之治法

肺痨之治法，至今万国尚无特效之方药，惟以日光疗法、空气疗法最为通行。兹录如下。

一、患痨病者，宜多得清气。若能昼夜常在户外行动更好，只要不淋雨雪，不触暴风，不晒炎日。若在树下或晒台或凉亭，均可憩息，近日光处尤佳。因与病人有大益，且日光尤为肺痨之人之良药。

二、患痨病者，宜择地势较高之处。因该处空气压力较薄，呼吸较低处为快，即血脉之行于皮肤肺脏者，亦较易流通，体内热气较易外泄，水蒸气之外腾，较易丰富，最合肺痨病人疗养所。

三、宜屏一切忧虑。病人既患痨病，不必忧愁抑郁，总以看破世事，令身心愉快为佳。因此可以舒展肺气，怡性陶情，收却病延年之效也。若能清心寡欲，兼学坐禅以通禅理，尤为治病之妙诀。

四、宜谨慎保护胃肠。肺痨之人，宜多食滋养料，若牛乳、半生熟鸡蛋、水果，皆佳珍也。蔬菜类尤宜常服，如菠陵菜、红萝卜、莲藕等，最能清养肺体，食之每有大益，干咳而声不清亮者尤宜。至如猪肉能生痰，糕饼能燥肺而性颇滞，虾蟹能动血且起痼疾，须忌之。

五、宜常静卧休息以养神机。肺痨之调养，固以运动为佳。若上气或咳血，则稍一行动，肺气喘促，咳血亦随之而起，须多休息，多睡眠，以安肺气而养神机。倘身体不发热，肺气不上逆，痰中不带血，便须有适合之运动。但勿过度，俾态度从容则有益。

六、宜常洒扫以免尘灰飞扬。患肺痨之人，每不无咯痰在地上，有痰秽，切宜用火酒焚之，以杀其毒。否则痰唾一干，与尘灰混杂，难免细菌不再侵入。且扫除尘秽，不宜干扫，须先洒以水，或以木屑洒湿铺地，然后扫除，方可无碍。

七、服药宜延富于学识之医师。肺痨虽由于细菌，而气体则有异，有无夹杂之症，宜延医师治之，不宜任意用药。

（十）肾

《素问》云：肾者，作强之官，伎巧出焉。又曰：动摇不能，肾将惫矣。可知肾气强则机能活动，一或生病，则腰背痛而身体为之委靡不振，此“作张”二字之意义也。肾在腰腔后方，左右各一，其上下两端凸起，中间部分凹入，此凹入处名曰肾门。血管和神经从此门出入，输尿管亦从此门输出。其巧妙伎能有三：一为强固骨髓。《素问》云：肾主骨，又曰：骨者，髓之府。是骨与脑髓皆属肾所主，故头痛巅疾，过在少阴巨阳，由肾不能强固之病也。一为吸收血之精华以复归于血管。盖人身有左右二肾，每一肾有两大血管，一以引血入肾里，一系由肾里以引血外出，其为血之精华，则仍归血管，其渣滓则流入膀胱，以为小便。方书所以言肾为水脏也，一则具分泌之作用，人身血液从大动脉线流通于肾脏，经肾之无数微血管及细尿管，合成分泌作用，即将血液中的盐类、水分和废物等，渗入细尿管，再由输尿管流入膀胱。迨积尿充满，遂得排泄于外。其官能至为精妙，倘肾一患病，不能将血中秽物排出，其人精神立即昏冒[①]。西医所以有尿毒入血之说也，是则肾之卫生，不綦重乎？兹略述如下。

一、运动宜有节。运动固能卫生，而运动过剧烈，转有害于卫生。以肾脏一被更动位置，或发脓，或呕闷发热，或小便下血，为患殊深。欲保护肾之功用者，对于运动跳高，宜加慎重。

二、食盐宜有制。盐为人身成分之不可缺，以血之成分，必须有盐质也。但过食亦能生病，方书云“盐走肾”，肾病无多食盐，至言也。至肾水肿则尤大忌，中东西医学家俱同此说。

三、辛烈不宜多食。胡椒、姜、桂、芥末，都能消烁肾阴，以少食为主。即烟酒亦多碍肾，防肾受烟酒之害而萎缩也。有肾病者，仍以戒食为要。

四、宜多饮净水。肾为水脏，以滤清血中之秽物，排泄使由小便而出也。

① 昏冒：昏迷不醒。

故多饮净水，可以助其滤清之作用。

十、个人之卫生

国家者，个人之积也。个人能保持其健康，推之人人皆能保持其健康，则以之临国家大事，决国家大计，悉惟吾人是赖。《诗》称“赳赳武夫，公侯干城”，即是此义。顾亭林先生曰：天下兴亡，匹夫有责。言虽个人，而于国家之兴亡，当有责任心也。吾人一身，既关系国家如此之大，则吾身之安危，悉属国家之安危。而凡所以保持其健康，以谋民族之强盛者，悉惟吾身是赖，则对于个人之卫生，其由家而国，由国而天下者，殊有直接之关系。兹且先言个人卫生之方法。

卫生之方法，至为繁琐，而其要在有规则可循。《礼记·内则》一篇，凡鸡鸣盥漱与夫饮食居处之微，无不毕载。虽不言卫生，而规则自可仿效，今再分别言之。

一、饮食宜以浓淡得中，富于滋养者为合宜，尤须有一定不易之时间。

二、衣服以修短合度，厚薄适体为主，尤当随寒暑转移，勿使风寒易于侵袭。

三、工作以勤劳为主旨，但勿用筋力及精神过度，致有遇劳阳升之病。

四、运动以强固筋肉，涵养德性为主，不宜过于剧烈，致心肺肾受其损害。

五、居处以明窗净几、空气流通为主，尤须安详恭敬，力除骄傲为根本之要图。

六、娱乐以陶情养性为主，总期精神愉快，不缅越于道德行为为主旨。

以上六端，举其大者，若夫睡眠有一定之时间，清洁有养成之习惯，则又卫生学寻常日用，大略相同之点，亦须加以注意。

十一、起居之卫生

《鲁论》言子之燕居，又曰居不容，见为人离不得起居也。孟子言平旦之气，又曰鸡鸣而起。《内》则言“鸡初鸣，咸盥漱”，见古人卧必早起，而早起必有早起之卫生也。据近世卫生家所言，以早起之人能饱受一种新鲜的朝气，好似花含露、鱼得水一样，可以疗疾，可以健身，可以养成清晰的脑筋，可以陶冶缜密的思虑。此与孟子所言平旦之气，毫无差异。但圣贤从学问之修养言，此则从卫生之修养言，乃其不同之点耳。究之，卫生即学问也。人若能从事于平旦之卫生，则精神活泼，不但身体康强，即心思亦必有过人之处。但必持之以恒，守之以固，养成早起自修诸习惯。到了志气清明，四体不言而喻，是乃所谓"孳孳为善，舜之徒也"。从知早起之卫生，其有关于圣贤之学问，为不少矣。

十二、作息之卫生

日出而作，日入而息，此帝尧之民之卫生也；藏焉修焉，息焉游焉，此《礼记》教人之卫生也。吾人操作过劳，则精神为之困倦，略一休息，略一睡眠，遂即复其康健之常。故或作或止，而卫生之方法，即寓乎其中。兹特分析如次。

语云：劳则善心生，逸则淫心生。是操劳为吾人所必不可少之事。从古圣人御世，一则曰：不敢自暇自逸，再则曰：日昃，不遑暇食，即以楚庄王申儆[①]其民。亦曰"民生在勤，勤则不匮"。见"操作"二字，为个人谋事业，即所以为生民谋福利也。况操作可使精神健旺，血气流通，而寿命亦因之保固。其为卫生，孰大于是？是说也，证之《周书·无逸》一篇而可信矣。周公之作《无逸》也，曰：昔在中宗，治民祗惧，不敢荒宁。其在高宗，旧劳于外，不敢荒宁，嘉靖殷邦。是二君者，享国皆久，亦越后王。生则逸，生则逸，不闻小人之劳，惟耽乐之从，自时厥后，亦罔或克寿，或六年，或四三年。从知勤劳则血脉贯通，享年必永；逸豫[②]则神情颓丧，福命不长。君子所其无逸，即此理也。要之，人生操作为事业精神所表现，最为需要。倘或筋力不堪，至于委靡不振，毫无的兴趣，亦非卫生之法，如此即节劳尤为首务。

藏修[③]、息游[④]，二者互用，息亦非好闲之谓也。古人流连风景，童冠与偕，即一浴一风一咏，无不有人欲尽处，天理流行之妙用。《大学》所谓"定而后能静，静而后能安"，以见静则心力愉快，态度安闲；以之处事，自见精详。有宋、濂、洛、关、闽诸理学家，无不从静字入手，故曰惟静故明。可见古人虽休息期间，而圣贤危微之心理，尧舜君民之气象，无不往来于胸中。忙里偷

---

① 申儆：训诫。

② 逸豫：犹安乐。

③ 藏修：《礼记》："君子之于学也，藏焉，修焉，息焉，游焉。"郑玄注："藏谓怀抱之；修，习也。"后以藏修指专心学习。

④ 息游：游玩与休憩。

闲，闹中取静，且每临大事有静气，是何等学问，学者试细心体会便得。

十三、公众之卫生

个人之卫生，家庭之事也；公众之卫生，社会之事也。无公众之卫生，纵一家庭间清洁消毒，事无不举，到疫疠盛行期间，终必受累，可知卫生断非个人所能为力。近世交通便捷，铁路、轮船往来如织，虽数万里之遥，传染病蔓延甚易，则对于公众卫生，其必加意严防，周密设备，以保卫人民之安全者，尤刻不容缓。所以公众卫生者，乃以进人民于健康，谋社会之福利，而地方得以繁荣。强种强国，得以发达，莫不有直接之关系。则此等卫生之事业，范围最广，裨益最多。且卫生与不卫生之间，其关系于国家之荣辱，民族之盛衰，影响甚大，是不可不特别注意也。

卫生之事业，在繁荣市镇，若清洁冲衢，疏通沟路，改建厕所，开拓公园，规划菜市，防疫注射，取缔市售食物，暨旅社剪发店、屠宰场等俱设备周至，灿然可观。惟医院之创设，检疫之规则，尚属雏形，而未有大规模之设立。盖因风土起居之不同，人民习惯之显异，医学家治疗传染病之成效，又彰彰可纪，加以亲属之观念太重，孝第二字，久已浃肌肤而沦骨髓，谁无父母，谁无兄弟？偶罹疾疫，而谓其必离家庭而入于传染病院，实不无阻碍难行之处。况近世疫疠，至酷毒者莫若鼠疫，而早服活血改毒膏，恒十愈八九。霍乱病顷刻云亡，而此症确由饮食传染。璜遇霍乱盛行时，每劝告人家，凡食物须过煮，勿冷食。筷子及碗碟须用开水洗，以纸拭净，然后饮食，从未有患此等症者。猩红热、麻疹，西医颇畏之，然用开透法，令热毒尽泄于皮肤，不治者绝少。天花痘近因牛痘盛行，传染者颇少，即或有之，顺症固免用药，危症、逆症依《种痘新书》《保赤全书》治之，多可得愈，病家每视为寻常，无何等惊人之处也。赤痢在东、西医，亦畏其传染，而我国则不论其为阿米巴痢与非阿米巴痢，但审症施治，或泻或温，或用黄芩汤、白头翁汤加鸦胆子以杀痢疾菌，每应手取效。即以白喉变症最速，湿热病（即肠窒扶斯）病期较久，然善治者如操左券[①]。有此原因及习惯，故隔离病人之法令，督促亦往往困难。究之，上工不治已病治未病，清洁道路、消除病菌，正治未病之方法也。至于病后如何防护，载在后疾病卫生中，兹不赘。

市镇之设备，既如上述。虽传染病院限于习惯，尚未普遍，究尚无碍，最

① 如操左券：喻很有把握。

好各地方长官宜邀富商大贾，共谋创设一完善之病院。清洁消毒，仿用西法治疗设备，则中法经验较富，经费亦较省，择能委任，必大收效果。近岁国医学校各地方多有设立，再数年兼通中西之医务人员必风起云涌，举凡防疫、治疗各方法，必日臻完备，拭目俟之可耳。市镇之卫生既日臻于完善，次要者莫如乡村之卫生。以我国目前，农村破产，农民之经济大觉困难，厨房、厕所毫无整理，住屋诸多芜秽，偶有疾病，求神问佛，一染疫疠，死者载途，徒付诸无可如何之数，情形殊堪悯恻。似宜于乡村人众较繁殖之处，多设卫生分局，并附设农民医院于局中，以省经费。请国府令饬地方长官，召集农村家长，集资创设，以各地方学校毕业医员任之。盖旧时医学家思想太旧，于公众卫生大法未尝理会，何从整理？若医校毕业，则卫生事件均有传授，自能竭力宣传，俾大众公晓。且农民医院既附设其中，办事人员可以兼职，经费亦可大可小。依照农村经济，逐渐进行，以次推广，自属轻而易举。兹拟订办法，以供采择。

卫生局务可分三科：第一科，局长兼医员一人，宣传股一人，文牍兼庶务一人，会计由文牍兼职。宣传股每月举行一次，但卫生运动属义务职。第二科，任清洁之调查及清道各事宜。第三科，任防疫及调查死亡各事宜，并于村外设病室一所，以隔离病人。以上三科，皆统辖于局长，随乡村之财力以为斟酌损益。各科办事规则，由局长另订之。倘设施未能完善，农民医院则断不可少。

农民医院组织法。农民医院虽不必如市镇设置之完备，但当视其财力如何。经济较裕者，规模力求美备，惟辰下乡村经济大都困难，外观无庸壮丽，不妨就旧式房屋略为改造，总以合于卫生为要。院内的组织，宜以国医任之，经费较省，计可分：董事一部，医务一部，药务一部。董事部属义务职，部员无定额，凡筹款及应兴应革之事宜属之；医务部可设院长一人，凡关于医务及改进各事皆属之。设文牍兼会计一人，凡属于来往公文及收费，暨病人入院、出院与院内进出概属之。每三月或四月，须报告于董事部。药物部设院丁一人，看护一人，院丁任院中之杂务及采药、煎药诸事务，看护以报告病状，凡病人之热度及分泌物若何，与夫病人之饮食寒暖的保护概属之。传染病室须另设于村外，不宜与寻常杂病混合一处。

再如财力不能创设医院，则医局、诊察所不可不设。医局不妨合数村为之，因此项诊疗所，凡有三益：一、交通不便之地方，凡有疾病，医药诸多缺乏，有诊察所便可救济；二、可以援助无力疗病之贫民；三、风气闭塞之乡村，藉此可以灌输卫生常识。综上三端，办理尚有困难之点。一则医师最重，非有学识有经验者，倘效力不著，万难起乡村之信用。其经验宏富、声誉较隆者，在市镇尚日不暇给，欲令其在乡村任此艰巨，势必不能，此则无可如何之事也。一则我国以农立国，农务较发达，莳料亦须充足，茅坑遍设，蚊类繁生，热疟传染，毫无已时，而大粪主义几遍全国，何能消毒，何能清洁？救济之法，在家屋力求洁净，在晚间则乡村熏蚊法，亦能消毒，所以尚无大害。若论卫生各方法以施之乡村，尚未能推行尽利也。再乡村治疗所，每年于春秋二季，宜兼种洋痘。洋痘之益，各乡村均已通晓，但每人只种一次，于免痘尚无大效力，总以三年种一次为佳。

市镇乡于公共卫生应调查之事务

一、调查关于饮食店诸卫生事件。乡村小店，苍蝇毕集，为霍乱媒介，益宜注意。

二、调查关于道路河渠清洁事件。乡村潭窟，泥泞秽积，宜速整理，以粪其田，可免臭气薰蒸。

三、调查关于旅店、浴室、戏园、游艺场、公园、剪发店诸卫生事件。

四、关于沿途贩卖饮食品的调查，暨病牛、病猪、自死肉应取缔事件。

五、其他各家各户应办之卫生，凡宣传、演讲暨扫除粪秽各事件。

微生物之检验

庄子以尘埃为野马，可知飞尘中杂有活体之微生物。国于蜗之角，蛮触斗争，伏尸百万，可见微生物发育之繁盛。虽然此犹昔人之寓言也，近世西洋以显微镜检查微生物，《穉学[①]新编》一书，靡不穷形尽相[②]。我国医者无此学识，对于传染病之检查及预防之方法，竟付缺如，以致海上之检疫权，不得不全部让诸习西医者之手，此国医之耻也。乃者国医专校及医学院，各省林立，此传染病菌之检查及消毒法诸试验，确宜兼教授此科，以立卫生之基础。虽日人渡边熙有云："用仲景法治病，不必从事于杀菌，而病菌自然消灭。"然为治病言，非为卫生言也。若以言卫生，则检验所之设施，凡医学家固应有此常识也。

---

① 穉学：即细菌学，清末 Bacteriology 一词的旧译。

② 穷形尽相：描写细致生动。

防　疫

疫疠盛行，城市间传染最易，以其人口繁多，房屋密布，一旦发生时疫，加以汽车、人力车由街衢中行驶，尘土飞扬，种种足为疫疠媒介，就中尤以传染肺痨较疫病为害更烈，是不可不加意防护也。防护之法，旧分霍乱、鼠疫、白喉、天花痘、赤痢、小肠热、猩红热、肺炎、脑膜炎等。究之，霍乱固易死人，能慎重饮食，则扑灭自易；白喉，我国喉科治法甚佳，死者亦颇少；鼠疫，近虽较有治法，而此种毒菌，坏人最速；脑膜炎，亦属急性之传染病。是四者，皆为疫病中最危最急之症，切宜以隔离病人为防疫之要务；若夫天花痘、麻疹（重者即猩红热），凡属小儿，均不能免。精于此道者，最能转危为安，且顺症亦颇多，但以慎风寒为调理之第一方法。西人遇此症，仍主通风消毒，以至痘、麻二毒，因感受风寒，壅遏于腹中而不得出，每每致死。犹之疔疮最忌开刀，一开刀则走癀而毒愈炽，死者接踵。是二者均为西医治疗最谬误之点，名为卫生，实则伤生，确不可从；若夫赤痢、肺炎、小肠热，多随气候而发，依我国治法，多可得愈，传染亦无何等之蔓延。惟小肠热治不如法，告毙者多，是则卫生局、医学家所宜注意。似防疫当以霍乱、脑炎、鼠疫、白喉、小肠热五者为重，至天花痘、麻疹、赤痢、肺炎，乃寻常之病症，愈期亦速。预防之法，洋痘甚佳。麻疹、赤痢、肺炎，在气候盛行期间，即交通不便之处，亦多发生，殊属防无可防。兹拟公众之防疫方法如下。

一、凡遇霍乱、鼠疫、白喉、脑膜炎、小肠热发生期间，当以隔离病人、实行消毒为首要。

二、以清洁食料为要点。凡水料、牛乳、冷物，概宜注意清洁，其不合卫生者，卫生局、医学家均得随时整理，加以干涉。至肉类不洁，尤宜时时检查。

三、灭除害虫。苍蝇最善传染疫症，已为大众所公认，宜随时扑灭。蚊虫为发生恶性疟之主因，不易捕灭，能逐日排除污水，则为消灭蚊种之唯一方法。老鼠周身之蚤虱，为传播疫症之主因，宜设法消灭之。

公布防疫条例之参酌

国府（民国）十七年，由内政部公布防疫条例，凡属国民均宜奉行遵守，固不待言。然思古者太史有輶轩之采，风诗亦云“先民有言，询于刍荛”，况卫生关系重大，尤全国国民有共同参预之责任。兹谨略抒所见，以备采择。

本条例传染病第一条：

一、伤寒。伤寒为六经一定之病情，无所谓传染病也。今试以三阳经最表面一层言之，中风症用桂枝汤，伤寒症用麻黄汤。果切中病情，一二剂可愈。以三阴症最尽处言之，厥阴经为病，消渴，气上撞心，饥而不欲食，食则吐蛔，除脏厥一症不治外，用乌梅丸一二剂可愈。从未见此等病有沿门阖境相同者，何得列于急性传染病中。近世习西医者，均以小肠热为伤寒症，异常错误，急宜改正。

二、斑疹伤风。斑疹乃四时杂感化热兼见之外候，夹气候之秽毒为多，徐灵胎所谓"胃热而肌肉发斑者"是也。与伤风在表，肺热而皮肤发疹者不同。若轻微之风疹症，无关痛痒，伤风二字，似应删去。

三、赤痢。危症甚少，轻者一二天可愈，重者或两三星期，或月余可愈。每起于夏秋之交，即有传染，亦不甚蔓延。近日医志贺谓有阿米巴原虫为病，然检查粪秽，百人中有此虫者，仅十人患痢。且多时愈时作，成休息痢，谓之急性传染病，似有未合。

四、天花痘。周秦以前无此症，至汉马伏波征武陵蛮，军人传染，谓之虏疮。患此病者，终其身有免疫性。其出痘有一定时期，三日发热，三日见点，三日起胀，三日灌浆，三日收靥，共十五天即脱险。我国专科，治此最为老练，无何等之危急，即有危症，恒于见点起胀期间，即可察出。此症虽属急性传染病，然近世洋痘盛行，患之者甚少。病家小儿患此，并不惊惶，顺症且不药自愈。是天花痘到此时期，殆将绝迹。奉劝为父母者，每三年须令儿童种痘一次，亦防疫之要道也。

五、鼠疫。

六、霍乱。

七、白喉。

八、流行性脑脊髓膜炎。

以上四症，确系急性传染病，伤人最速，则设立病院，隔离病舍，实属万不容缓之举。凡卫生局、医学家遇此等症，切宜注意。若夫伤寒范围甚广，断不宜列诸传染病中，以致防疫进行，诸多窒碍。天花痘、麻疹若依欧西防疫方法进行，必夭枉无数，因此等症，我国治法，最精最备。医术不同，风气不同，似不能不变通办法，以期推行尽利，未谂世之讲究卫生者以为然否。

十四、妇女之卫生

昔孔子删《诗》而首《关雎》，孙思邈作《千金方》以妇科居首，良以闺门为起化之原，妇女为种族繁荣所系也。《礼记》云：妻者，齐也。原属男女平等之称。后人不知此意，仅以娇姿艳冶，为娱乐之具。娇养性成，驯至固有之智能，不克与男子同等。社会国家之贫弱，此亦一大原因也。近则国家社会知强健妇女身体之必要，毅然除缠足之风，国府且畀女子以参政权，要使男女共负国民之责，使民族得以复兴，国家得以强盛。则妇女之卫生，在今日尤为首务，兹特分别如下。

女子在幼冲期，便要养成清洁之习惯，口腔宜常清洗涤，衣服宜常整洁，饮食宜有准则，起居宜有定时，外阴部宜常以温水洗濯，以免蛲虫潜滋暗长。成童，尤宜稍习勤劳，把外界的事物化为自己的知识。不独身心活泼，得日进于健康，即意识亦日渐丰富，以之读书习艺，自可涵养德性，增广技能，一洗从前多愁善感之恶习。此即吾人提高妇女生活之要点也。

月经为女子自然之生理，为人种胚胎所自始。此时洗身宜用热水，使月癸不至凝滞，以发生痛经诸病害。经来时，身体微感不适，宜食富于滋养兼易消化之物品，精神亦不宜过劳，以免损及脑力。寻常经病，每每食欲不振，或耳鸣，或头痛眩晕，或冲逆呕吐。此血液不足之故，养血镇冲，可以愈之。

妊孕之卫生

妊孕至二三月，每每发起呕吐，俗名恶阻。轻者仅阻碍饮食，重者并血液亦多吐出，最易害身体之健康。用紫苏叶五分、黄连四分、竹茹四钱煎汤服之，极效。妊妇患痢，最为危险，兼发热者每致小产，即不服药，亦恒小产。医者治痢药品，并不妨胎，竟屡流产，可知其流产非医之过，病情每易致此也。患热病、热疟者亦然。医者遇此，切宜特别注意。孕妇饮食后，行动宜以缓和为主，疾趋跳走，均所不宜。至衣服之宜宽大，居住之宜清洁，所以不待言。

临产之卫生

孕期至二百八十日，便须分娩。此时产室宜光亮，空气宜流通。产妇所用器具，凡接触于生殖器者，均须严重消毒。缘产时阴户分裂，创伤处细菌易于侵袭，恒因发热而浸成蓐劳。所以关于消毒各方法，均宜设备。

产后之卫生

胎儿分娩后，产妇宜扶之使静坐片刻，兼服补身诸汤药，以滋养气血，如当归补血汤等类。身体宜正卧二三日，不可时时转侧，一以防空气袭入子宫，一因子宫收缩，不宜侧卧。如侧卧，亦须左右互换，因正在子宫收缩期，不可偏在子宫一面，乃以防子宫之倾侧也。儿既分娩，产妇外阴部必有创伤，倘瘀血积聚，小腹必苦痛，宜以黑仙查一二两合赤糖煎汤服之，立能止痛。且可消除恶露，以免子宫后日之溃烂，屡试屡验之法也。产妇经十余日，倘子宫或有溃烂，其恶露必发生恶臭，须防大出血等危险，宜速延医治之。饮食以易消化及富于滋养者为合，若猪肝、线面、牛乳、薄米粥、鸡蛋等皆宜。食量多少，尤须合度，总视产妇胃部之消化力若何以为断。

十五、婴儿之卫生

婴儿安能卫生，必赖父母之维持调护。方其呱呱坠地，最重惟在剪断脐带。倘断脐未得法，撮口脐风等病，即随之而起。剪脐带之法如何？须将脐带离腹约长一寸许，先行扎紧，方可下剪。剪后敷以煅硼砂粉，再将已消毒纱布包裹，俟六七日脐带即自脱落，此时切宜慎风寒为要。

婴儿初生，宜以硼砂水洗净口腔。进乳时，乳母乳头尤宜用盐水洗涤，以免鹅口等患。授乳以生母之乳为最佳，每次授乳，亦须有一定之规则，不宜乘其啼哭即与以乳，以致消化不良，发生肠胃等病。

婴儿偶受风寒外感，不宜遽与以药，因其脏腑娇嫩，不能受药之刺激，为乳母者宜抱之使近已身，令儿体温暖，濈濈微汗则诸凡外感，不药自除。

婴儿满周岁后，即宜断乳，而断乳期间，须在春末秋初，于气候较宜。若夏季则不宜断乳，因夏月伏阴在内，虑肠胃消化不良，或至发生他病。

婴儿皮肤，最易发生尘垢，宜两三日洗澡一次。洗澡宜轻擦，以不损皮肤为要。风日晴和时，尤宜常在户外行动，使其饱吸空气，以改良血质，而养成渐能忍耐风寒之习惯。

十六、儿童之卫生

小儿至六七岁时，精神已渐活泼，身体亦渐健全。在此期间，最善嬉戏运动，而嬉戏运动贵有规则，约举如下。

一、小儿最喜玩具，而玩具色泽鲜艳者，所含之毒质愈多。此项玩物不宜给小儿戏弄，因小儿品性，每一玩物到手，动辄置诸口中，为父母者急宜劝导制止。儿童在游戏时期，手足衣服不避污秽，且周身汗出，即面部亦诸多尘垢。故手足头面，宜时常洗澡，即衣服亦宜时常更换，务要养成清洁之习惯。

十七、杀菌之方法

微生物最忌日光，衣服器具，以常晒曝为要。每岁立夏后，尤宜注意。疫症初发生时，房室内以硫磺熏之，但熏时衣服布匹宜收藏严密。用石炭酸和水洒地，尤为便当。如要用本国药，可取胆矾一磅，生石灰一磅，水二斗许，溶和成液，即可施用。

蚂蚁为传疫之媒介，室内如有蚁迹、蚁穴发现，用明矾和水洒室内，蚁自灭迹。蚁穴以石炭酸水洒之，蚁便消灭。

飞蝇。蝇最秽恶，尤宜扑灭。近人用蝇纸、蝇厨以杀蝇，亦良法也。

十八、疾病之卫生

卫生可以却病，可以除疫，此世界所公认也。然读我国《松峰说疫》及西国《欧氏内科学》，则疫病有古有而今无者，有古无而今有者，有原因未明、无从检查其病情之从何而起者。故以言卫生，谓为慎疾则有之，谓其尽可却病，则未之前闻也。况据德国哲学家康德所述，谓：有德医二人，吞菌甚多，毫不为病。日医渡边熙亦谓用仲景法，一退其热，不必杀菌，而病菌自然消灭。故近世西医之有识者，亦云病菌之伤人，必先有特殊之气候，不适于人体，而又适于病菌之繁殖，则又以气候为本，病菌为标。是则疾病之卫生，其必以气候为标准，彰彰明甚。

春温、夏热、秋暑、冬寒，此气候病也。人若[①]在气交之中，断不能出乎四时支配之外，故身体偶不适合，而疾病即随之而起。所以春天易患风温、咳嗽，夏天易于伤暑、霍乱，秋天易病疟痢、伏暑，冬天易染寒疾或冬温。吾人既染受时感，一切油腻食品宜先戒绝，衣服务取寒暖适中。除怕冷期间及麻疹等病，应慎风寒外，病室概宜通风，俾得吸取新鲜空气，以舒肺气而改良血

① 若：原误作“日”。

质，则时感等病较易痊愈。医家用对症疗法，亦较有效力。至传染病，经医家审症属实，凡饮食、便溺、呼吸、器用，均宜详慎处理，不独防其传染他人，即病者自身，亦得因清洁消毒而减轻病累。若夫病室须时常洒扫，且不许多人丛杂，又不许在病室吸烟及烧炭、煎茶，以致炭气与空气浑杂不洁。我国病家拘于情谊，凡亲戚探病及家属照料，动辄在床前拥挤多人，至为害事。

病人之被褥，宜以柔软者为佳。凡欲其睡卧稳适，则精神易于恢复也。每日安睡前，被褥上如有物屑，应速除去，以免受秽气之侵袭。

病人之衣服，以宽博者为合用，虑身体一束缚，则精神或感不适，且汗孔之排泄秽气于体外者，恒易潮湿而有不良之感觉。其沾染汗液者，尤易发生酸臭。至二便之秽污衣裤，尤宜立即更换，洗以开水，洗后再向日光中曝晒，自能消毒。

病人之药物，最宜慎重。若一日为延数医，方药什投，错乱无序，病虽轻亦多不治。近岁西法盛行，病家往往中西互用，何者为病变，何者为药物副作用，每有难于确断之处。奉劝病家，对于治法之或中或西，切宜专一，若中西药品乱投，坏事尤速。

病人之食品，取易消化者为佳，所用的碗碟筷匙，必须另备。稀粥顺煮极烂，鸡蛋亦宜半生半熟，方易消化。凡一切食物汤药，服时不宜过热，以防口舌受其灼痛。至次数、用量及宜忌，亦须听医生嘱咐，方能合于病理之卫生。

十九、论今日宜速行禁烟运动以助政府进行

肺为娇脏，一吸炭气，则能受病，微论鸦片大毒，能麻醉脑筋，败坏血质，使人精神疲倦，酿成懒惰之习惯。即烟草内含尼可清，吸其烟日久，恒至肺燥痰升，发生咳嗽，甚至成痨。余自髫髫时，即畏之如鸩[①]，届今年老，尚能气体发达，康健逾恒，虽操劳过度，亦不甚苦，以此足证不吃烟之大益也。各烟虽能刺激脑部，尚无大害，独至吃食鸦片，不但身体羸弱，疏懒不仁，甚至人格堕落，罔顾廉耻。失欢于父母，见嫉于妻孥，浪费田宅者有之；骨肉乖离，出卖子女者又有之。即幸而先人遗产，尚可支持，而呼吸中枢麻痹，对于消化系，饮食易滞，有便秘的困苦。对于生殖器，精气浅薄，易致男子阳痿，女子不孕。凡诸弊患，皆足以亡国灭种而有余，吾人何苦争相嗜吸，以致败其

---

① 鸩：鸩毒。

名，丧其身，直接每倾其家，间接即以弱其国。伤心惨目，固未有如此之甚也。今者国民政府为民除害，禁烟文告三令五申，近更毅然督促，严厉进行。奈禁者自禁，贩者自贩，吃者自吸，此何以故？缘一入黑籍，身名俱坏，虽至触状刑罪而有所不辞。吾人试思一入牢狱，不徒烟瘾发生，呻吟床席，且父母兄弟妻子，亦因之脱离。甚至自身职业，亦随之停歇，即幸而出狱，名誉一经破产，纵有薄技片长，人亦以其触犯刑律而多所唾弃，以败家辱身之具，视为酣嬉娱乐之场，穷其害不至举家老少无所仰给，不转为饿殍而不止。念及此而不惊心动魄，废然思返，抑复成何人类耶？禁烟运动，在我国今日，较诸清洁卫生尤为切要，凡我人民一睹黑籍之惨状，切宜互相劝勉，俾早戒绝。则强种即以强国，不特人民之幸，亦即国家之幸也。

二十、论卫生宜先禁娼妓

我国家庭礼教，风气休嘉，男女之际，防范綦严，是以染花柳毒者绝少。近则通商市肆，妓馆林立，杨梅、天泡、淋毒，一经传染，不徒身受其苦，且贻害及其子孙，对于人民种族之盛衰，关系甚大。各地方长官，其未深明治体者，不惟不加禁止，反征收税则，美其名曰“花捐”。是官署只图一方之利益，而不顾人民受花柳毒之惨害，与饮鸩止渴何异？凡我人民，急宜痛戒，须知图片刻之欢娱，即贻终身以无穷之患害，甚且生子不育，或育而不寿，岂非自招灭种之祸？近虽六零六注射，名为特效药，然仅能压毒，而未能消毒，不数年或眼目失明，或发疮蝶，或发喉蝶而致死。即或不死，亦多疮风作痛，床席呻吟，何苦以贵重之躯，而邀此无可解免之疾痛？念及此而不急自痛绝者，非人情也。

跋

卫生学者，非徒以保身体之健康，尤须涵养吾人之德性。乃近观卫生各书，多偏于西洋学说，而于我国固有之国粹，略焉弗详，不思我国经史子集所言有关于卫生者不少。家严奉中央国医馆命，创设国医专门学校，所编纂之《卫生讲义》，多融会中东西学说及诸子百家，磨练而成，而注重于道德之卫生。此书出以之作学校课本，于世道人心，不无裨益，敢以告世之言卫生者。

男树萱谨志